每周两天轻断食

孙晶丹 主编

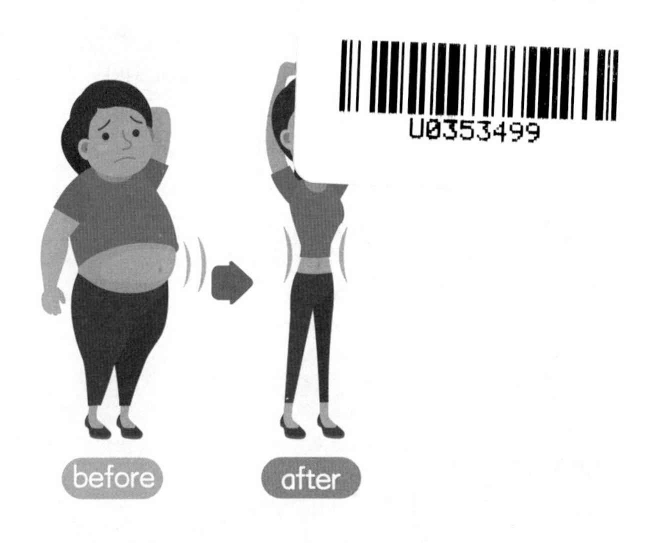

江西科学技术出版社

图书在版编目（CIP）数据

每周两天轻断食 / 孙晶丹主编. -- 南昌 : 江西科学技术出版社, 2018.7
ISBN 978-7-5390-6273-0

Ⅰ. ①每… Ⅱ. ①孙… Ⅲ. ①减肥一基本知识 Ⅳ. ①R161

中国版本图书馆CIP数据核字(2018)第048254号

选题序号：ZK2017433
图书代码：D18022-101
责任编辑：张旭　周楚倩

每周两天轻断食
MEIZHOU LIANGTIAN QINGDUANSHI　　孙晶丹　主编

摄影摄像　深圳市金版文化发展股份有限公司
选题策划　深圳市金版文化发展股份有限公司
封面设计　深圳市金版文化发展股份有限公司
出　　版　江西科学技术出版社
社　　址　南昌市蓼洲街2号附1号
　　　　　邮编：330009　电话：（0791）86623491　86639342（传真）
发　　行　全国新华书店
印　　刷　深圳市雅佳图印刷有限公司
开　　本　711mm×1016mm　1/16
字　　数　200 千字
印　　张　12
版　　次　2018年7月第1版　2018年7月第1次印刷
书　　号　ISBN 978-7-5390-6273-0
定　　价　39.80元

赣版权登字：-03-2018-43

Contents
目录

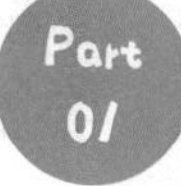

每周两天，给身体来次重启

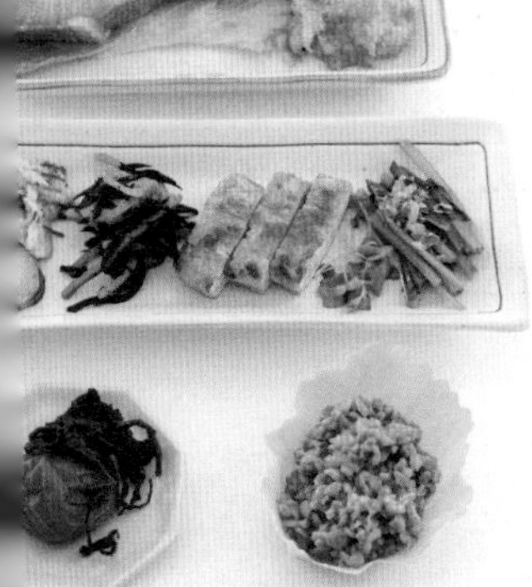

Part 02

开始轻断食，这些问题要弄清

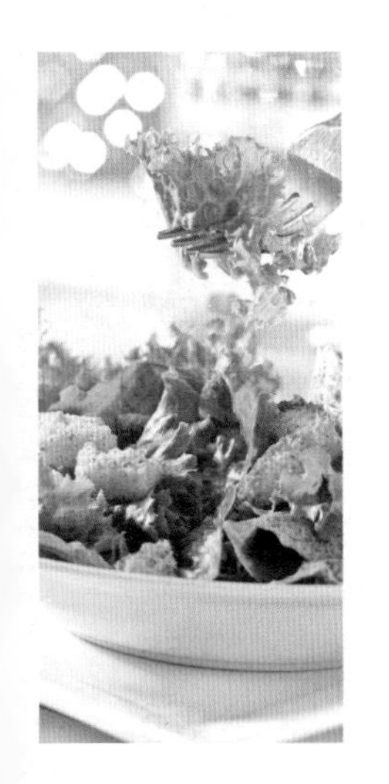

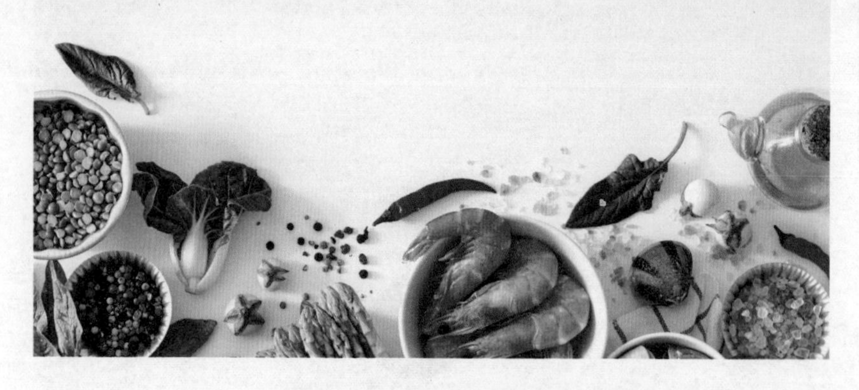

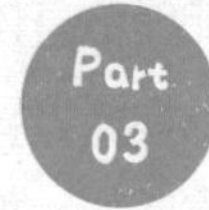

男性轻断食食谱

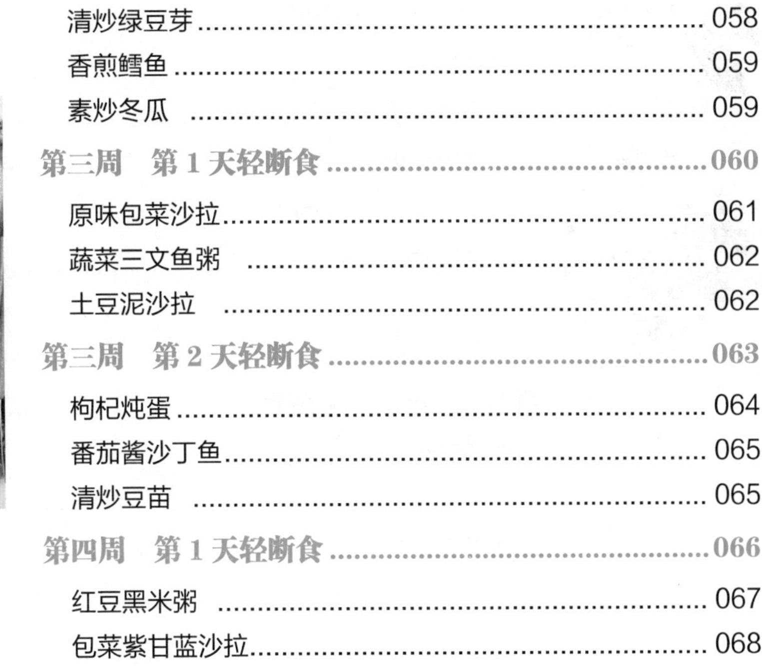

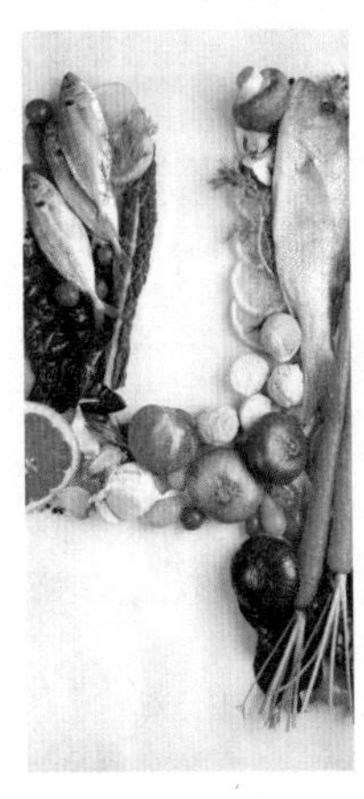

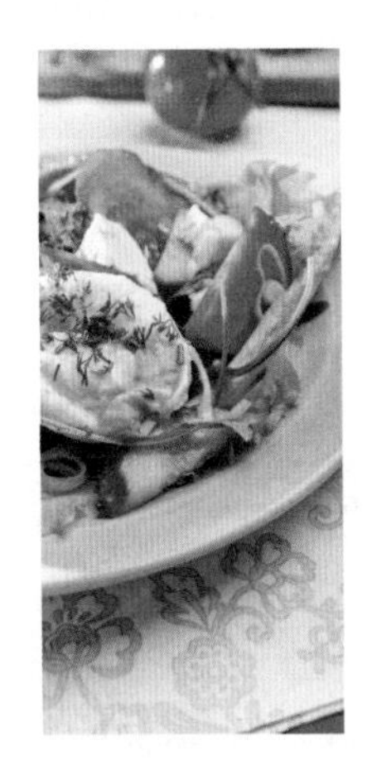

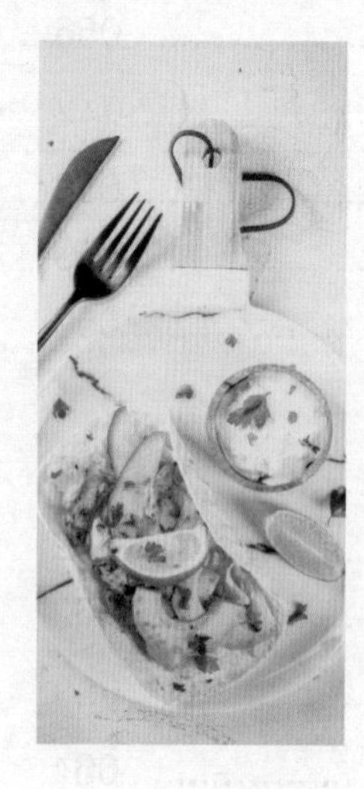

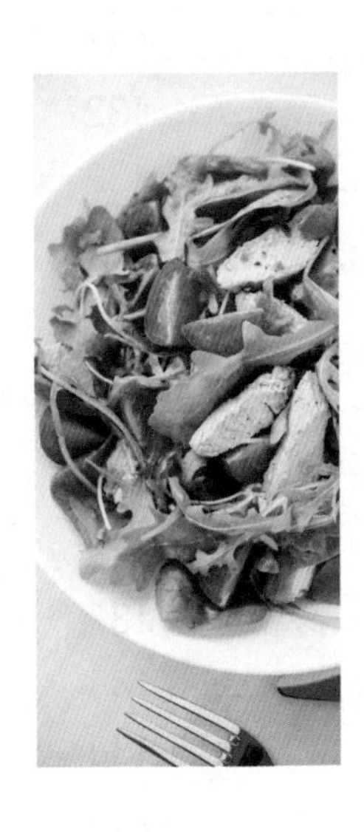

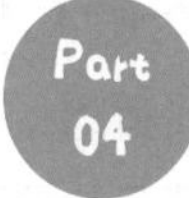

女性轻断食食谱

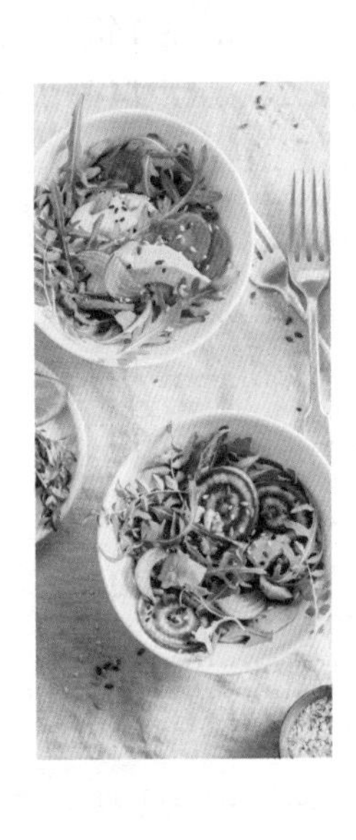

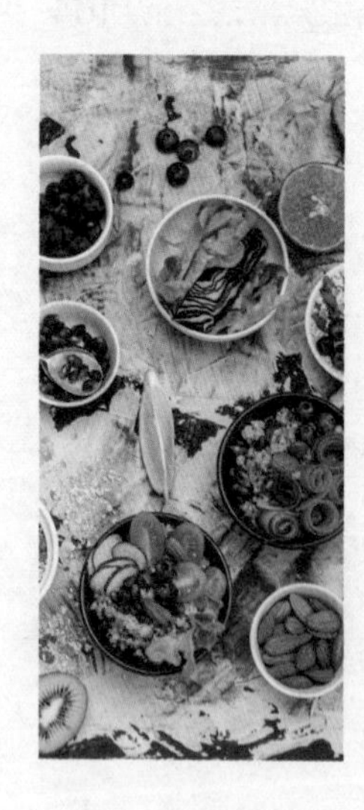

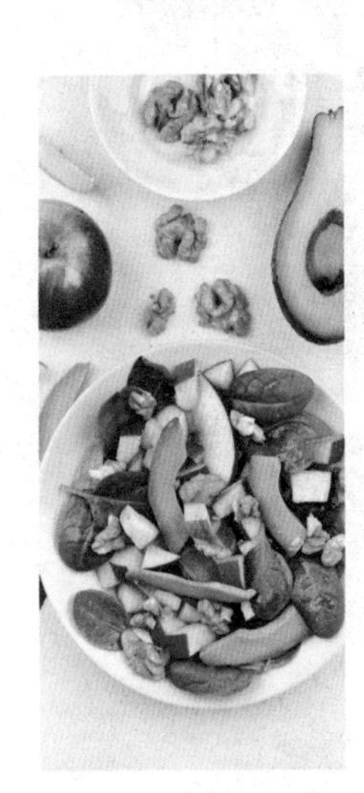

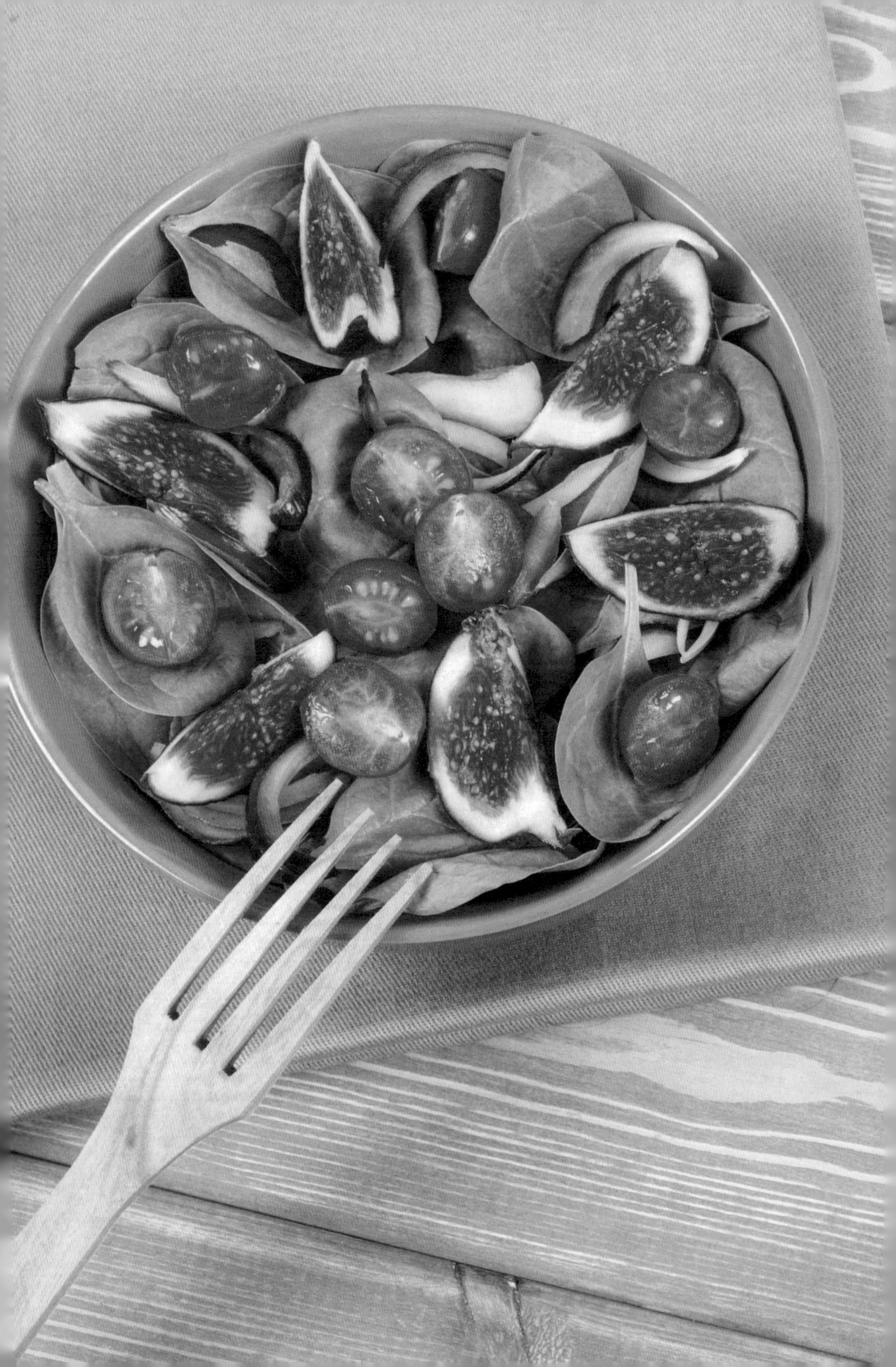

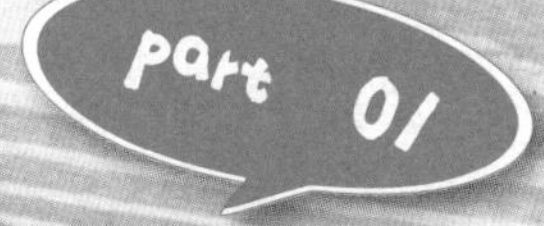

每周两天，给身体来次重启

轻断食是近年来比较流行的饮食减肥方法，
它与我们常说的节食减肥是不同的，
它的特点是每周 5 天保持正常饮食，
剩下 2 天稍加控制饮食，
因为其比较符合自然饮食状态，
而且没有太多的限制，
所以受到很多人的欢迎。
要想让轻断食减肥法发挥更大的作用，
就一定要科学、安全，
让营养专家来为大家进行指导吧。

什么是轻断食?

在美容、瘦身、保健日益风靡的今天，轻断食逐渐出现在人们的视野之中。但是对于很多人而言，可能对轻断食还不是很了解，认为它仅仅是一种普通单纯的减肥方式，与节食、运动减肥并没有差异。其实，轻断食远不止让你瘦身，还能够带给你更多意想不到的神奇效果。

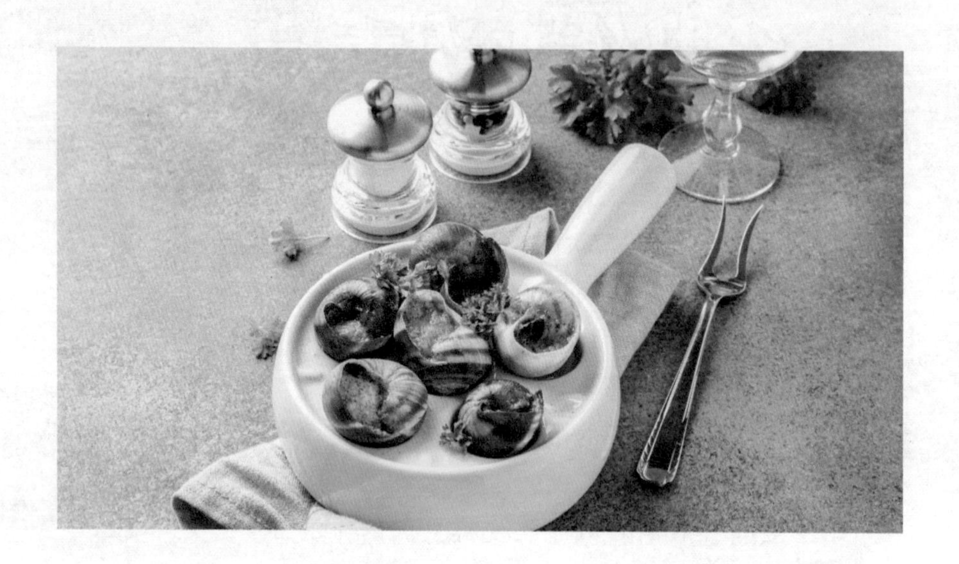

轻断食的起源

轻断食是从断食的古老宗教中提取出来的一种“针对现代人”的健康生活方式，其内涵是间隔性地断绝正常饮食，以低能量、高营养的食物代替正常的三餐，从而开启身体中一直处于休眠状态的自我修复功能，用来实现减轻体重、排除毒素、增强体质等效果。通俗来说，轻断食就是让你断绝对食物过多的贪欲，更好地把控自己。

轻断食不仅可以改变你的饮食习惯，帮助你瘦身，还能够改造你的心智，养成更加健康的生活方式。更加重要的是，它可提升你的精神境界，让你更加自信、愉快。对于偏爱肉类、河鲜、啤酒等食物的人来说，更应该将轻断食进行到底，以换取健康的身体、愉悦的精神。

轻断食的神奇功效

· 瘦身排毒

轻断食后，体内多余的脂肪就会转化为热量，供给包括大脑、内脏、内分泌、造血等重要生命机能，而蓄积在体内的有毒物质会被血液、淋巴液吸收，再由肾脏和皮肤排泄出去，实现排毒与瘦身。

· 远离生活习惯病

很多人因身体肥胖而招惹上一些生活习惯病，如高血压、高血脂、糖尿病。通过轻断食减掉多余的脂肪，可缓解这些疾病的困扰。此外，通过轻断食保持健康的身体，也能预防这些慢性病的发生。

· 提高免疫力

在经过阻断、排毒、重建的过程后，身体的免疫力会得到全面提升。通过轻断食，可以使体内的白细胞战斗力更强，能有效吞噬体内的病菌和有害物质。

· 获得愉悦感和自信心

研究表明，轻断食能让内脏获得充分休息，大脑可产生脑内啡，这种物质可让人产生愉悦感。此外，轻断食一段时间后，你能抵抗住美食的诱惑，自我控制能力增强，会更有自信地轻断食。

· 延长寿命

轻断食可减掉身上多余的脂肪，减轻体重，并达到正常的体重值。当你看起来很瘦时，你的体内也正在发生巨变，你的血压和有害的血脂、激素分泌量都会降低，意味着体内的良性物质会增加。这些改变可能会让你更健康、更长寿。

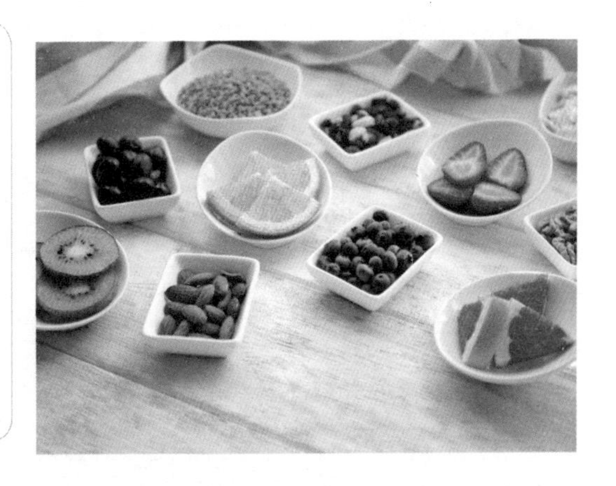

关于轻断食的科学

“轻断食”这一概念来源于国外，科学家们对其降脂瘦身、改善体质的原理进行了深入的研究，提出了许多相关的理论，以下列举出其中的一部分。

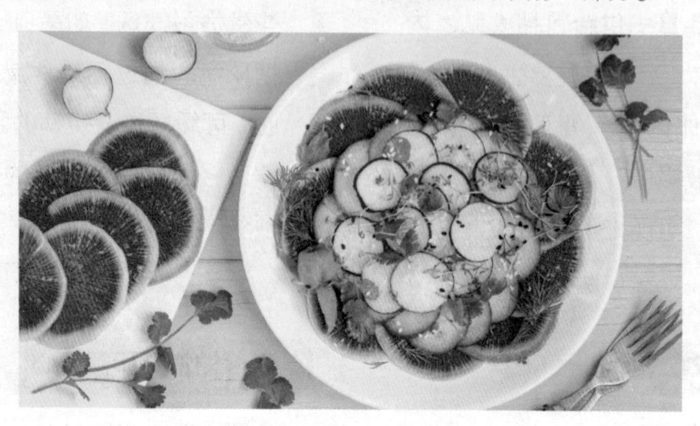

轻断食与瘦身

简单来说，轻断食的做法是：在一星期中选 2 天摄取 500 千卡或 600 千卡，其他 5 天的饮食不要严重过量，便能稳定减轻体重。科学家通过研究发现，人进食的时候，体内胰岛素浓度会提高，身体便处于囤积脂肪的模式。只要禁食几小时，身体便能关闭囤脂模式，启动燃脂机制。通过有规律地进行轻断食，身体会一直开启燃脂机制，于是就能持续不断地分解脂肪，达到稳定瘦身的效果。

轻断食与长寿

人体中有一种叫做 IGF-1（类胰岛素一号生长因子）的物质，它对于全身细胞几乎都有促进成长的效用。也就是说，它让细胞随时保持活跃。在儿童时期及发育期间，人体需要适量的 IGF-1，但长大后，如果 IGF-1 的浓度居高不下，则会加速老化及癌症的发病率。而轻断食有益健康的机制之一，正是让成年人的身体减少制造 IGF-1。

IGF-1 被证实是许多老化疾病的关键。科学家研究了厄瓜多尔罹患拉容氏症候群（也称拉容氏侏儒症）的村民，这是一种极为罕见的基因缺陷，全世界患者不到 350 人。拉容氏症候群患者的生长激素受体畸形，体内 IGF-1 的浓度非常低，罹患此病的村民通常都极为矮小，很多人身高不足 122 厘米，但令人惊讶的是，他们不会罹患糖尿病、癌症这些常见的疾病。事实上，至今为止，科学家还没发现任何一个拉容氏症候群的患者死于癌症。

轻断食与基因修复

除了降低体内的 IGF-1 浓度，断食也能够启动不少修复基因。目前原因不明，但从进化的角度推测，原因可能是：只要我们有充足的食物，身体优先考虑的就是追求身体成长、性爱、繁衍后代。假如你开始断食，身体的初步反应是惊讶。这时身体会向大脑发送讯号，提醒你肚子饿了，催促你出去觅食。但是你忍着不吃。接着，身体会判断既然你的进食量及进食频率都比平常少，你必然面临了饥荒。

在以往，饥荒是很常见的。遇到饥荒时，没道理将能量耗用在成长或性爱上。身体最明智的抉择是将宝贵的能量用在自我修复，维持身体的健康。结果，你的身体停止了无谓的消耗，也在细胞层次启动修复机制，就像送车子进厂维修一样。科学家认为，身体质量指数（BMI 指数）超过 25 的人，多半都可以从断食中受益。

轻断食与抗癌

我们的身体细胞不停地复制，取代死亡、老旧、坏损的组织。但有时候细胞会变异，失控地成长，变成癌症。像 IGF-1 这种会刺激细胞成长的激素在血液中浓度若是很高，便可能提高患癌的风险。因此，通过轻断食降低体内 IGF-1 浓度有助于抗癌。

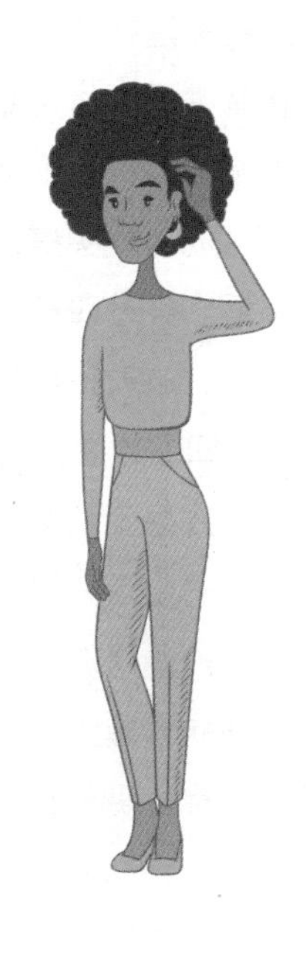

癌症在恶化之后，常见的治疗方法是手术、化学疗法或放射疗法。化学疗法及放射疗法的主要问题在于不但杀死肿瘤细胞，也一并杀死或损害肿瘤周围的健康细胞。通过轻断食，身体的正常细胞会放慢追求生长的步调，启动修复、求生模式，而癌细胞几乎从来就不受控制，照样自私地生根发芽。如果在化疗之前断食，便让身体的正常细胞进入蛰伏状态，癌细胞则四处流窜，因此比较容易挨打。科学家的一份研究报告显示，断食提高了多种癌症的化疗成效，并可以在一定程度上减轻化疗导致的消化道不适。

为什么选择每周断食两天？

在人类历史上，断食并不是什么新鲜事，许多宗教都有关于断食的传统，我国古人也常用“辟谷”的方法来养生。断食的具体做法有长时间断食及间歇性断食两种，其中间歇性断食的方法又可灵活变动，例如以下介绍的隔日断食、两日断食等。本书认为，两日断食更符合现代人的生活方式，而且能够达到相对较好的瘦身、强身效果。

四日断食

很多国家有断食的传统。俄国人喜欢挑战高难度，他们的断食是全面断绝食物，只喝水、洗冷水澡和运动；德国人则偏好温和的断食，一天大概能吃 200 千卡的食物。若想进行例如“四日断食”等长时间的断食，必须有专家全程指导，或者去专门进行断食指导的机构进行。

在断食的最初 24 小时，体内会出现重大的变化，在头几个小时内，血液中流通的葡萄糖会消耗完毕。如果不用食物补充，身体便会动用糖原，即稳定存放在肌肉及肝脏中的葡萄糖。只有到了糖原也用掉后，身体才会开始燃烧脂肪。身体燃烧脂肪的过程实际上是脂肪酸在肝脏中分解，产生一种称为酮体的物质。大脑用酮体代替糖原，作为能量来源。在断食的头两天可能会感到身体不适，这是因为身体和大脑的燃料必须从用惯了的葡萄糖及糖原改为酮体。由于身体不习惯使用酮体，所以可能出现头痛、失眠、头晕等不适。到了第三天，身体会通过激素调节缓解这些不适。经过四日断食后的人，测试体脂、血糖、IGF-1数值均有所下降。

四日断食除了难以执行之外，还有效果不长久的缺陷，一旦恢复原本的生活方式，身体就会逐渐恢复之前的状态。长时间断食的人不但脂肪会减少，肌肉也会减少，除非在断食期间搭配积极的运动。

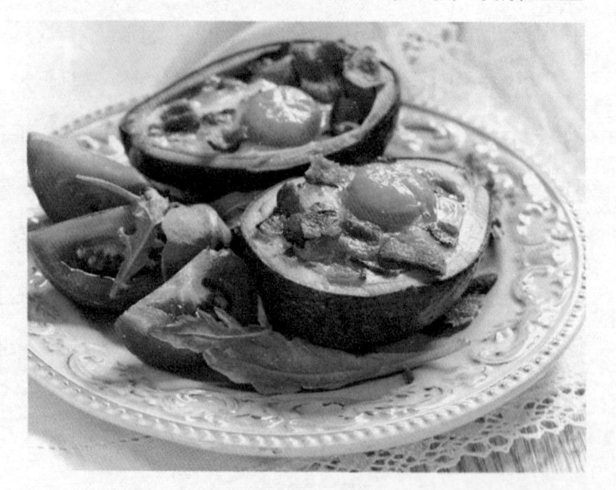

隔日断食

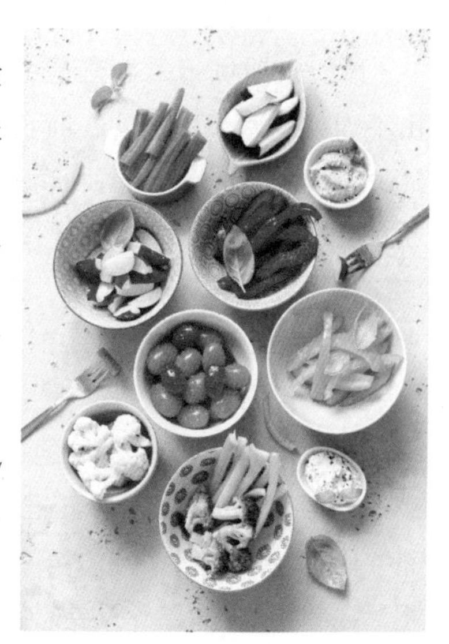

隔日断食是国外研究最广泛的短期断食之一，即每隔一天就停止进食一天，或只摄取少量的食物，而在非断食日则可以任意进食。研究人员通过实验发现，只要严格执行隔日断食，即使在非断食日进食高脂肪含量的食物，也能够达到极好的减脂效果，同时低密度脂蛋白及血压也均有下降，这表明罹患心血管疾病、心脏病、中风的风险降低了。

隔日断食的另外一个优点是不会减少肌肉，而一般限制热量的减肥方式则会让肌肉变少。进行隔日断食的真正难度在于生活习惯和社会环境的影响，对于上班族以及和家人同住的人来说，每隔一天就断食一次可能会造成社交和家庭关系上的困扰。

两日断食

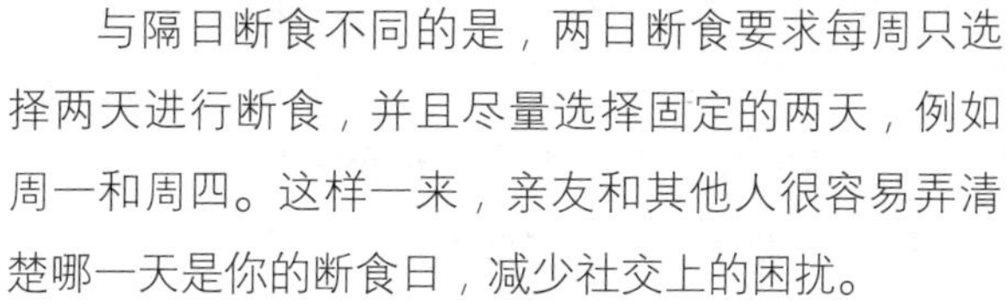

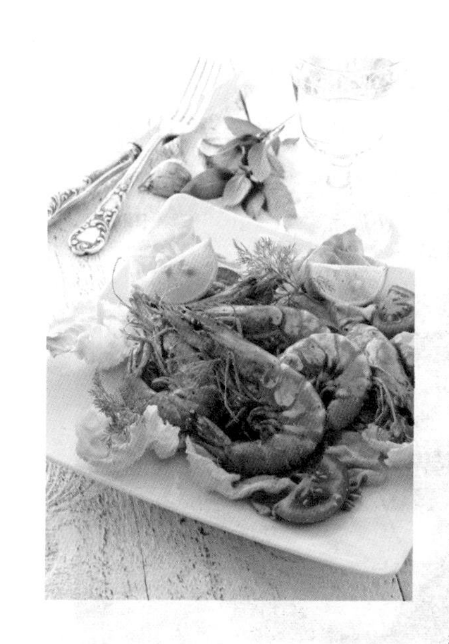

与隔日断食不同的是，两日断食要求每周只选择两天进行断食，并且尽量选择固定的两天，例如周一和周四。这样一来，亲友和其他人很容易弄清楚哪一天是你的断食日，减少社交上的困扰。

两日断食的效果如何呢？科学家对115名女性志愿者进行了实验，他们将这115名女性分为三组。一组按照每日1500千卡的地中海式饮食，避免高脂食物及饮酒；另一组进行两日断食，每周正常进食五天，另外两天执行650千卡的低碳水化合物饮食；最后一组同样是每周两天不吃碳水化合物，但不限制总热量。三个月后，执行第二组两日断食的女性平均体重减少最多（4千克），几乎是全程限制热量那一组（第一组）的2倍，她们平均只减少2.4千克。因此，与天天节食相比，两日断食不仅更容易执行，效果也更显著。

如何合理选择“断食日”？

最能长期执行的做法是每星期挑出不连续的两天断食，在断食日摄取500~600大卡，分为早餐和晚餐。这种断食模式称为轻断食，也被形象地称为5:2减肥法，即5天正常饮食，2天轻断食。大多数时候，你都能开开心心地进食，而不用去计算卡路里。

轻断食最令人感到欣慰的是，你不必为了减肥而每天“克扣”自己的口粮，它并非“剥夺式”饮食方式，执行起来相对容易。在断食日，只要想到明天就能正常吃饭，每次断食都只是短暂告别食物，便令人有了坚持下去的动力。在不断食的日子，你完全不用去想关于断食的一切，仍然可以享受饮食的乐趣，参与日常生活中的亲友聚会。也无需特别选择低脂食品，没有复杂的规则，不用随时提醒自己“不行，我在减肥，我不能吃”。因此，轻断食是目前为止最容易坚持下去的一种减肥方式。

由于每个人的需求、日常作息、家庭、决心、喜好等不一样，对于断食日的选择，可以依照自己的具体情况而定，例如本书推荐的将周一、周四定位断食日，当然，你也可以选择周三和周日，或者周二和周六等。如果你觉得周末更容易执行断食，就将期中一天选定为周末。两个断食日之间的间隔时间没有具体的要求，完全看个人喜好。但对于大部分人来说，连续两天轻断食都绝非易事，因此，一般而言，在两个断食日之间留出几天的缓冲期较为合理。

各位女性朋友在准备进行轻断食之前，也要计算好自己的生理期，有选择性地将断食日避开生理期的前三天。经期要正常饮食，且避免吃生冷的食物。

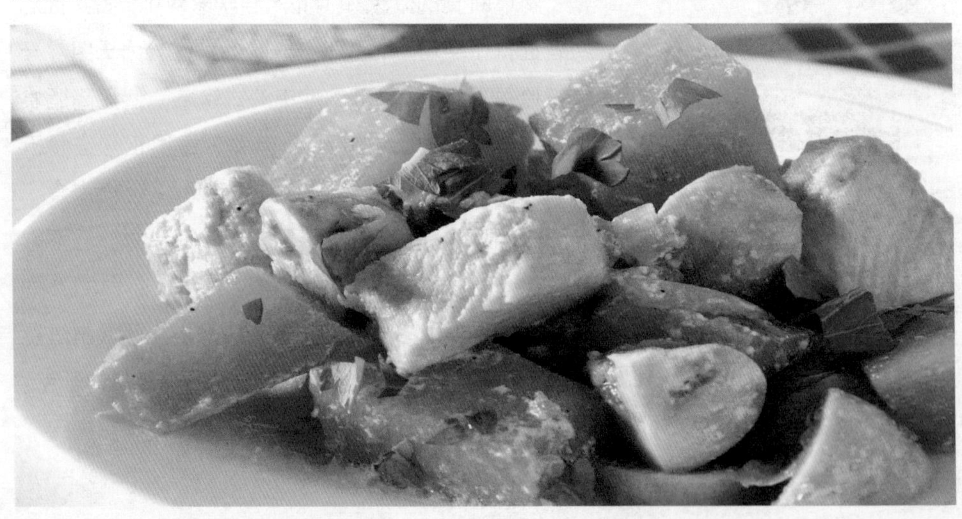

轻度饥饿感
有助身体“重启”

不用担心偶尔出现的轻度饥饿感，那是无害的，甚至适时感受轻度饥饿会让你更有活力。虽然饥饿感可能来势汹汹又讨厌，好似一把锐利的尖刀，但实际上饥饿感可能比你想象中更有弹性，容易驾驭。在断食日当天，等到你觉得饿得难受的时候，应该已经过了大半天了。不仅如此，饥饿感也会消退。

饥饿感不是建立在 24 小时的基础上，因此，任何时刻，都不要觉得自己困在饥饿感中。只要静心等待，你绝对有能力克服饥饿感，只要意志坚定，驾驭住那种感觉，选择做一些不一样的事情：去散步、打电话给朋友、喝茶、去跑步、洗个澡……尝试轻断食的人在执行几个星期后，多半都说饥饿的感觉减弱了。

此外，人体在轻度饥饿时，体内的细胞衰老过程得以放缓，各组织器官运作趋正常、自然，充满活力有生气，长期轻断食甚至能让已老化的部分功能恢复到青春时期的状态，例如视力、听力得以改善等。

轻断食除了广受人知的减肥效果外，对男性朋友而言，还有改善情绪，保护大脑，避免记忆力下降及认知能力变差的作用。

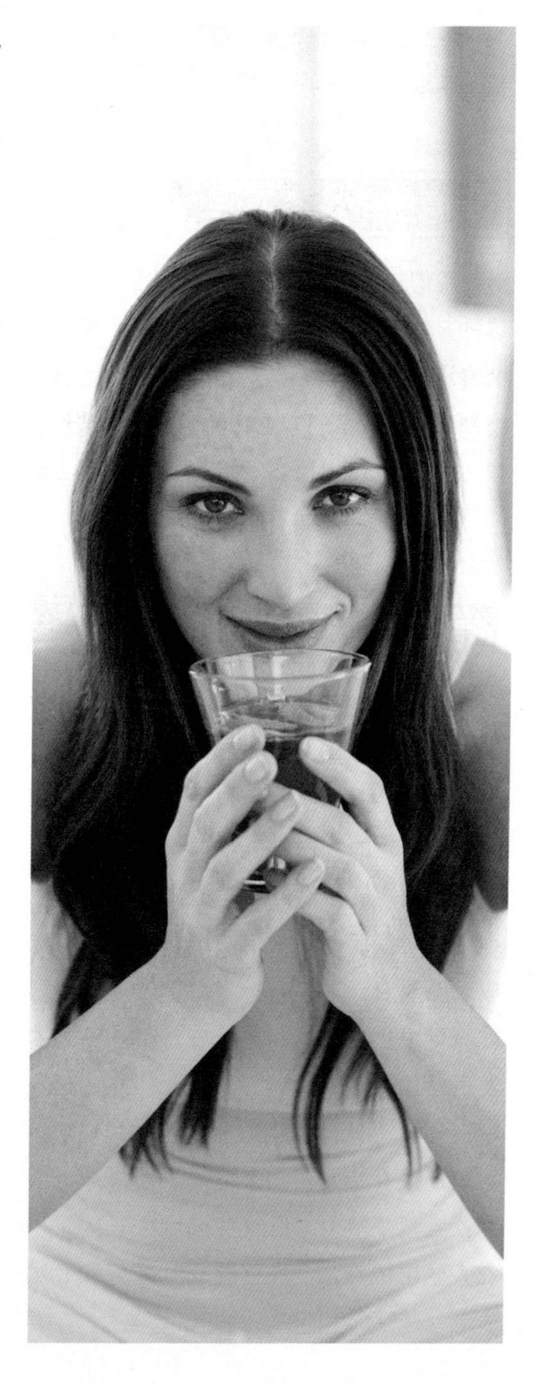

轻断食
能够给身体带来哪些改变?

轻断食倡导低热量、低盐、低油、清淡、营养全面的饮食方式，不仅能够帮助你减轻体重，还能够带来诸多健康效应。

平稳瘦身，不反弹

我们知道，轻断食奉行的是5 ：2原则（5天正常饮食，2天严格限制热量）。这种方法一方面能够杜绝暴饮暴食，另外一方面能够让减重者长期坚持。正是因为轻断食没有要求大家完全禁食，使得断食者能在享受美食的同时还能将健康减重计划进行到底。减肥者的体重就能够在热量被长期限制下得以逐步减轻。此外，一旦这种健康生活方式成为习惯，那么，绝对不会出现节食减肥成功之后又反弹的情况。

提升大脑机能，延缓大脑衰老

日本九州大学的大村裕教授，从事老年医学研究多年。他的报告指出，在一顿饱餐之后，大脑中一种叫作“纤维芽细胞生长因子”的物质比进食前增加数万倍。这种物质能够使毛细血管内皮细胞的脂肪细胞增生，促使动脉粥样硬化的发生，造成大脑早衰、记忆力下降、思维迟钝（严重者可发生中风），甚至与老年性痴呆的发病也有一定关系。

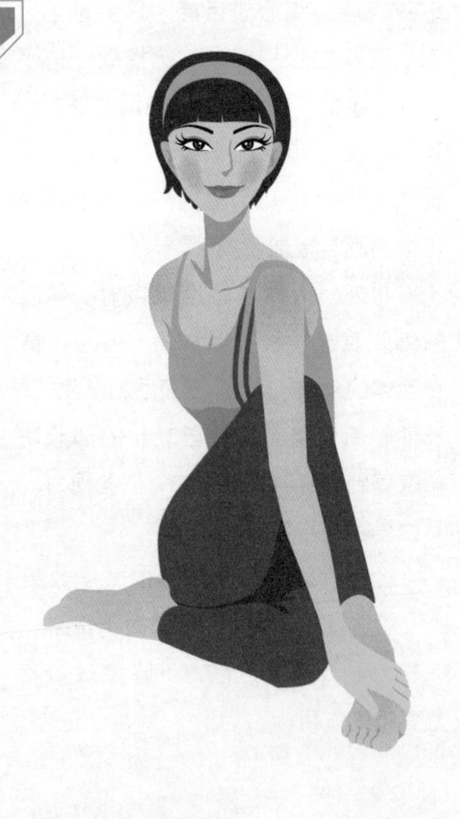

对于“纤维芽细胞生长因子”的增加，目前还没有特效药物来控制。但是通过限制饮食量，减少“纤维芽细胞生长因子”在大脑中的分泌，推迟脑动脉硬化和大脑衰老，是完全可能的。

改善情绪，对抗抑郁

心情不好的诱导因素有睡眠不充分和体内秽物太多影响气血运行。断食期间虽会有间歇性的情绪波动，但是一段时间之后身体会产生镇静作用，令心情更平和，睡意也会增浓，整个人能够得到充分的休息，从而让人心情舒畅。

断食期间随着体内废物的冲刷脱落、清洁排出，大家心中长期储存的种种沉积压抑，历来不肯面对而无法删除的意念、讯息、记忆，比如恐怖经历、仇怨、内疚、愤怒等都会一一释放。

国外有研究发现，52 例患有慢性疼痛的患者，在经历为期两周的轻断食疗法之后，超过 80% 的人抑郁、焦虑程度得到缓解。

降低血糖，控制糖尿病

轻断食的基本原则是减少热量摄入，饮食以提高蛋白质食物的比例，降低碳水化合物食物的比例。这与糖尿病患者的饮食要求存在相似之处。所以说，长期坚持这种健康的饮食习惯，对预防糖尿病十分有益。

刊登在《世界糖尿病杂志》上的研究指出，轻断食是一种安全的饮食干预，有利于改善空腹血糖和餐后血糖水平。澳大利亚南澳大学研究发现：轻断食可减少降糖药用量的同时，能有效降低2型糖尿病患者的血糖水平。另外，国内也有学者认为，轻断食在短期内虽说不能有效降低血糖，但是可提升胰岛素敏感性，有助于防治糖尿病。

预防癌症

我们身体内的细胞不停地复制，取代死亡、老旧、坏损的组织。如果细胞的成长速度不失控，身体不会出现问题，但是有时细胞会变异，失控地成长，促使罹患癌症。像类胰岛素一号生长因子这种会刺激细胞成长的激素在血液中浓度如果很高的话，便可能增加患癌的风险。

科学表明，即使我们禁食的时间很短，身体也会放慢追求生长的步调，启动修复、求生模式，等待食物再度丰足的日子来临。但是癌细胞还是不受控制，不管环境怎样恶劣，它们照样生根发芽。这种“自私”的特质是我们的机会。若你在化疗之前断食，便让你的正常细胞进入蛰伏状态，癌细胞则四处流窜，因此比较容易攻击。

此外，断食的时间不管长短，都能降低类胰岛素一号生长因子的浓度，进而降低多种癌症的患病风险。一份最近的研究证实，断食能够明显减少妇女患乳腺癌的风险。

测一测，你适合轻断食吗？

我可以轻断食吗？也许很多人都会有这样的疑问。因此，在进行轻断食之前，通过问题测试了解自己是否肥胖，是否适合轻断食，是首要步骤。

【问题测试】

编号	问题内容	是（1分）	否（0分）
1	吃饭经常赶时间，狼吞虎咽，没有充分咀嚼食物。		
2	现在的体重超出标准体重的 10% 以上。		
3	经常吃减肥药，但是越减越肥。		
4	因为太忙有一餐没一餐的，经常中餐没吃就直接吃晚餐，或者根本不吃早餐。		
5	长期一味地节食，体重却依然上升。		
6	偏爱油炸、高脂肪、高热量的食物。		
7	吃肉时喜欢连皮一起吃。		
8	一天中有两餐是在外面解决的。		
9	工作时长期坐着不动。		
10	习惯一下班回家就坐下来吃饭或者看电视，然后一直“坐”到睡觉时间。		

编号	问题内容	是（1分）	否（0分）
11	每周运动少于2次，或者每周运动时间不足2小时。		
12	经常以吃大餐作为庆祝特别节日及成就的唯一方案。		
13	因为生活以及身材压力而变得害怕吃东西，甚至对于吃任何东西都有严重的罪恶感。		
14	虽进行运动减肥，却是依然吃很多。		
15	深受肥胖所带来的疾病困扰，如三高症等。		
	得分		

· 得分说明

0~6分：说明你的饮食比较规律、正常，每餐基本上都会按时吃，饮食偏向清淡、少油，没有节食、吃减肥药的不良习惯；平时也会经常进行锻炼。因此，你的体重很标准，身材苗条，身体比较健康，没有肥胖的烦恼，也不会受到高血压、高血脂、高血糖等生活习惯病的困扰。通过综合考虑，你不需进行轻断食。

7~10分：说明你可能因为工作太忙，没时间或者忘记吃早餐或午餐，你可能平常喜欢吃烤串、油饼等高热量的食物，你很少进行身体锻炼，每天在办公室可能要坐七八个小时；最近可能发觉裤子变得越来越紧了，原来能穿的衣服也穿不下了。若你出现以上情况，说明你很可能面临体重超标的危机，你的腹部、大腿可能出现讨厌的赘肉，建议你通过轻断食来适当减轻体重。

> 10分：说明你最近做事情感觉比较吃力，容易出汗，走路、爬楼梯会比较费劲、气喘吁吁的；也许你的同事、朋友都开玩笑地叫你“小胖纸”；每次逛街你都只能买最大号的衣服；公司体检，医生会告诉你这样的体重可能会对健康造成不良影响，罹患高血压、高血糖、高血脂等疾病的风险较大。所以，赶快行动起来，通过轻断食来摆脱肥胖的烦恼吧。

让轻断食成为一种生活方式

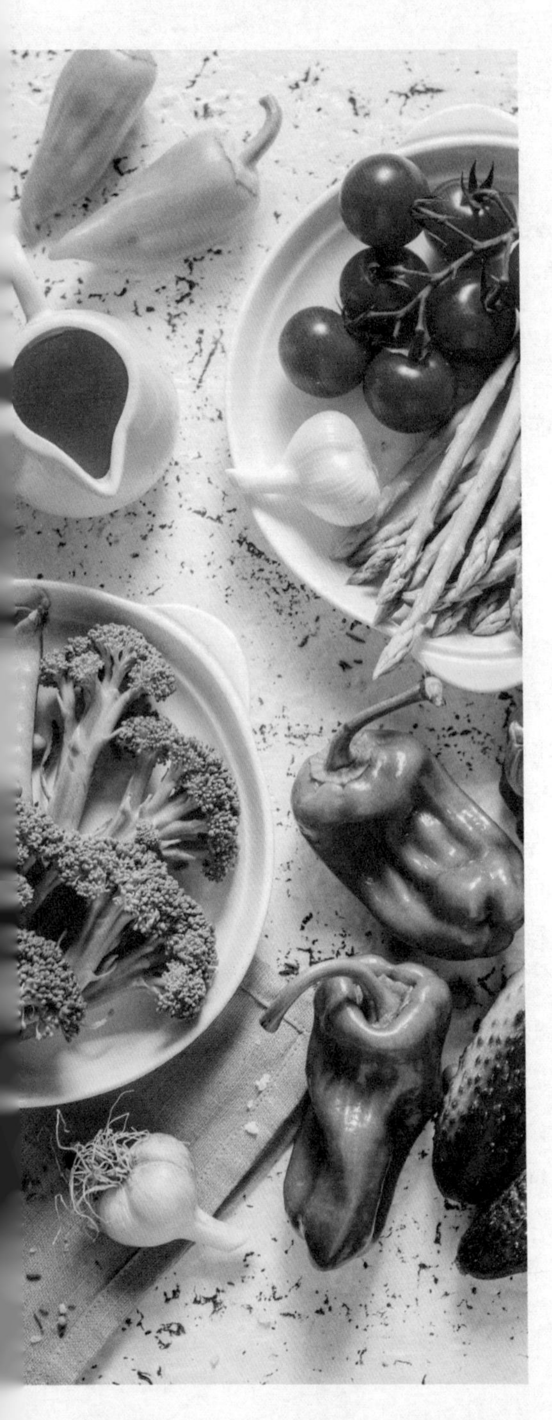

如果你没有生病，如果你不是不适合断食的人群（如孕妇、儿童，以及某些病患），从现在开始你就可以开始轻断食了。请你大方地告诉亲朋好友你开始轻断食了，一旦昭告天下，你便能比较容易坚持到底，让它成为你日常生活的一部分。

不用担心断食期间偶尔出现的短暂饥饿感，那基本是无害的。除非你长年累月地吃吃喝喝而丧失了挨饿的技能，一般情况下你的健康身体天生是可以应付一段时间的少量进食的。

现代研究发现：人们往往还会将许多种的情绪误认为饥饿，无聊时吃、口渴时吃、看到食物诱惑时吃，有伴儿的时候吃……如果你是因这些外界刺激而想进食，就要适当控制了。

不论是什么样的断食方法，最难的都是开始的一段时间，因为身体和心灵都要适应新的习惯、新的饮食方式。一旦大家渡过这个坎，将其形成一种习惯，长期坚持下来，不仅收获了健康的生活方式，还是净化心灵、改善体质的重要利器。

如果能在生活中找一两个可以和你一起执行轻断食的伙伴，无论是家人、朋友或是伴侣，都是再好不过的事情了。你们可以将断食日规划在同一天，这样方便一同进食，也便于在饥饿的时候相互鼓励，还能交流自制断食餐、克服饥饿感的经验，最后，你们还能够分享彼此经由轻断食而获得的健康、快乐。

坚持轻断食，比你想象的更轻松

相信很多肥胖者在接触轻断食之前，都尝试过多种节食方法：有急功近利，用连续长时间断食来快速消脂减肥者；有稳重求胜，但断食时间太过频繁的隔日断食法。

虽然用连续长时间断食法一定能让身体瘦下来，但也会造成营养物质缺乏，影响基础代谢，当身体慢慢习惯这种减慢的基础代谢后，即使不吃东西，体重也无法下降。而一旦恢复正常饮食后，往往会快速复胖，甚至比原来的体重还要重，造成所谓的“溜溜球效应”。研究发现，连续长时间断食对身体健康的伤害超乎想象，不少人因断食造成缺水、休克，导致急性肾衰竭，严重者还会导致猝死。因此，最好不要轻易尝试。

隔日断食虽然不会造成人体营养物质太过缺乏，但其隔一天就得断食一次的做法，往往给断食者造成很多困扰。因为每星期的断食日不固定，亲友以及其他人很难摸清楚哪一天是你的断食日，哪一天是进食日。所以，这可能会造成社交上的困扰，甚至伤害感情。

相比较以上两种节食法，轻断食可谓是“零压力”，它主张的每周只需用两天来完成大部分的轻断食任务，在这两天摄取比平常低 75% 的热量，而不是每天都减少热量摄入，这可谓是一大解脱，让人不用投入日日少吃的苦差事中，因为很多人很难做到天天节食。同时，两天的断食时间也已经够长了，足以降低每周摄取的总热量并重塑饮食习惯。另外，最重要的是，这套方法更容易实践。

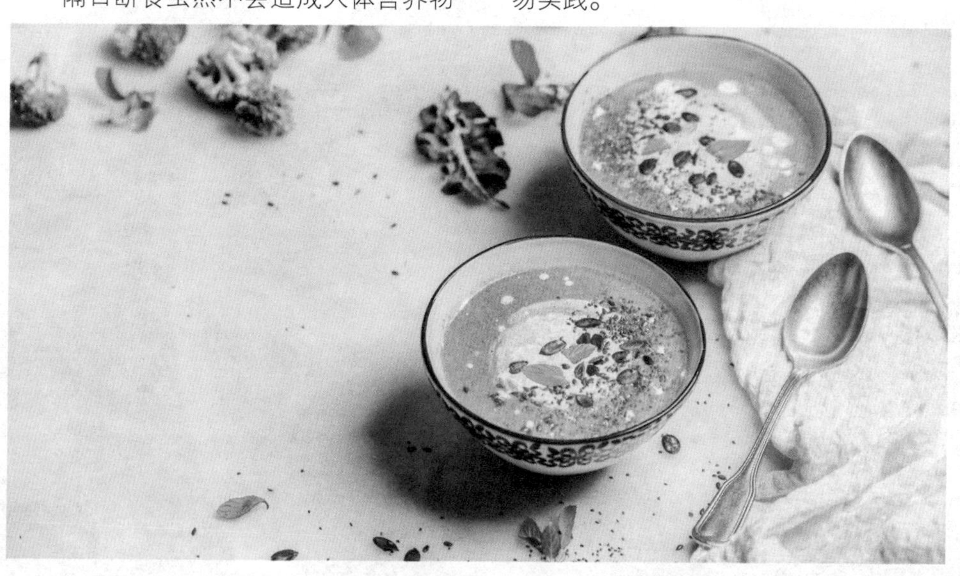

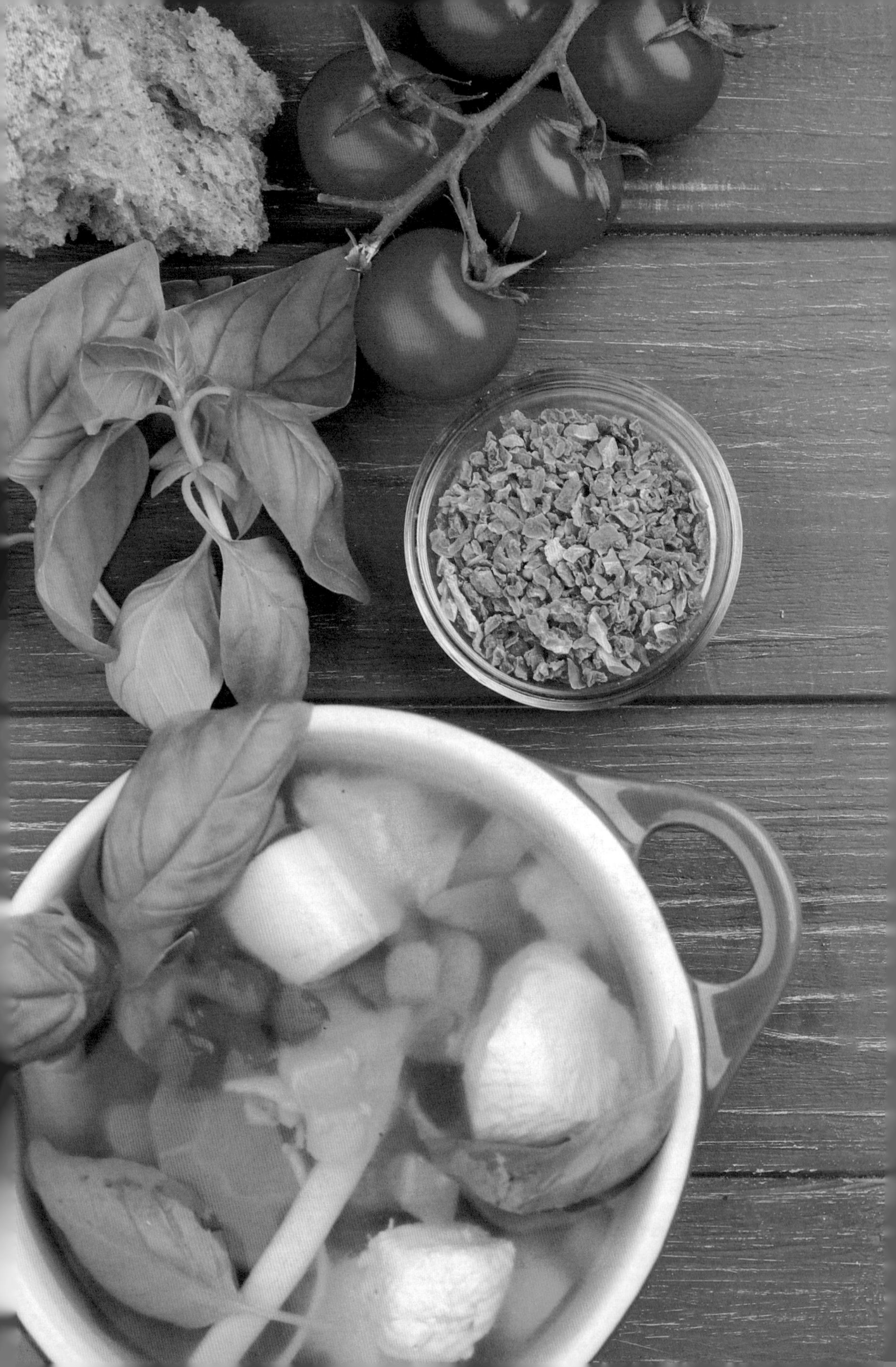

part 02

开始轻断食，这些问题要弄清

了解完轻断食的原理，
接下来将面临如何实践轻断食这一问题。
本章就将轻断食的具体执行方法教给你，
包括轻断食的身心准备、食物的选择、
热量的计算、检验的指标，
以及如何对抗断食期间出现的饥饿感等。
对于轻断食期间有可能遇到的困惑，
也给出了相关解答。

如何迈出轻断食第一步？

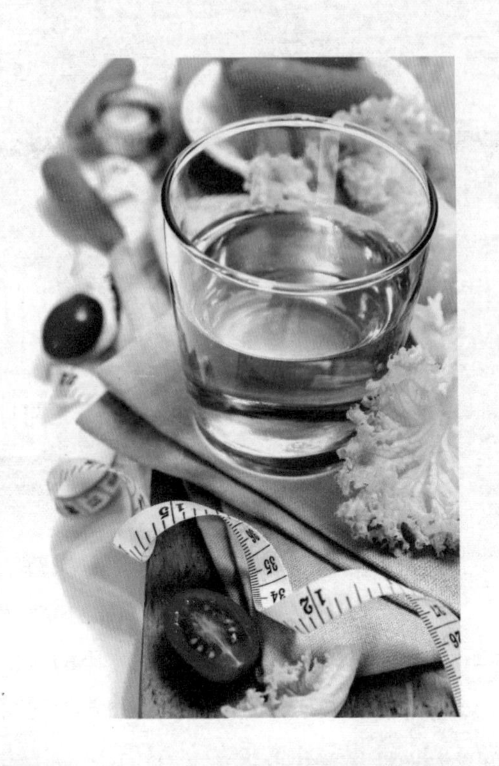

了解自己的健康水平

· 年龄

如果你还未满 18 周岁，最好不要轻断食，你的身体还处于发育阶段，对各种营养物质的需求较大。如果你的年龄在 18~60 岁之间，可考虑进行轻断食。如果超过 60 岁，请不要轻断食。

· 测量身高、体重，确定是否属于标准体重

站上身高体重测量仪，可以轻松测出自己的身高和体重。由这两个数值，通过计算公式：体重（千克）/ 身高米的平方，可以得出你的身体质量指数（BMI），这个数值能判断你是否超重。一般健康人的 BMI 数值是 18.5~23.9，如果超出该范围，就可以计划瘦身啦。此外，体脂和腰围也是衡量你是否需要减肥的重要因素，有的人可能体重达标，但体脂率过高，或者腰围很粗，这类人也应进行轻断食减肥。

· 是否患有贫血、心脏病、低血压等疾病

对于身体患有某些疾病的人，如贫血、低血压、心脏病患者，建议不要轻易轻断食。经常贫血者如果进行轻断食，能量供给不充足，容易加重贫血的程度；低血压患者在轻断食那两天可能会头昏眼花，甚至晕厥；轻断食虽然可以在一定程度上降低心脏病的患病风险，但心脏病患者最好不要尝试轻断食，以免造成严重的后果。

· 是否为特殊人群

孕妇、哺乳的女性不适合轻断食的饮食方式，相反，这类人群应保证充分的营养供给。如果你正处于病后恢复期，也不宜进行轻断食，最好等身体复原后，再根据实际情况考虑是否进行轻断食。重体力劳动者，如搬运工、农民等，如果实行轻断食，那么意味着每顿要少吃很多，这样体力肯定跟不上高强度的活动，容易造成晕眩。

调整自己的生活习惯

实行轻断食前，尽量不要吃油炸、烧烤类食物，让自己逐渐过渡到清淡、低糖、低热量的饮食，提前适应轻断食的状态。如果你很少运动，请从现在开始，每天进行适量的身体锻炼，让身体提前进入运动的状态。

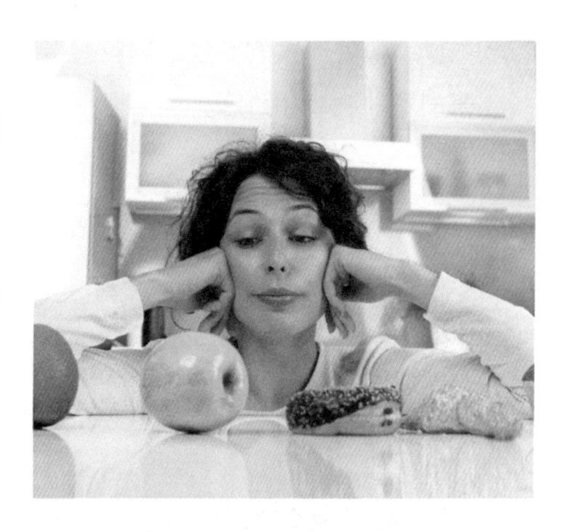

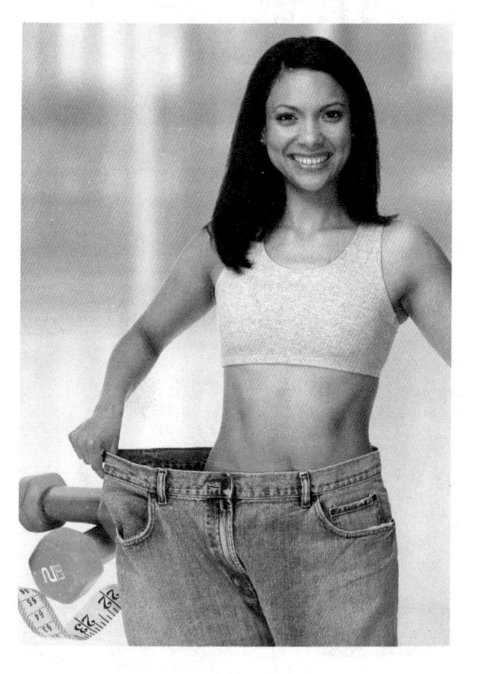

制订短期和长远目标

短期的目标可以是最初 3 个月减掉体重的 5%~10%，比如原来体重为 60 千克，你就减掉了 3~6 千克。目标也可以实际点，如将牛仔裤尺码降到多少号，或者希望自己穿泳衣显得更漂亮等，这样往往更容易激励自己坚持下来。

长远目标因人而异，有的人可能希望自己能恢复过去的身材，有的人可能希望能减重 10 千克甚至 20 千克，达到完美的体重。只要目标切合实际，且自己能坚持下来，就不用担心目标无法实现。

心理准备

·为自己加油打气

马上就要开始进行轻断食了，你可能会担心自己无法坚持到最后，你可能会害怕无法让自己瘦下来……请从现在开始，每天给自己积极的暗示和鼓励，造就强大的心理，以应对接下来的各种挑战和诱惑。

·积极应对各种压力

在进行轻断食过程中，如果遇到压力和困难，可列出一份压力清单，分析原因和自己的表现，尽快找到应对的办法。可去公园散散步，爬爬山，看自己喜欢的影视剧或图书等，让自己放松一下。

·拒绝他人的食物诱惑

轻断食时，家人或者同事可能会搅乱你的饮食计划，劝你多吃点。因此，在进行轻断食之前，一定解释清楚你轻断食的原因，让他们无条件地配合和支持你的轻断食计划，杜绝一切食物诱惑。

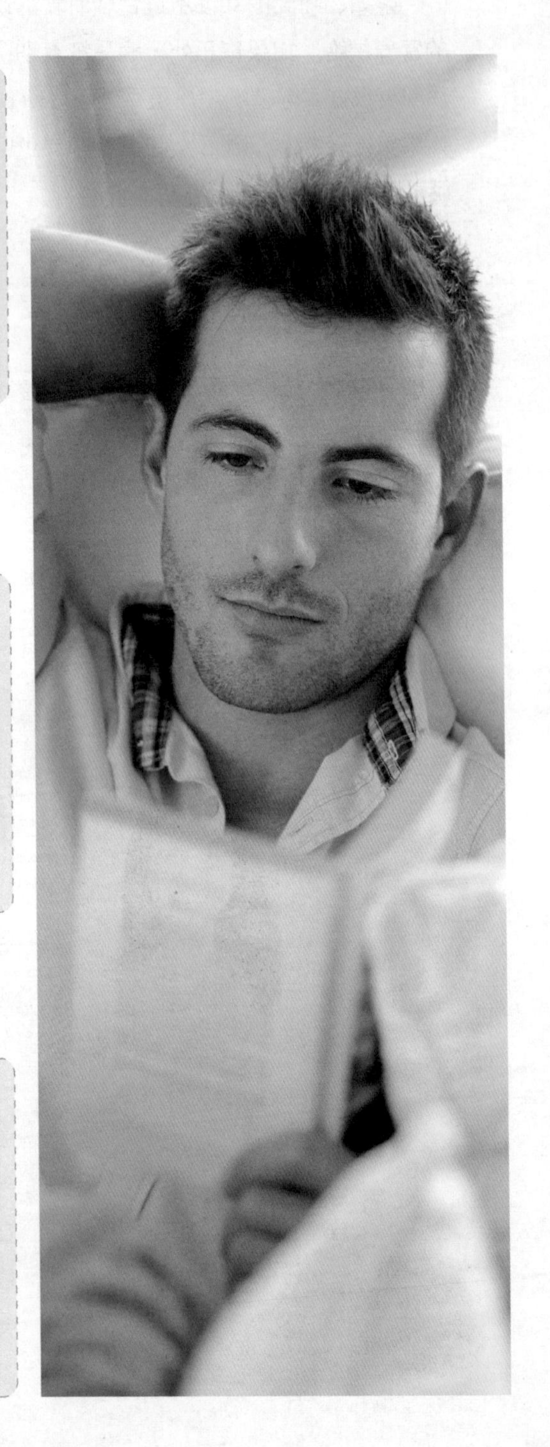

“断食日”
每天摄取热量 500~600 千卡

一个成年人每日热量摄入 1200 千卡以上才能维持体重，从营养学角度讲，热量的摄入大于消耗就会引起脂肪的储存，导致人体发胖。反过来说，热量的摄入小于消耗，就能促进脂肪的代谢，有助于减肥。

人体能够长期耐受的最低安全热量是每日 800 千卡，但轻断食只需不连续的两天断食，所以男性断食者只需要保证在断食日摄取的热量不超过 600 千卡，女性不超过 500 千卡，这样既符合低热量饮食方式，又能保证身体最低的热量需求。建议将这些热量分配成早餐和晚餐，以下面的餐单为例：

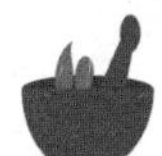

早餐

1 半碗低热量的主食类（糙米、燕麦、意大利面等，约 140 千卡）。

2 豆鱼肉蛋类 1 份（鸡蛋 1 个、无糖豆浆 450 毫升、火腿 1 片，约 70 千卡）。

3 蔬菜多吃（不用食用油烹调）。

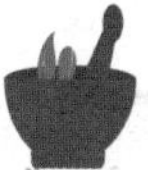

晚餐

1 豆鱼肉蛋类 2~3 份（手掌大小的鱼片或肉片，女性手掌大小约 140 千卡，男性手掌大小约 210 千卡）。

2 低生糖指数水果 1 份（苹果 1 个、番石榴去籽切片 1 小碗、香蕉半根，约 60 千卡）。

3 坚果 1 小把（腰果、杏仁、桃仁、榛果，约 90 千卡）。

4 蔬菜多吃（不用食用油烹调）。

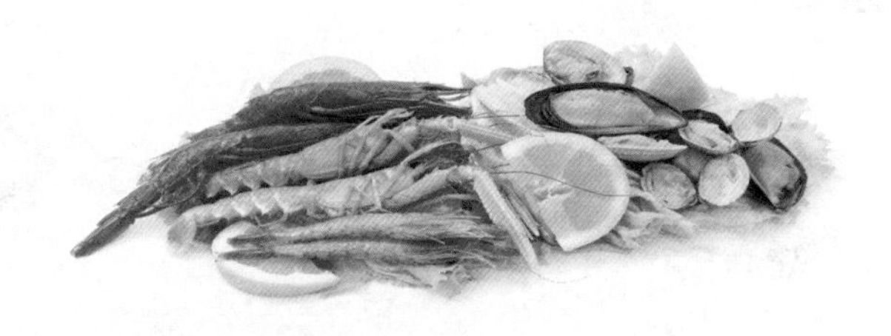

断食日吃什么？怎么吃？

在断食日断食者的目标是摄取可满足他们的食物，但是一定不要超过男性 600 千卡、女性 500 千卡的上限。最符合这项原则的食物是蛋白质含量高但升糖指数（GI）低的食物。高蛋白食物可拉长觉得饱足的时间，低升糖指数的食物则不会导致血糖激增。

可供选择的食物有

1 水产类

金枪鱼、鲑鱼、三文鱼、白水鱼、武昌鱼、鲫鱼、带鱼、黄鱼、青鱼、虾等。

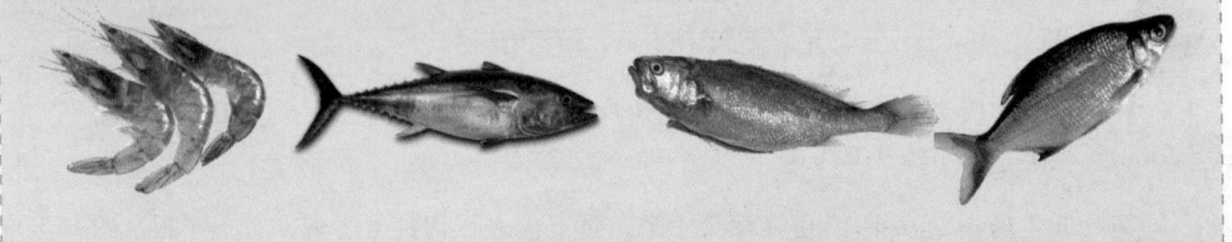

2 禽蛋类

鸡肉（去皮）、鸭肉（去皮）、鸽肉，鸡蛋、鸭蛋等。

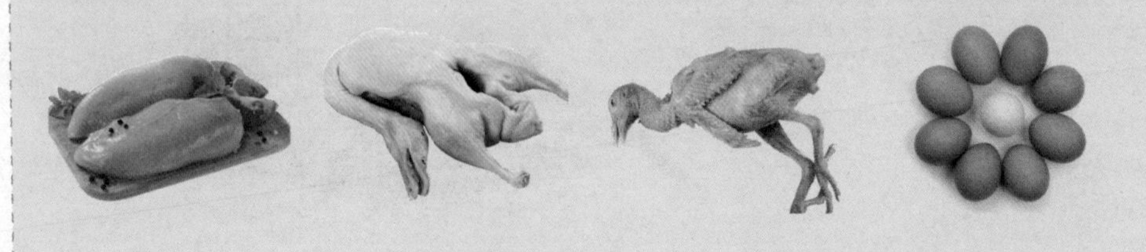

3
豆腐及豆制品
豆腐、豆干、豆浆、豆腐皮、腐竹、素火腿等。
4
低脂乳制品
低脂纯牛奶、酸奶等。

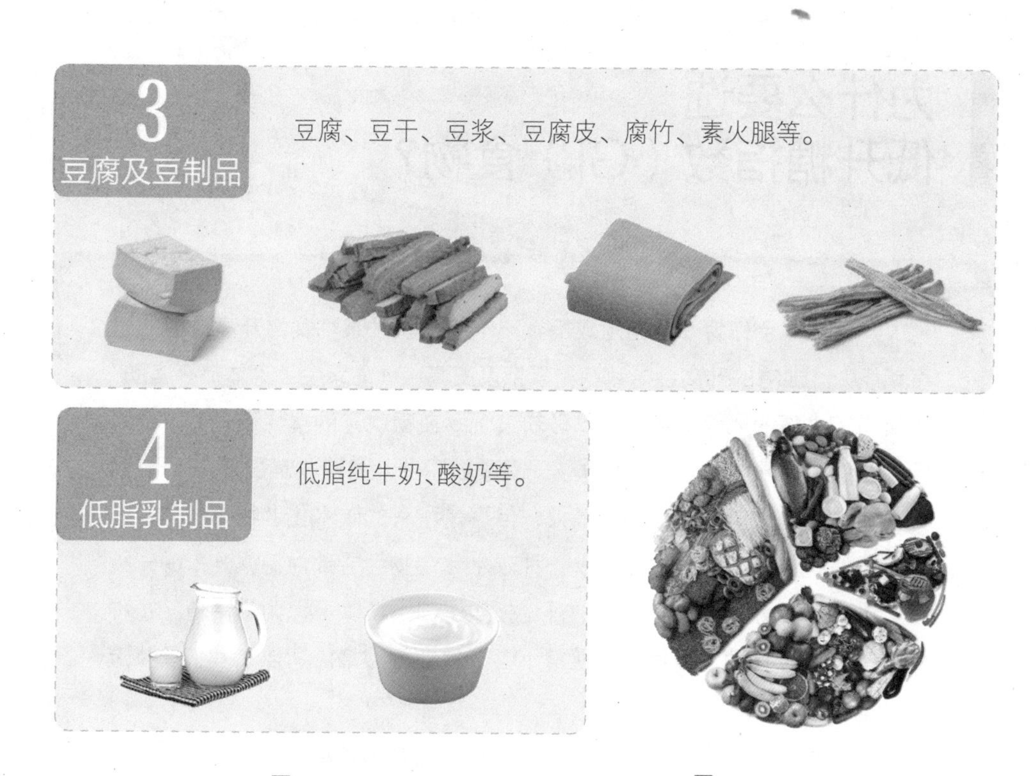

【升糖指数（GI）低的食物】

食物	GI 值	食物	GI 值
黄豆	18	四季豆	27
绿豆	27.2	燕麦	50
扁豆	26	糙米	48
扁豆	30	牛奶	27.6
面包（45%~50% 燕麦麸）	47		

即便这样，断食日不建议全面拒绝碳水化合物，也不建议大量摄入高蛋白质的食物，例如各种肉类、鱼等。这里需要特别推荐的食物是蛋类，鸡蛋含有的饱和脂肪低，营养丰富，不会让胆固醇恶化，且一个鸡蛋的热量只有 90 千卡，研究发现，早餐摄取蛋类蛋白质的人，比早餐只吃小麦蛋白质的人更不容易饿。因此，断食日的早餐以鸡蛋为主，是很合理的选择。最好选择水波蛋或水煮蛋，可避免无谓的热量。值得一提的是，坚果的热量虽然高，但 GI 值多半很低，同时很有饱腹感，也可作为断食日的首选食材之一。

为什么要选低升糖指数（GI）食物?

升糖指数全称为“血糖生成指数”，它反映了某种食物升高血糖的速度和能力。血糖的升高会导致胰岛素浓度变高，胰岛素会让身体储存脂肪，以致增加患癌的风险。在断食日必须禁食令血糖飙升的食物还有另一个原因：血糖在飙升之后必然会暴跌，一旦暴跌了便会觉得非常饥饿。

碳水化合物对血糖的影响最大，但不是所有的碳水化合物都一样。有节食习惯的人都清楚，想知道哪一种碳水化合物会导致血糖飙升，哪一种不会，有一个办法是去查食物的升糖指数（GI）。以 100 为最高值，每种食物都有一个指数，数值低的通常不会导致血糖激增。所以，我们要挑选升糖指数低的食物。

除了食物的种类影响血糖提高外，摄取的食物分量也和血糖的提高密切相关。谁能想到吃一颗烤马铃薯对血糖的影响居然和一大匙糖一样。因此，这里给大家介绍一个称为升糖负荷（GL）的估量方法。

GL=（GI× 碳水化合物的克数）/100

GL 和 GI 一样，都能预测未来的健康（采用低 GL 饮食的人罹患糖尿病、心脏病以及多种癌症的几率要低），大致说来，GI 超过 50 或 GL 超过 20 就不妥，两者的数值越低越好。

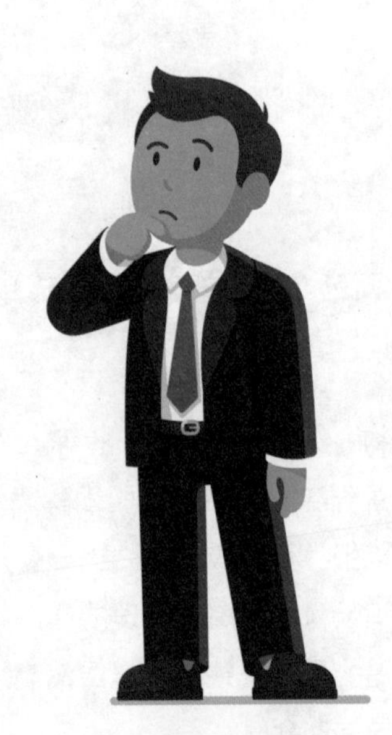

【常见食物 GI 值和 GL 值】

食物（每份）	GI	GL	分量（克）
燕麦	50	10	50
什锦果麦	43	7	30
麸皮马芬	60	15	57
玉米片	80	20	30
馒头	68	34	100
面条	50	37	100
白饭	88	67	100
牛奶	27	3	250
豆浆	44	8	250
冰淇淋	37	4	50
面条	50	37	100
白饭	88	67	100
牛奶	27	3	250
豆浆	44	8	250
冰淇淋	37	4	50

令人意外，豆浆的 GI 值及 GL 值都比牛奶高，所以我们建议选择乳制品当饮料。另外，或许在很多人眼里冰淇淋的 GI 和 GL 值都非常高，但事实并非如此。若是将热量纳入饮食考虑，低热量的冰淇淋加草莓，将会是一顿正餐之后的美好句号。

如何确定量 如何估算热量?

在进行轻断食时，大家要对食物的热量、重量和体积有个大致的估算。若记不清楚，可去相关网站或者 APP 查询食物热量。对食物分量和热量快速直观地估算，有利于日常生活中对热量摄取的把控，对瘦身、健康大业极为有益。

1 盒低脂牛奶：250 毫升；107 千卡
1 块白方包：36 克；84 千卡
1 碗白米饭：100 克；143 千卡
1 个白水蛋：50 克；70 千卡
1 个煎鸡蛋：50 克；100 千卡
1 杯鲜橙汁：250 毫升；112 千卡

1 个苹果：250 克；130 千卡
1 碗肉汤：250 毫升；75 千卡
1 碗菜汤：250 毫升；32 千卡
1 块白煮鸡胸肉：100 克；133 千卡
1 个土豆：120 克；93 千卡
6 根菜心：100 克；25 千卡

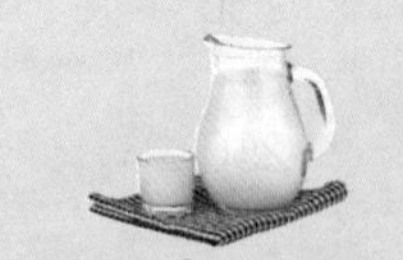

1 盒 低脂牛奶 | 250 毫升 107 千卡

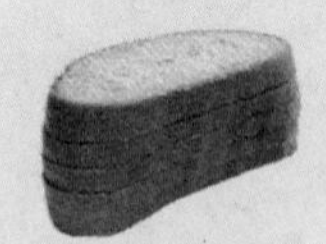

1 块 白方包 | 36 克 84 千卡

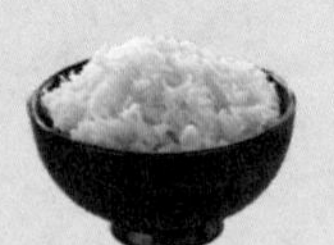

1 碗 白米饭 | 100 克 143 千卡

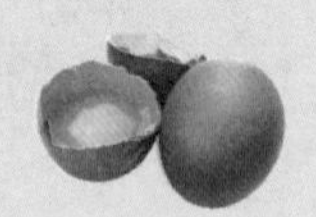

1 个 白水蛋 | 50 克 70 千卡

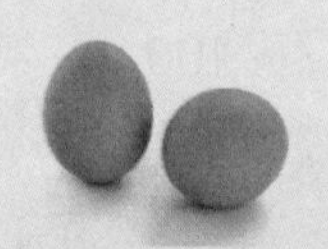

1 个 煎鸡蛋 | 50 克 100 千卡

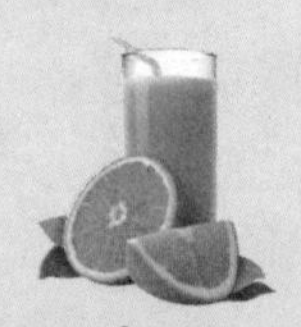

1 杯 鲜橙汁 | 250 毫升 112 千卡

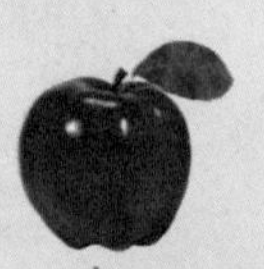

1 个 苹果 | 250 克 130 千卡

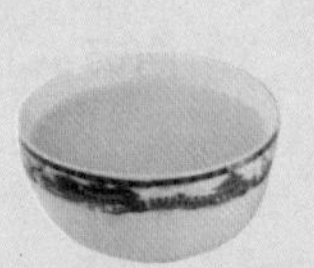

1 碗 肉汤 | 250 毫升 75 千卡

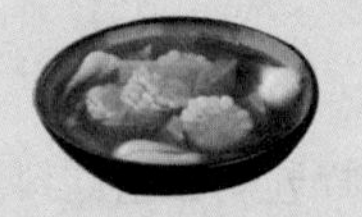

1 碗 菜汤 | 250 毫升 32 千卡

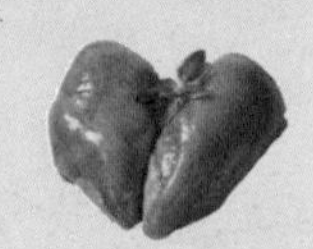

1 块白煮 鸡胸肉 | 100 克 133 千卡

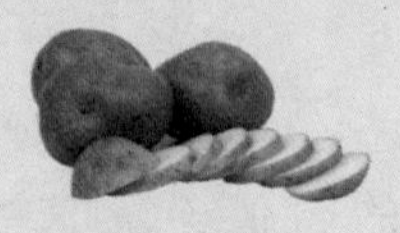

1 个 土豆 | 120 克 93 千卡

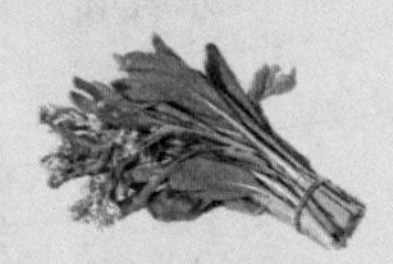

6 根 菜心 | 100 克 25 千卡

如何对抗饥饿感?

轻断食的主旨是希望断食者自愿适当地限制饮食。若确实饥饿难耐或十分想吃东西，适当满足一下自己也没有关系。轻断食的目标是为身体开创出一个没有食物的喘息空间。把热量摄取的限制放宽到 520 千卡也无伤大雅，关键是自己能适应，要不然也毁了断食的目的和意义。确实，在断食日将热量的摄取缩减到平常的 1/4，是经临床证实可改善代谢率的做法。虽然 500 千卡本身没有特别的魔力，但是请努力做到这个热量限制值。

在进餐时，小口小口地细嚼慢咽也是对抗饥饿感的好方法。现代研究发现，大脑摄食中枢感知饱的信息是需要时间的。口腔和胃里消化出来的少量小分子，对于食欲的控制至关重要。因此，过快进餐的进食量是不由大脑控制的，只能由胃的机械感受器来感知。然而，对于这种精白细软的食物来说，到了胃里面觉得饱胀的时候，饮食已经明显超过身体需求了。因此，对于需要控制热量、增强饱腹感的轻断食，采取小口进食、慢慢品尝的进食方式是有助于让断食者更快地获得饱腹感，进而降低食物总摄入量。

饥饿感会在刚开始进行轻断食的时候困扰你，要对抗饥饿感，首先要扫除对于饥饿感的恐惧。由于每次断食不会超过 12 小时，这种短暂的饥饿感对身体几乎是没有伤害的。饥饿感也不会一直骚扰你，一般而言，在感到饥饿之后，如果持续 5 分钟不理会它，饥饿感就会自动解除。此外，你还可以通过专注地投入工作来转移注意力，让饥饿感不再那么来势汹汹。

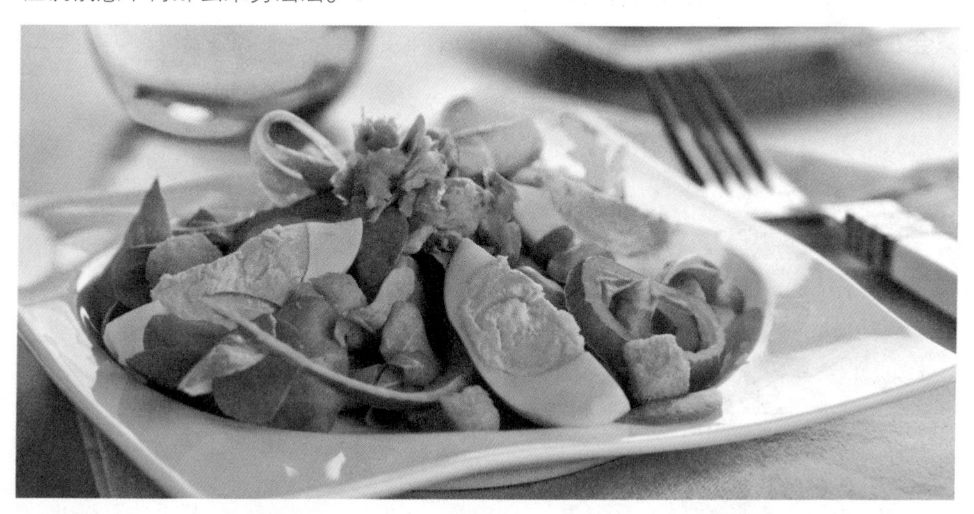

让轻断食更轻松的十一个秘诀

想要让轻断食计划更加顺利的实施，轻断食者可遵循以下秘诀开始断食：

找个伙伴一起轻断食

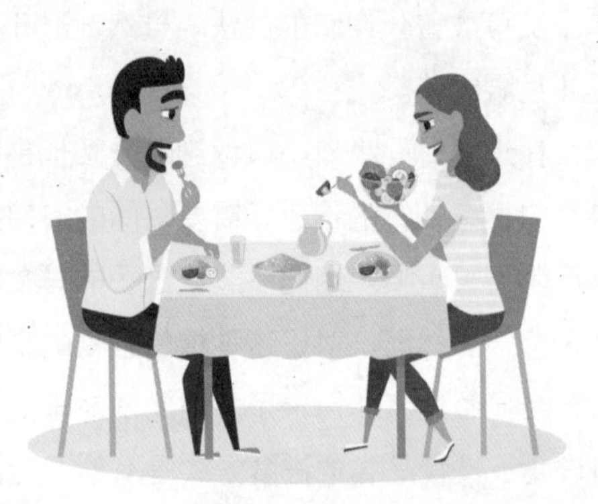

断食之前找一个支持你的朋友，并且让他（她）加入到你的行动中来，这样你们可以相互支持，经验共享，对彼此断食计划的顺利进行非常有帮助。若是情侣或者夫妻两人一起轻断食则更为方便，你们还能够在断食中相互支持，建立更为亲密的"革命情感"。另外，与明白断食计划基本原则的人一起用餐，自身会轻松很多。

提早备好断食日的食物

提早备好断食日的食物不仅能够方便自己进行烹饪，还可避免冰箱里的其他高热量食物时刻诱惑你。展开轻断食之前，把家里的垃圾食物清理干净。否则，那些食物只会在橱柜里不断呼唤你，无谓地提高断食日的难度。

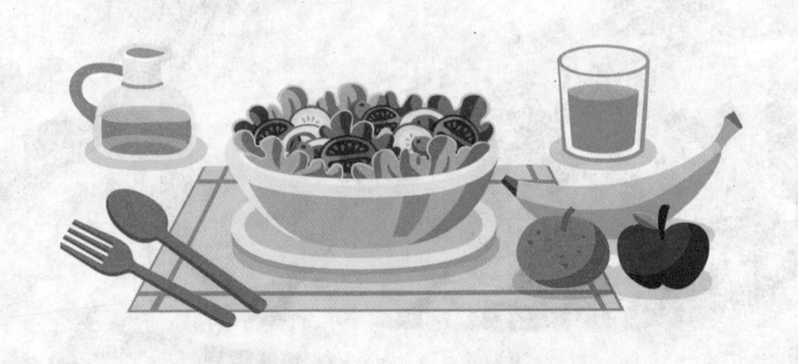

检查食品热量标签上的分量

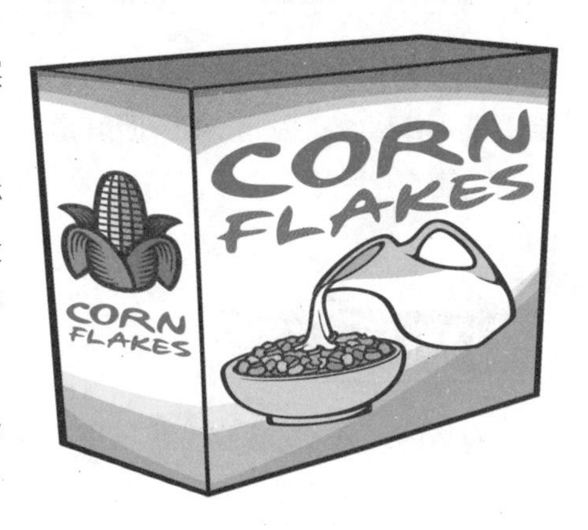

由于断食日必须严格限制热量，所以实际下肚的食物分量一定需要严格控制。比如，玉米片盒子上标示“一份30克”，不管实际测量的30克是多少都要坦然面对。本书的最后附有一份很全面的常见食物热量表，可帮助你控制热量的摄取。

重要的是，非断食日吃东西就别计算热量，你还有更加有趣的事情可做。

不用急于进食

进食前试着抗拒食欲至少10分钟，办得到的话就延长至15分钟，看看饥饿会不会消退（通常会）。断食日，进食需要专心，让自己完全认识到自己正在进食的事实。如果你特别想吃点心，挑选不会提高胰岛素浓度的食物，可吃胡萝卜条、一把没有调味的气炸式爆米花、一片苹果或者一些草莓。当然，也不能一直吃东西，否则很快便会超过限制的热量，毁掉你的轻断食计划。

保持忙碌

有过高空跳伞经历的人们一定有这样的感受：在高空跳伞的几秒钟里，保证你什么饥饿都忘记。只要我们全身心投入到饮食之外的活动中，自身的饥饿感将大大削弱。如今美味诱人的食物无处不在，它们在每个街角等着你，休闲娱乐活动就是你抵抗它们的最佳防护罩。记住，若你非吃甜甜圈不可，请过了断食日，第二天还是可吃的。

试试“从14:00到14:00”的轻断食模式

把断食从就寝到第二天就寝的模式，改成从14:00到第二天14:00的模式。在第一天的午餐后开始限制饮食，直到第二天午后再吃午餐。这样，你可以在睡觉时间减肥，没有哪一天觉得饮食被严重剥削。这是很聪明的做法，但是要比全日断食的做法需要多专注一些。

不要担心被自己喜爱的食物诱惑

心理学上有一种称为习惯化的心理机制，是指一个人越常接触一件事物，就越不会看重那件事物。因此，如果反其道而行之，不断避免、打压对食物的念想，其实会让自己更加想吃这种食物。正确的做法是将食物视为朋友，并非敌人。

保持充足水分

身体的水分很多来自我们所摄取的食物，在断食期间，必须摄取比平时更多的液体，有人爱喝花草茶，有人喜欢苏打水，但是白开水才是断食期间最好的饮品。嘴巴干是脱水最明显的征兆，因此，请及时补充水分，不仅能够让你有饱腹感，还能避免让你把口渴误认为饥饿。

不要有体重每天都会下降的想法

如果哪一周你的体重一直维持不变，这时千万不要放弃断食哦，你应该告诫自己，开始轻断食的初衷并不是是为了能穿上小尺码的衣服，更多的是得到轻断食改善身体素质的长期效益，比如减少疾病风险、提高记忆力、延长寿命等。将轻断食视为身体的养老计划，你的看法会更加务实。

断食需要轻松，不必太过苛刻

轻断食的计划务必充满弹性并且宽容，在必要的时候打破常规也没有关系，不必对自身要求过于苛刻，这样才能够让断食变得有趣。若生活中只剩下郁闷，那这样的生活意义何在？

不断自我鼓励

每完成一个断食日，都表示你可能会减轻体重，得到可测量出的健康效益，这时给自己加个油、点个赞，能够让你更加自信地坚持下去。

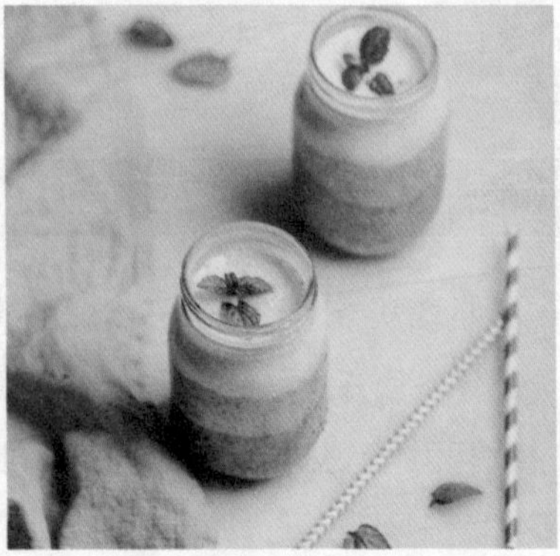

轻断食常见的五个误区

在轻断食的过程中，很多人容易走入误区，导致过程痛苦或成效不大；还有些人从一开始就怀疑轻断食的功效，对其不屑一顾。那么，轻断食背后的真相到底是什么呢？让我们来一一揭开吧。想要让轻断食计划更加顺利地实施，轻断食者需要走出以下 5 个误区。

轻断食常见的 5 个误区
误区一：轻断食会让人很痛苦 轻断食不是绝食，你只需要在一个星期内挑 2 天摄取 500~600 千卡热量的食物，其他时间可正常适量进食，很多美味的食物你依然可吃到。
误区二：轻断食可天天进行，人人都可尝试 轻断食并不是每日都进行，而是每周 5 天正常饮食，另外固定 2 天进行轻断食。轻断食适合体重超重或者肥胖、高血压、高血脂、高血糖的人群，但是营养不良、低血压、低血糖的人群以及儿童、老年人、孕妇和哺乳期妇女不宜进行轻断食。
误区三：轻断食的 2 天“管住嘴”，其余 5 天胡吃海喝 不少人觉得，只要轻断食的 2 天管住嘴，其余 5 天就算胡吃海喝也没关系。若只是轻断食的 2 天吃低能量的蔬果，其他几天又大吃大喝的话，收到的瘦身效果会非常有限。
误区四：轻断食的瘦身效果明显，可连续一个星期以上进行轻断食 连续一个星期，甚至更长时间进行轻断食的做法不可取。由于轻断食期间的饮食结构变化较大，短期内轻断食危险性不大，但是长此以往，可能造成营养不良。因此，轻断食不宜长期实施。
误区五：轻断食期间不能够进行任何运动 轻断食日要避免剧烈运动，因为轻断食当天摄入的热量较低，勉强进行中高强度的锻炼，易出现运动伤害，唤醒身体的防御机制，开始大量囤积脂肪。一些轻度运动，如散步、慢走等，可在轻断食日进行。

自测三个指标，检验轻断食效果

在开始轻断食之前，我们要自测一些数据，以便随时关注轻断食的效果。测量时间最好选择在每日的同一个时间。

计算 BMI

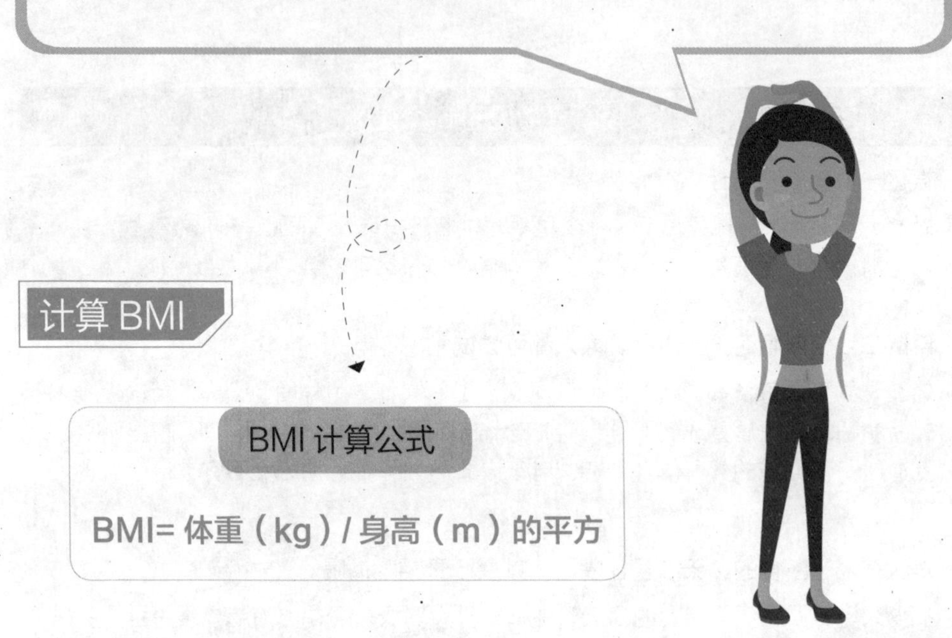

一般来说，成人的 BMI 数值低于 21 以下，说明体重过轻，可以通过健身进行增肌，并适当增肥；21~23.9 之间为健康体重，继续保持现在的状态；24 ~26.9 为偏胖；超过 28 则为肥胖，应该开始轻断食，适当减脂，改变现有的身体状态。

体脂率

想要判断一个人真正的肥胖程度，除了采用 BMI 作参考指标外，还必须要检测体脂肪率，了解自己体内到底有多少脂肪。

大部分医院里配置了人体脂肪检查仪，不但能测出体脂率，还能测出内脏脂肪值和全身脂肪的分布状况，是很有用的仪器。只是一般的情况下，医院都不会帮你测。理由很简单，因为这台仪器是用来治病的，除非你得了内分泌等方面的疾病，需要做检查，才会帮你测量体脂。一般人想要测量体脂，也可通过以下计算公式，来了解自己的体脂率。

体脂率

体脂率 = [1.2×BMI+0.23× 年龄 −5.4−10.8× 性别系数（男性 =1，女性 =0）] ×100%

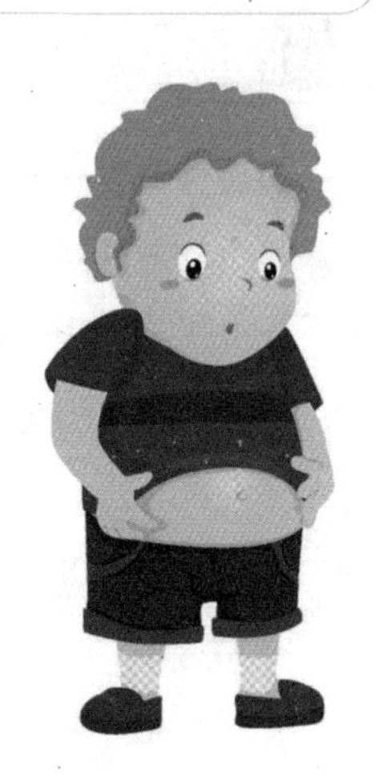

通常来说，男生的体脂肪率超过 25%，女生超过 33% 就是“肥胖”。对于经常运动的人，男生最好不要超过 18%，女生不要超过 25%。而没有运动习惯的人，男生最好不要超过 20%，女生不要超过 28%。

若体脂肪率过高，这意味着身体的里里外外，包括外观的“肥肉”、血液和体内器官的油脂过多，这不只是身体外观上的问题，更可能对我们的健康造成不可想象的损害。

测量腰围

BMI 很好用，但不是预测未来健康的最佳参考数值。在一项追踪 45000 名妇女长达 16 年的研究中显示，腰围与身高的比例是预测心脏病风险的绝佳参考数值。腰围举足轻重，是因为最糟糕的脂肪是堆积在腹部的内脏脂肪。腹部是最不妙的囤脂部位，会导致发炎，糖尿病的患病风险也会高很多。

腰围的测量方法

将带尺经过肚脐上 0.5 ~1 厘米处水平绕一周，肥胖者选择腰部最粗处水平绕一周测腰围。

一般来说，男性的腰围要低于 90 厘米，女生要低于 80 厘米，这样的数值才健康。若超过了这个数值，大家一定要引起重视。

四项血液检查，见证轻断食奇迹

轻断食者在做例行健康检查的时候，应做三项血液检查，以见证轻断食的健康改造成果。

空腹血糖

健康检查要求测量空腹血糖的原因是：即使你没有糖尿病的风险，这项数据也是健康与否的重要参考，也能够预测未来的健康。研究显示，即使血糖提高的程度只是中等，心脏病、中风、长期消化问题的风险也会一并提高。理想状态下，也应该测验胰岛素敏感性，但这项测验很复杂并且昂贵，因此测量意义不大。

甘油三酯

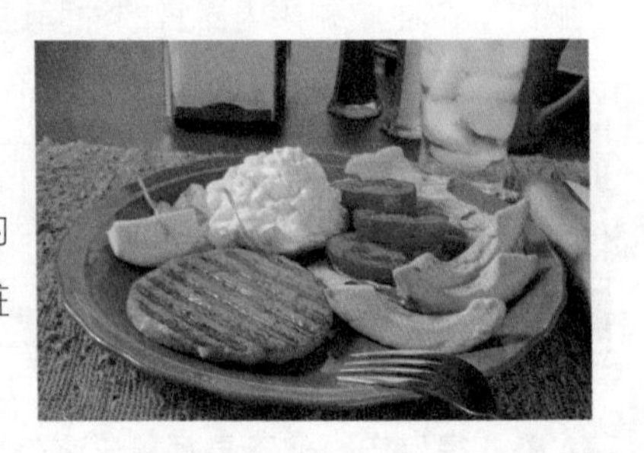

这是血液中的一种脂肪，是身体储存热量的一种方式。甘油三酯浓度高的话，会提高患心脏病的概率。

胆固醇

健康检查需要验两种胆固醇：LDL（低密度脂蛋白）及 HDL（高密度脂蛋白）。概括地说，LDL 将胆固醇送到动脉壁，HDL 则带走胆固醇。最好是 LDL 低一点，HDL 高一点。一个评估方式是计算 HDL 在 HDL 及 LDL 的总和中所占的百分比，只要高于 20% 即可。

IGF-1

这项测验很昂贵，也不是每一位医生都能做，因此，轻断食者可根据自身实际情况选择检测与否。IGF-1（类胰岛素一号生长因子）可用于评估细胞的更新速度，可用在癌症风险的预测上，同时它也是判定生理老化的指标。一段时间的轻断食后，通常会降低 IGF-1 浓度，从而减少罹患与老化有关的疾病，例如癌症。

外出就餐
也能实现轻断食

外出就餐是每个人不可避免的活动，若断食者外出就餐的时间正好碰上断食日，他们应该如何进行饮食控制呢？

不喝热量过高的饮料

当你外出就餐时，不喝碳酸饮料、甜茶和酒精饮品是减少整体热量摄入最简单的方法。尽可能选择无热量的饮品，比如水或者节食饮料。在主菜上消耗热量，而不是把限定的热量浪费在饮料上。

拒绝免费的餐前赠品

餐馆赠送的餐前赠品通常有花生米、凉拌海带丝等，大家在等待主食上桌之前，很容易在不知不觉中将这些赠品吃完，以至于很快就摄入了你并不需要的热量。所以，外出就餐时你可提前告诉服务员不需免费的赠品。

有顺序地摄取蛋白质、蔬果和碳水化合物

在摄取碳水化合物之前，你首先要集中摄取蛋白质和蔬果，这样你将无法再吃下任何奶油蛋糕以及糖类和甜点。

时刻要有控制饮食量的观念

断食者外出就餐切忌不能够像其他人一样急切地想要清空盘子里的食物，若你毫无限制地将食物全吃完，未来两天的摄入量都将在这一顿饭中全部摄取。断食者可向服务员索取一个外卖盒，这样，当你准备享用你的食物时，你可将下一次进食的那部分分离开来，只享用剩下的这部分，达到有效控制饮食量的目的。

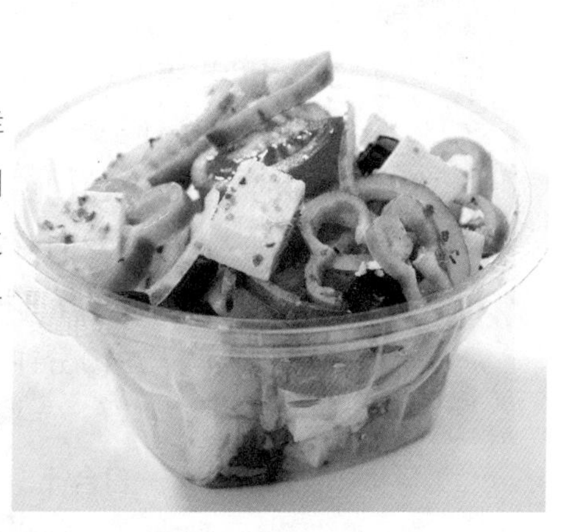

断食日计划范例

【男性一日轻断食计划】

早餐	半杯脱脂原味酸奶（62 千卡） 1 小根香蕉，切片（80 千卡） 5 颗大草莓（20 千卡） 1/3 杯蓝莓（25 千卡） 6 颗切碎的杏仁（92 千卡）	279 千卡
晚餐	虾仁西洋菜牛油果沙拉（295 千卡） 1. 在沙拉碗中混合，1 杯半剁碎的西洋菜（6 千卡）、142 克剥壳的熟虾（139 千卡）、半个切丁的牛油果（137 千卡）、3 大匙剁细的红洋葱（11 千卡）、1 大匙酸豆（2 千卡）。 2. 接着撒上白酒、醋，搅拌均匀。	320 千卡
一日合计	**599 大卡**	

【女性一日轻断食计划】

早餐	燕麦粥：水煮的燕麦碎粒 40 克（160 千卡） 新鲜草莓：约半杯（30 千卡）	190 千卡
晚餐	炒鸡柳（281 千卡）： 1. 将 140 鸡胸肉切成鸡柳（148 千卡）。 2. 锅中注入 1 小匙橄榄油（27 千卡）， 加入 1 小匙姜末（2 千卡）、1 大匙香菜末（3 千卡）、1 瓣压碎蒜头（3 千卡）、2 小匙酱油（3 千卡）、半只柠檬的汁（1 千卡），将鸡柳炒至略微酥黄。 3. 再加入半杯去丝的荷兰豆（12 千卡）、1 杯半的卷心菜丝（26 千卡）、2 根去皮切成细条的胡萝卜（36 千卡），再炒 5~10 分钟，直到鸡柳全熟。1 个蜜桔（25 千卡）。	306 千卡
一日合计	**496 千卡**	

关于轻断食的 Q&A

Q——什么时候开始轻断食最好？

A 轻断食的具体开始时间没有严格要求，只要根据自身的生活习惯，选择适合自己的开始时间即可。多数人一般选择星期一开始，这或许是从心理上认为，星期一最容易办到，可以在崭新一周的开端上紧发条。通常星期六和星期日是断食者避开的开始时间，否则在休息之日，一家人共进午餐，或是赴晚宴约会、聚会，要缩减热量摄入就变成苦差事了。

记住在寻找适合自己的断食时间时，不要被通用的铁律束缚，每个人的生活习惯不同，不必用别人的规律来限制自己。一旦找到适合自己的断食时间后，就要尽量建立固定的模式了，假以时日，你会习惯断食的作息。断食期间你可以依据生活及身体的转变调整你的断食计划，但不要轻易取消或变动断食日。

Q——断食日一定要是 24 小时吗？

A 24 小时只是规划断食最容易的做法，24 小时本身没有出奇之处，只是这个时间段能帮助大家省下麻烦，将断食计划贯彻到底。同时断食者要不断提醒自己：其实有近三分之一的断食日时间我们都是在睡梦中度过的。

Q——我可以通过断食减轻多少体重？

A 主要看你的新陈代谢的速度，个人体质，开始断食时的体重，日常的活动量，断食的效率以及你是否严格执行断食。第一周体重的下降，一大部分是来自水分的丢失。按照简单的生热学理论（摄取的热量低于消耗的热量时，体重就会下降），每周摄取不足的热量，一段时间后，体重就会下降。需要注意的是：体重不要减得太急促，也不要以急速减肥为目的。

Q——轻断食与节食相比较存在哪些优势呢？

A 轻断食是一种健康、合理、有效的方法，提倡低盐、低油、低热量、营养均衡的饮食方式，通过降低热量的摄取，给身体充足的时间和空间进行修复排毒，注重各种营养物质的补充，不是什么都不吃，只是告诉你怎么正确地吃，不会出现营养不良。而节食要求人们在一段时间里只吃蔬菜、水果，肉类、谷类等都不吃，不仅容易导致营养不良，还易反弹。

Q——不断食的 5 天就可以随心所欲地吃吗？

A 答案是肯定的，尽管似乎违反直觉，但非断食日真的没有禁止的饮食，全部不设限。在一周五天不限制热量的日子里，我们都随性饮食，例如炸鱼配薯条、烤土豆、饼干、蛋糕。现代科学研究确实发现：在“解脱日”吃意大利面、披萨、炸薯条的志愿者，照样减轻了体重。尽管如此，但不要试图弥补断食日而拼命大吃，像参加大胃王比赛的参赛者一样狂吃。

Q——早餐和晚餐哪个更重要？

A 断食日的早餐和晚餐都非常重要。早餐关系着上午的活动能量，也关系着一日的饥饱，俗话说“早饭饱，一日饱”。然而，有些断食者发现自己需要吃早餐，有的人则情愿晚一点再吃。请自己做主，不论你选择什么模式，日后都可能有所调整。现代营养学提倡“每天吃３０种食品”，与量相比，应更注重质。因此，轻断食者也要注重晚餐的质量。主食上，适量的碳水化合物有发挥镇静安神的作用，对助眠有益。建议轻断食者可用燕麦或糙米代替白米，用黑面包代替白面包等。肉类上，适量补充蛋白质，建议轻断食者选择鱼、禽肉及豆制品，代替脂肪含量高的肉类摄入。虽然晚餐要吃得清淡，但不是不能吃肉。还可适当吃些肌纤维短、好消化的海产品，如深海鱼、海虾等。蔬果上，多吃一些含软、细纤维的蔬果，如冬瓜、番茄、草莓、蓝莓、西瓜等，少进食那些含有粗、硬纤维的蔬果，如芹菜、竹笋等。

Q——蔬菜生吃好还是熟吃好？

A 蔬菜是生吃好还是熟吃好并没有定论。烹调会破坏蔬菜中所富含的维生素、矿物质、酶类，但也能软化纤维素，让身体更容易吸收营养素。烹调还能提高番茄的强效抗氧化茄红素的吸收率。同时，水煮或蒸熟的胡萝卜、菠菜、菌菇、芦笋、卷心菜、青椒等蔬菜会比生吃吸收到更多的抗氧化物。烹煮蔬菜的缺点是会破坏维生素 C。我们的建议是：多吃蔬菜，生熟搭配，按食材生熟口感和自身需求进行选择。

Q——断食日能喝酒吗?

A 断食日务必不要摄取酒精，酒精类饮品虽然香甜味美，但却能带给你更多热量。一杯白酒约有 120 千卡热量，350 毫升的啤酒有 153 千卡热量。断食日是缩减每周饮酒量却不会觉得辛苦的大好时机，就当作你每星期戒酒两天吧，况且两天时间的坚持并且不难达成。

Q——轻断食几天后，轮到我上晚班，是否继续轻断食呢?

A 如果你上晚班，由于你的生物钟被打乱，你要比正常上班的人做更多的规划和努力，以更严格的要求来约束自己。但是，你依然可以轻断食排毒，建议你在晚上吃轻断食的食物，下班时再吃一点早餐。此外，你可以每天花上几分钟做一些简单的运动，如散步、伸展运动；你还可以找几个志同道合的轻断食朋友，与他们分享排毒的心得和体会。

Q——哪些人不能进行轻断食?

A 对于身体患有某些疾病的人，如贫血、低血压、心脏病患者，建议不要轻易尝试轻断食。经常贫血者如果进行轻断食，能量供给不充足，容易加重贫血的程度；低血压患者在轻断食那两天可能会头昏眼花，甚至晕厥；轻断食虽然可以在一定程度上降低患心脏病的风险，但心脏病患者最好不要尝试轻断食，以免造成严重的后果。孕妇、哺乳期女性也不适合轻断食的饮食方式；相反，这类人群应充分保证各种营养的供给。如果你正处于病后恢复期，也不宜进行轻断食，最好等身体复原后，再根据实际情况考虑是否进行轻断食。重体力劳动者，如搬运工、农民等，如果实行轻断食，那么意味着每顿要少吃很多，这样体力肯定跟不上高强度的活动，容易造成晕眩。

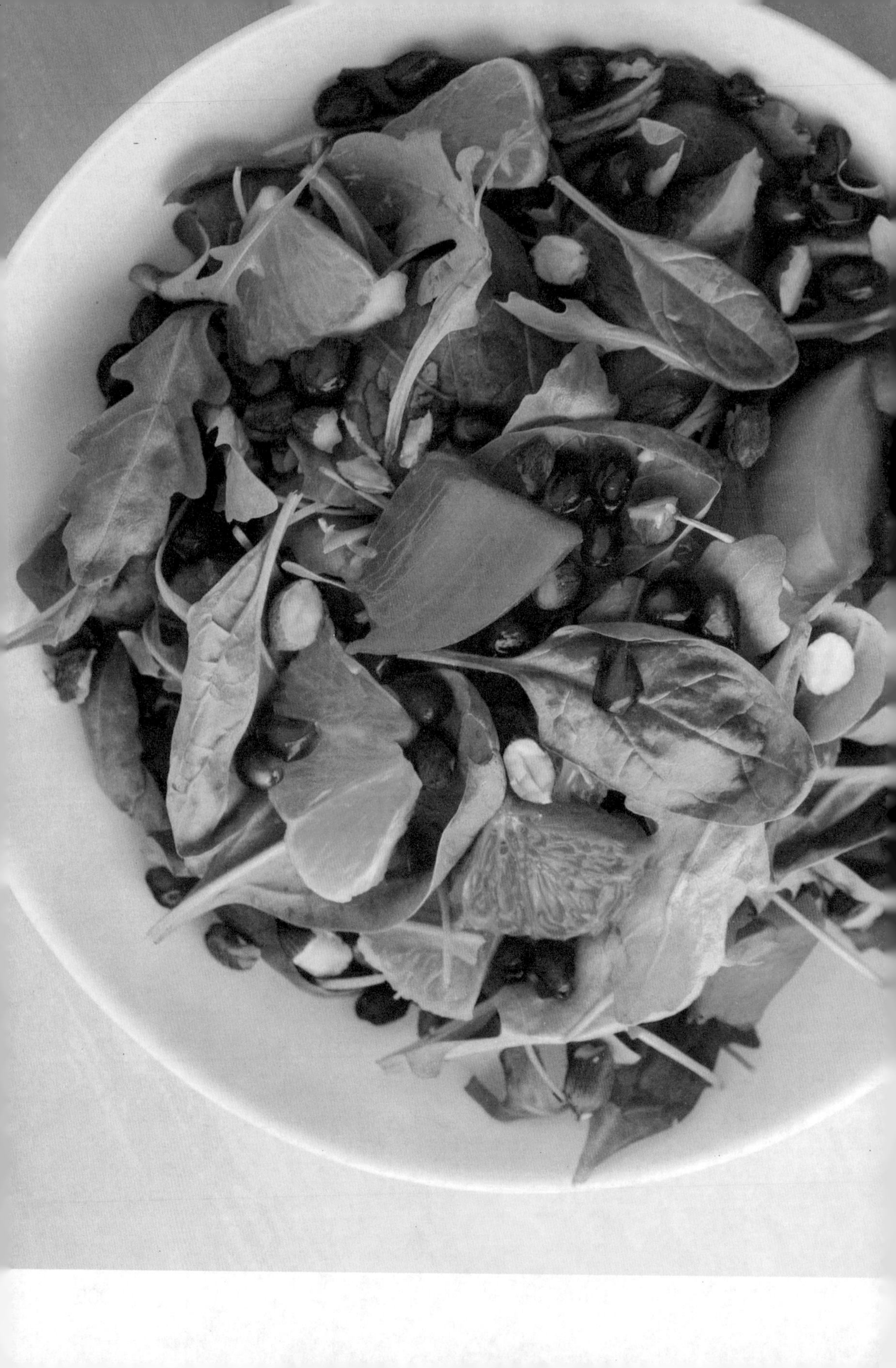

part 03

男性轻断食食谱

经过充足的理论学习，
你终于迎来了轻断食的亲身实践。
刚开始也许你会担心自己无法做到，
有些人也会感到饥饿难耐或者身体不适。
不用担心，大家将饮食量按从多到少，
一点点慢慢过渡到每日摄取量不超过600千卡，
慢慢地，你会逐渐适应这种饮食方式，
也会越来越轻松、愉快地期待断食日的到来。

男性轻断食七大原则

轻断食是一种较为健康的生活方式，虽说理论知识储备很重要，可是具体怎么实施也会让你不知所措。严格按照以下七大原则进行轻断食，可以帮助你收获健康。

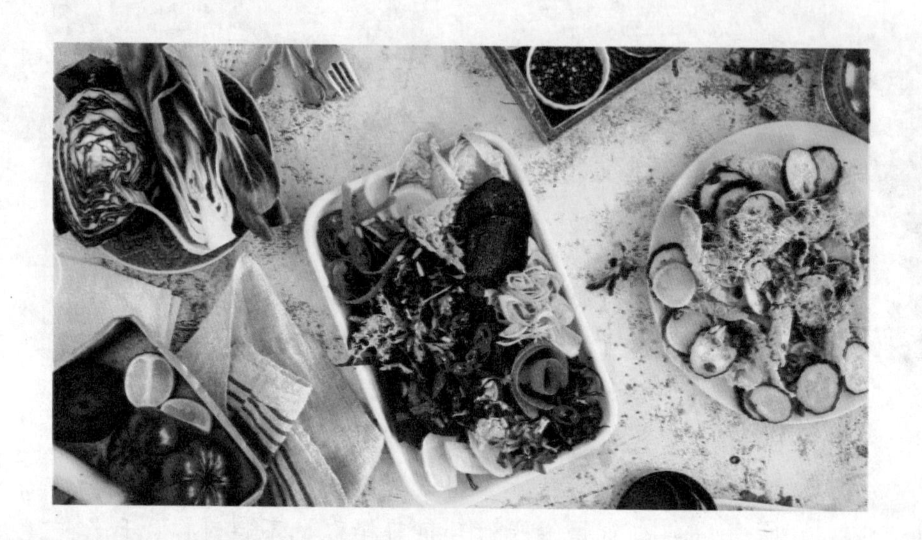

· 轻断食开始前 1 天做好身体准备

轻断食的前 1 天需要给身体充分预热，然后有意识地为第 2 天的轻断食日做好充足的准备。例如，周六进行轻断食，周五当天就应该需要让肠胃慢一点地空下来。午餐八分饱为宜，晚餐减少一半的分量，睡前 3 个小时不需要再进食。

· 每周固定 2 天进行轻断食

在一个星期中，最好专门固定 2 天进行轻断食，其余 5 天进行低盐、低油、清淡、低热量的饮食，分量和平时差不多。可以选择周一和周二轻断食。一般周五、周六、周日是聚会的高峰期，大家可放心地吃喝；可安排周一、周二再进行轻断食，进行清肠排毒；周三、周四恢复正常饮食。这样就较为容易实施，也方便形成习惯。

· 制订轻断食日的热量

在轻断食的两天中，需要严格控制热量的摄入，全天的热量总摄入量需要控制在 600 千卡以内。若一开始没有办法坚持，可从 900 千卡、800 千卡、700 千卡、600 千卡的阶梯过渡过来。在这个期间，建议吃一些清淡的流质食物，比如白粥、燕麦、蔬菜汤等。

· 遵循低盐、低油、清淡、低热量、营养全面、搭配合理的饮食原则

在开始轻断食之后，你可以摄取富含优质蛋白质的食物，乳制品、蔬菜和水果等也可适当吃。享受美味时，你一定要记住一点：摄入食物的总热量不能超过规定的 600 千卡。此外，烹调时，不可放入太多盐和油，需要严格实行低盐、低油、清淡的饮食原则。

· 非断食日正常吃，每日摄取热量少于 1500 千卡

不需轻断食的那 5 天的饮食可恢复正常，可吃全谷类以及未加工的食物，蔬菜、水果、豆类、鱼类、低脂乳制品等也必不可少。但是切忌暴饮暴食，高脂肪的食物也应该尽量避免，每日所摄入的总热量不可以超过 1500 千卡。

· 轻断食结束之后切记不要马上暴饮暴食

轻断食后的复食需要一个过程，马上开始大鱼大肉是不可取，伤胃又伤身。轻断食后的第 2 天，可从果汁或者沙拉开始，辅以小米粥和青菜，这样给肠胃适应的时间。在这个阶段需要控制好，假如从轻断食马上跳到暴饮暴食，所有的努力就会前功尽弃。

· 犒劳自己

每次完成一个轻断食日，不要忘记鼓励一下自己，以激励自己迎接接下来的轻断食日。例如，买自己喜欢的衣服或者鞋子，换个新发型，或者看一场电影等。但是千万不要大吃大喝，不要因此打乱自己的轻断食计划。

男性轻断食必需营养素 TOP10

轻断食要求进行一段时间的限制性饮食，但这并不意味着什么都不能吃，人体所必需的营养素，比如蛋白质、脂肪、糖类、钙等必须少量摄取，这样才能够瘦得健康，瘦得快乐。

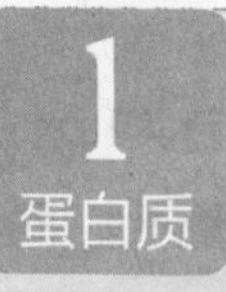

1 蛋白质

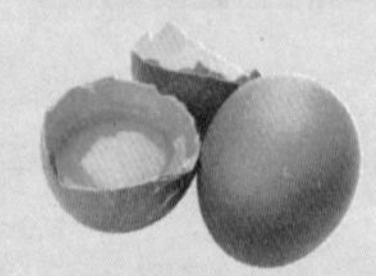

蛋白质是细胞和组织的重要组成部分，约占人体质量的17.5%，与生命息息相关。人体的新陈代谢、生长发育都离不开蛋白质。

· 对轻断食者的好处

蛋白质在体内的代谢时间较长，可长时间保持饱腹感，有利于控制饮食量。同时，蛋白质可抑制促进脂肪形成的激素分泌，减少赘肉的产生。

· 食物来源

肉类和鱼类富含优质蛋白质，另外，奶、蛋、干豆类也有丰富的蛋白质含量，建议多吃鱼肉、鸡肉、鸭肉、蛋、虾、坚果等。

2 脂肪

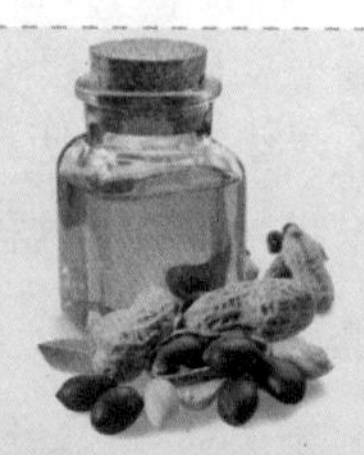

作为产生热量最高的能源物质，1克脂肪在体内产生的热能是蛋白质的2.25倍，是名副其实的“燃料仓库”。

· 对轻断食者的好处

脂肪能给轻断食者提供热能，保护皮肤和内脏，保持体温恒定，促进脂溶性维生素的溶解、吸收，提供身体必需的脂肪酸，起到抗饥饿的作用。

· 食物来源

日常生活中的食用植物油、动物油是直接的脂肪摄取渠道，动物内脏、鱼、坚果等也是补充脂肪的很不错的选择。

3 维生素 A

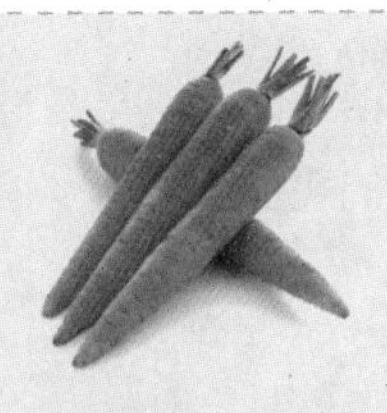

维生素 A 属于脂溶性维生素，可促进蛋白质的生物合成和骨细胞的分化，具有调节表皮及角质层新陈代谢的功效，可抗衰老、去皱纹。

· **对轻断食者的好处**

维生素 A 不仅对眼睛有益，且能够帮助燃烧脂肪、代谢脂肪和蛋白质，还能抗氧化。让你在减肥的过程中，皮肤变得更加富有弹性，整个人看起来更有紧实感。

· **食物来源**

动物的肝脏、鱼肝油、牛奶、蛋黄是维生素 A 的良好来源。有色蔬菜中的胡萝卜素也可在体内转化为维生素 A，如油菜、胡萝卜、番茄、荠菜等。

4 维生素 C

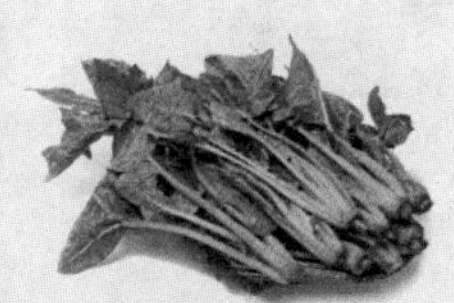

维生素 C 可增强血管和组织和减少血液中胆固醇的含量，对于动脉硬化性心血管疾病以及高血压、中风等有很好的预防和治疗效果。

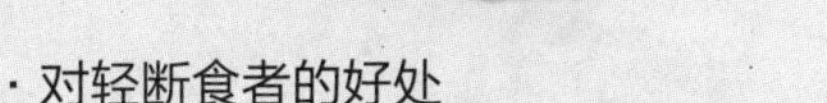

· **对轻断食者的好处**

维生素 C 能降低皮肤中的黑色素含量，有效地祛除黑斑，使得皮肤越来越白，还能延缓衰老。

· **食物来源**

维生素 C 的主要食物来源是新鲜蔬菜与水果。蔬菜中，苦瓜、豆角、菠菜、土豆、韭菜等含量丰富；水果中，草莓、柠檬等含量最多。

5 维生素 B_1

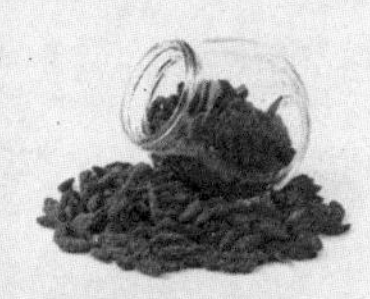

维生素 B_1 是人体不可缺少的营养元素之一，能增强肠胃的蠕动，促进食物的消化吸收，且有“大脑维生素”之称。

· **对轻断食者的好处**

维生素 B_1 有利于体内葡萄糖被利用转换成热量，加速运动过程中肝糖的消耗利用。如果缺乏维生素 B_1，人体就无法顺利地将葡萄糖转为热量。

· **食物来源**

在植物性食物中，豆类和花生含维生素 B_1 最多，其次是苜蓿、枸杞、毛豆。在动物性食物中，畜肉及内脏含维生素 B_1 较多。

6 维生素 B_2

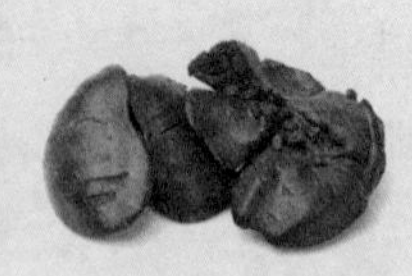

维生素 B_2 是水溶性维生素，容易消化和吸收，被排出的量随着体内的需要以及可能随蛋白质的流失程度而有所增减，它不会蓄积在体内。

· 对轻断食者的好处

维生素 B_2 可帮助脂肪燃烧，对于限制热量摄取及运动减肥者来说，为相当重要的营养素。

· 食物来源

维生素 B_2 在各类食品中广泛存在，通常动物性食物中的含量高于植物性食物，如各种动物的肝脏、肾脏、心脏、蛋黄、鳝鱼及奶类等均富含维生素 B_2。

7 维生素 D

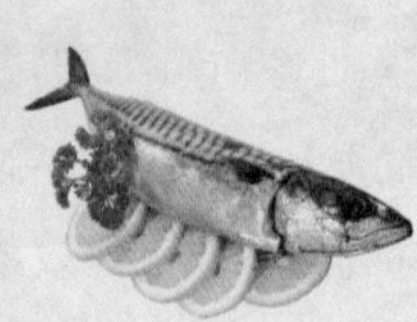

维生素 D 被称为“阳光维生素”，是人体必需的维生素，可以帮助钙、磷的吸收，能有效起到预防佝偻病（儿童）和软骨症（成人）。

· 对轻断食者的好处

维生素 D 是人体制造瘦素所必需的。瘦素是一种可控制食欲的激素，它会使人在进餐之后产生吃饱的感觉，从而停止进食。此外，控制热量摄入时，增加维生素 D 的吸收量有助于减肥。

· 食物来源

只要人体接受足够的日光，体内就可合成足够的维生素 D。含脂肪高的海鱼、鱼卵、动物肝脏、蛋黄、奶油和奶酪中维生素 D 的含量相对较多。

8 钙

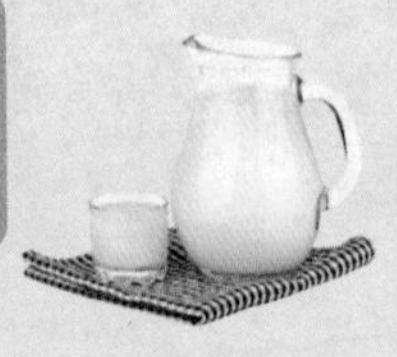

钙是人体软组织的主要组成成分，约占体重的 2%，是人体不可缺少的物质。人体缺钙严重时，会患上佝偻病和软骨病。

· 对轻断食者的好处

足量的钙，特别是离子钙，在肠道里能与食物中的脂肪酸、胆固醇结合，阻断肠道对脂肪的吸收，使脂肪随粪便排出，达到减肥的目的。

· 食物来源

奶类和奶制品是补钙的首选，如牛奶、羊奶、脱脂乳、脱脂奶粉等，含钙量高，吸收率好。鱼类、坚果类也有不菲的钙含量，如沙丁鱼、芝麻、核桃仁、葵花籽等。

9 膳食纤维

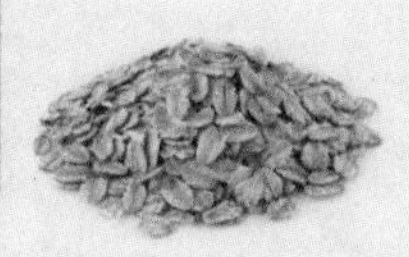

膳食纤维是一般不易被消化的食物营养素，在保持消化系统健康上扮演着重要的角色。摄取足够的膳食纤维可以预防心血管疾病、癌症等。

· **对轻断食者的好处**

膳食纤维是一般不易被消化的食物营养素，在保持消化系统的健康上扮演着重要的角色。摄取足够的膳食纤维可以预防心血管疾病、癌症、糖尿病等。

· **食物来源**

全谷类粮食，其中包括麦麸、麦片、全麦粉、糙米、燕麦等。另外，豆类、蔬菜和水果中所含的膳食纤维也较多。

10 糖类

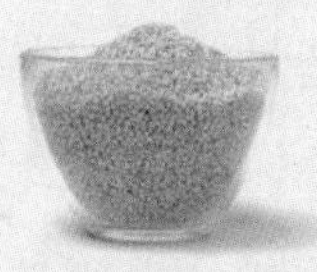

糖类在人类生命活动中起着重要的作用，是人体热能的主要来源，体内物质运输所需能量的70%都来自糖类。

· **对轻断食者的好处**

糖类的吸收不会太快，有助于控制血糖，增加饱腹感，减缓饥饿感的出现。

· **食物来源**

糖类主要来源于植物性食物，含糖类较多的食物有淀粉类，比如糖果、藕粉、菱角粉等；谷类，比如小米、高粱米等。

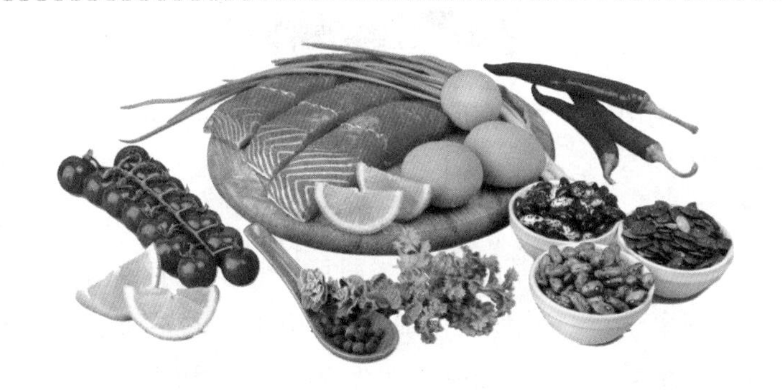

第一周
第 1 天轻断食

火龙果牛奶十分适合作为轻断食的早餐，这样不仅可以喝到营养的牛奶，而且还可以吃到美味的水果！

早餐：火龙果牛奶 200 毫升
晚餐：百合南瓜羹 350 克
晚餐：姜蓉粉丝蒸元贝 150 克

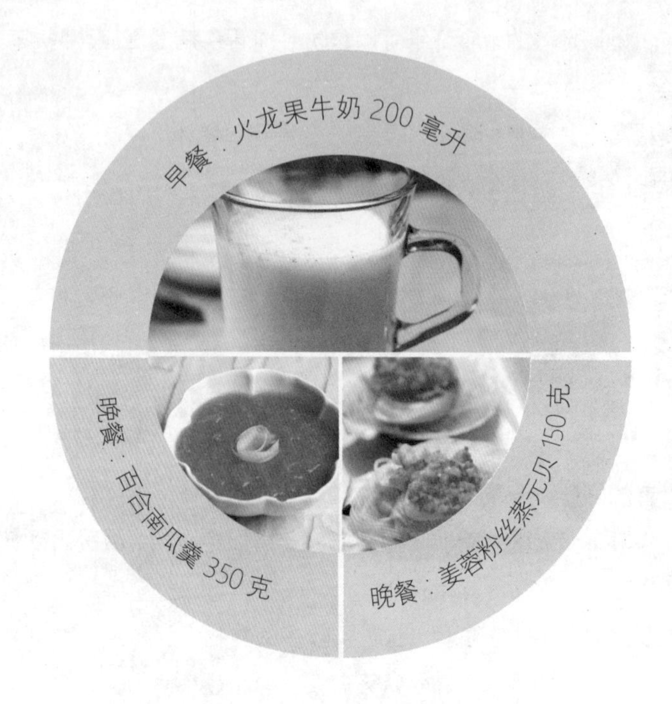

轻断食也要够营养！

✓ **火龙果：**火龙果中富含一般蔬果中较少有的植物性白蛋白，这种有活性的白蛋白会自动与人体内的重金属离子结合，通过排泄系统排出体外，起到解毒的作用。

✓ **南瓜：**南瓜含有丰富的胡萝卜素和维生素C，具有健脾、预防胃炎、防治夜盲症、护肝、使皮肤变得细嫩，并有中和致癌物质的作用。

✓ **元贝：**元贝含有丰富的维生素E，能抑制皮肤衰老，防止色素沉着，能有效消除因皮肤过敏或感染引起的皮肤干燥和瘙痒等皮肤损害。

火龙果牛奶

热量：183 千卡

材料

火龙果果肉..200 克
牛奶..........150 毫升

做法

1 火龙果果肉切小块，备用。

2 取榨汁机，选择搅拌刀座组合，倒入火龙果果肉，注入适量牛奶，盖好盖子，选择“榨汁”功能，榨取果汁。

3 断电以后倒出果汁，装入杯中即可。

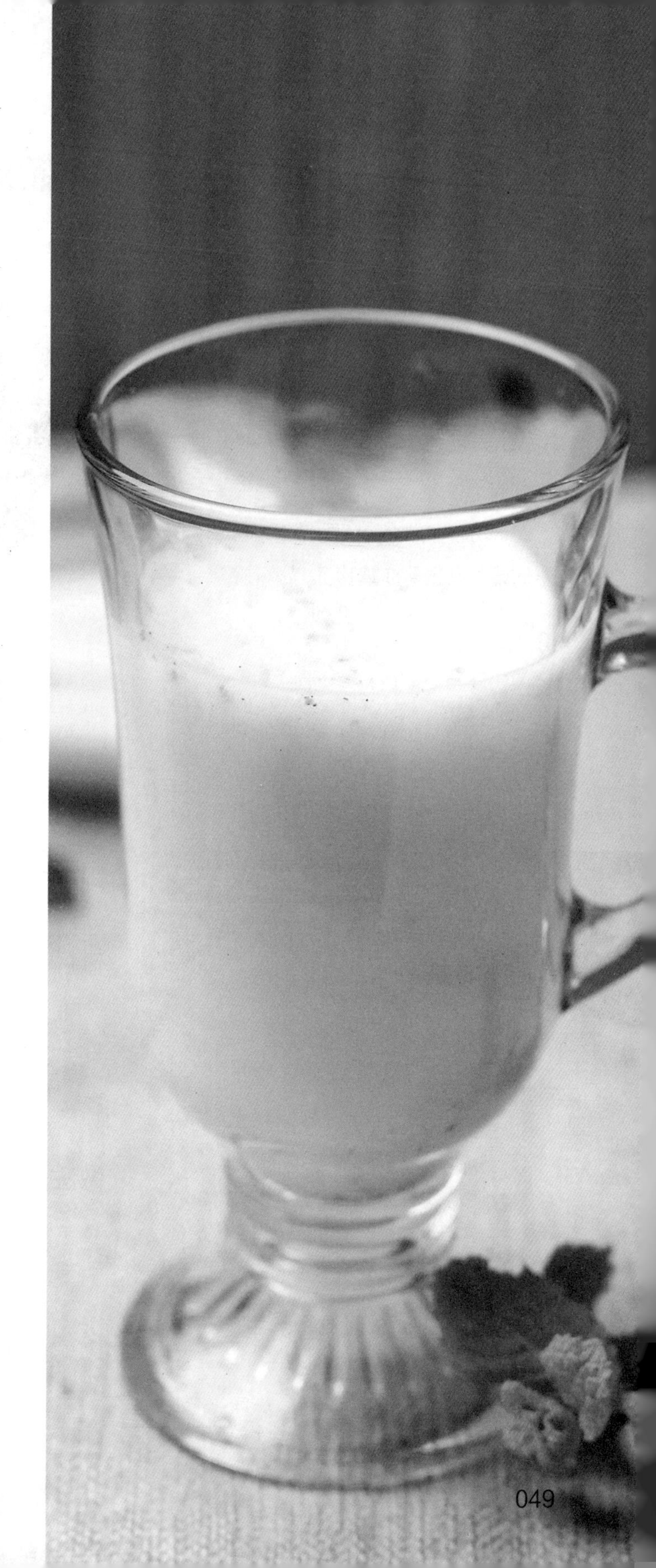

百合南瓜羹

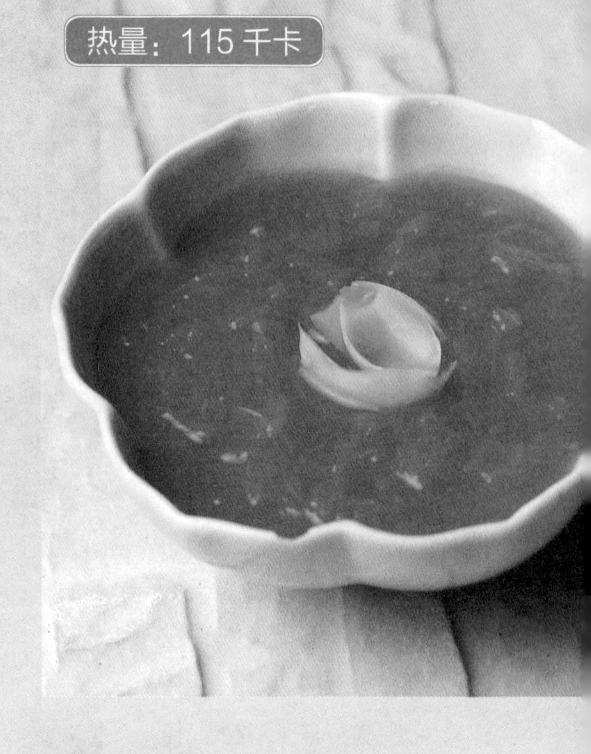

热量：115 千卡

材料

南瓜..............300 克
百合................30 克

做法

1 百合洗净。
2 将去皮切块的南瓜放入锅内，再加水；煮滚后慢火熬成茸状。
3 加百合再煲一会儿即可。

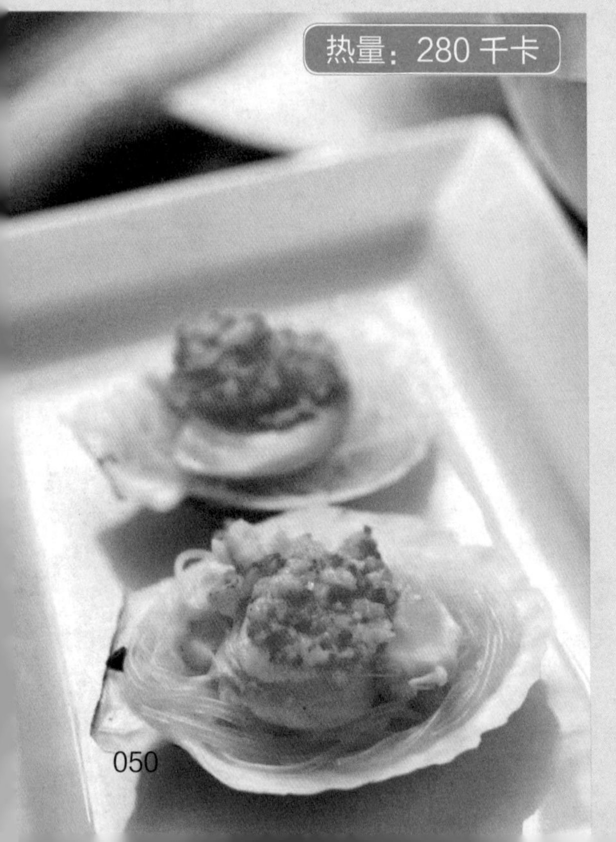

热量：280 千卡

姜蓉粉丝蒸元贝

材料

元贝..2 个
粉丝......................................20 克
姜、食用油........................ 各适量

做法

1 元贝洗净挖去肠肚，用刷子把贝壳刷干净；姜去皮切小块，加入适量水，放入榨汁机中打碎；粉丝用热水泡发，剪成 5 厘米长。
2 热油锅中放入姜蓉爆香，将粉丝、姜蓉放在元贝肉上。锅中烧开水，放入元贝，中火蒸 5 分钟即可。

第一周
第 2 天轻断食

西兰花炒牛肉适合作为晚餐，因为牛肉可帮你增强免疫力，促进蛋白质的新陈代谢和合成，从而有助于紧张训练后身体的恢复。

早餐：红豆紫米粥 200 克
晚餐：上汤蘑菇 200 克
晚餐：西兰花炒牛肉 450 克

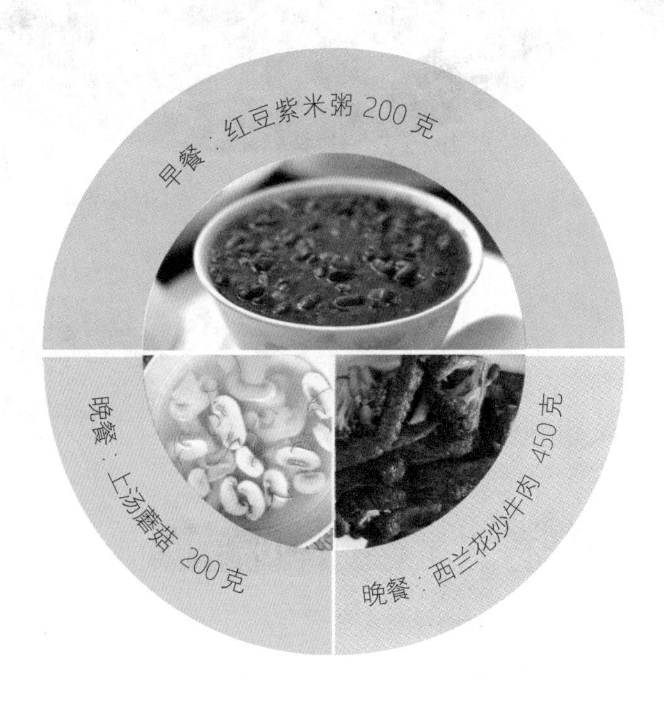

轻断食也要够营养！

✓ **红豆：**红豆中所含的皂角苷可以刺激肠道，有着良好的利尿作用，能解酒、解毒，对心脏病、肾病和水肿患者均有益。

✓ **蘑菇：**蘑菇多糖是蘑菇中的一种蛋白多糖，它能抑制肿瘤细胞生长，吸收致癌物质，具有很强的抗癌活性，尤其是胃癌和腹水癌。

✓ **牛肉：**牛肉中的肌氨酸含量比其他食品都高，对增长肌肉、增强力量特别有效。

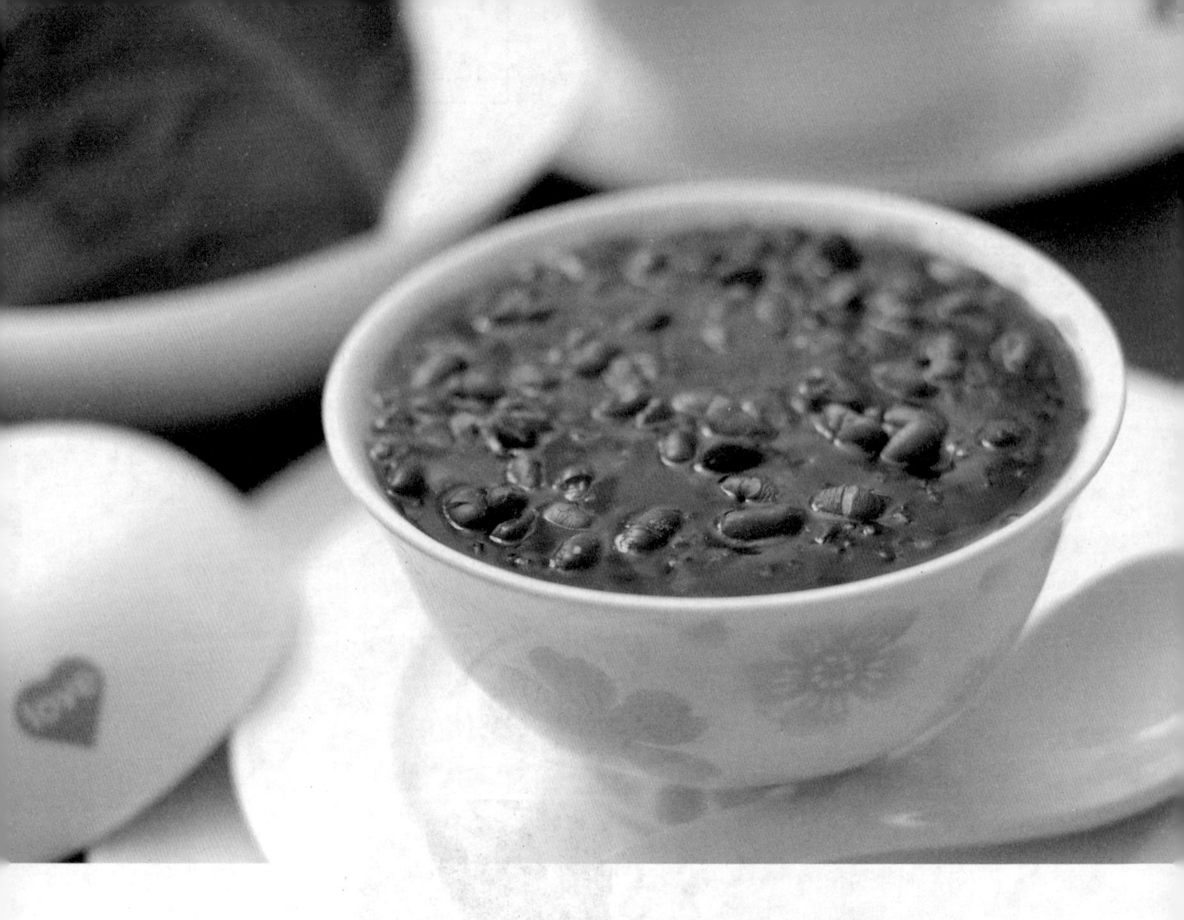

红豆紫米粥

热量：109 千卡

材料

红豆……………30 克
紫米……………50 克

做法

1 红豆洗净，放入锅内加水煮，直至红豆软烂为止。
2 将紫米倒入刚才熬好的红豆锅内加水煮，再熬 30 分钟即可。

上汤蘑菇

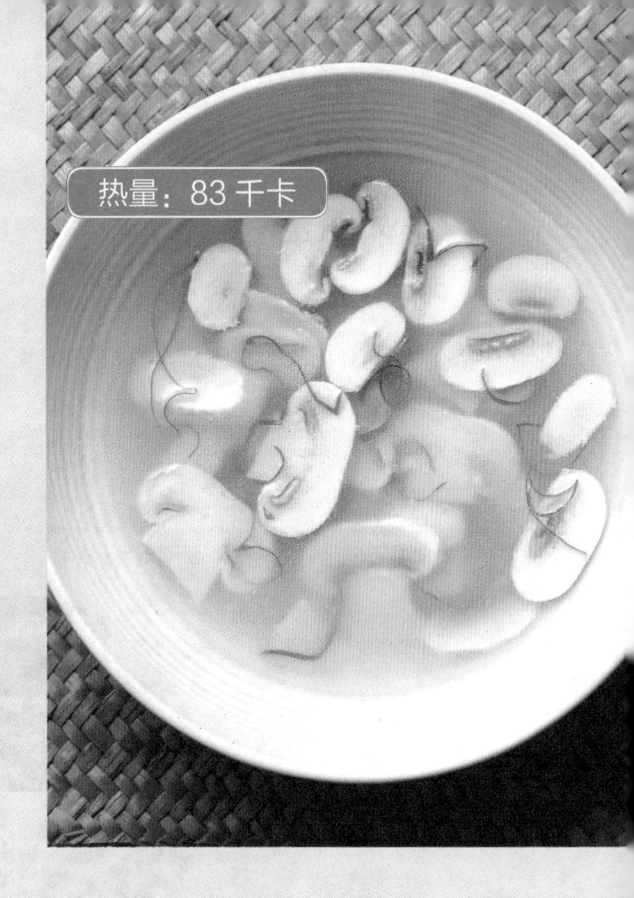

材料

蘑菇 ....200 克
蒜末、葱丝各适量
高汤、盐 ..... 各少许
食用油 .... 少许

做法

1 将蘑菇洗净，切片。
2 在锅里加入高汤，将蘑菇片煮熟后摆盘待用。
3 锅内放少许食用油，将蒜末煸至金黄，加入盐、葱丝炒匀，淋在蘑菇上即可。

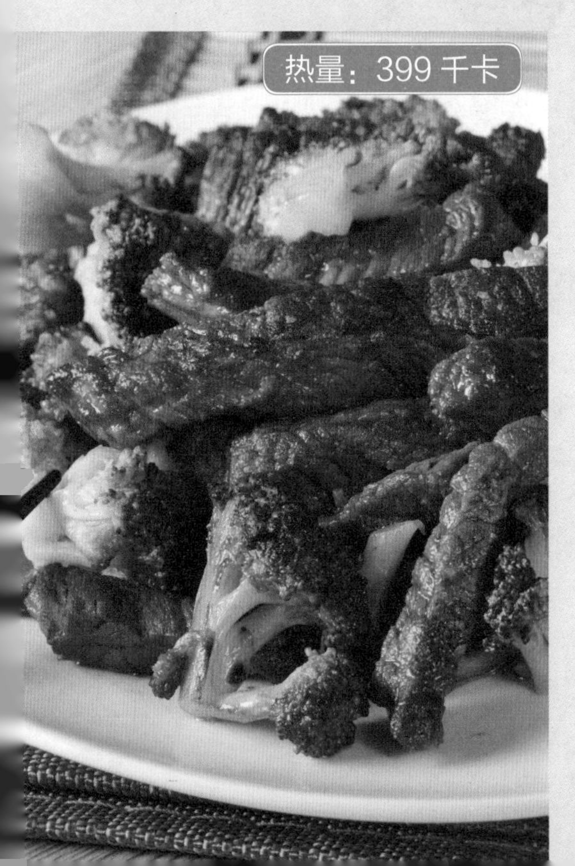

西兰花炒牛肉

材料

西兰花 ....200 克
牛肉 ....250 克
酱油、料酒、橄榄油、
盐 .... 各适量

做法

1 洗净的西兰花掰小块，焯熟，捞起备用。
2 牛肉切条，用酱油、料酒腌制 10 分钟。
3 热锅放油，放入牛肉，翻炒均匀，再放入西兰花，撒点盐调味，炒至熟软，装碗即可。

第二周
第 1 天轻断食

紫薯粥适合作为晚餐，因为它的 GI 值比大米、面条都低，并且容易产生饱腹感，帮助你轻松应对饥饿感。

早餐：胡萝卜苹果汁 300 毫升
晚餐：豆腐炖蛋羹 200 克
晚餐：莲子紫薯粥 150 克

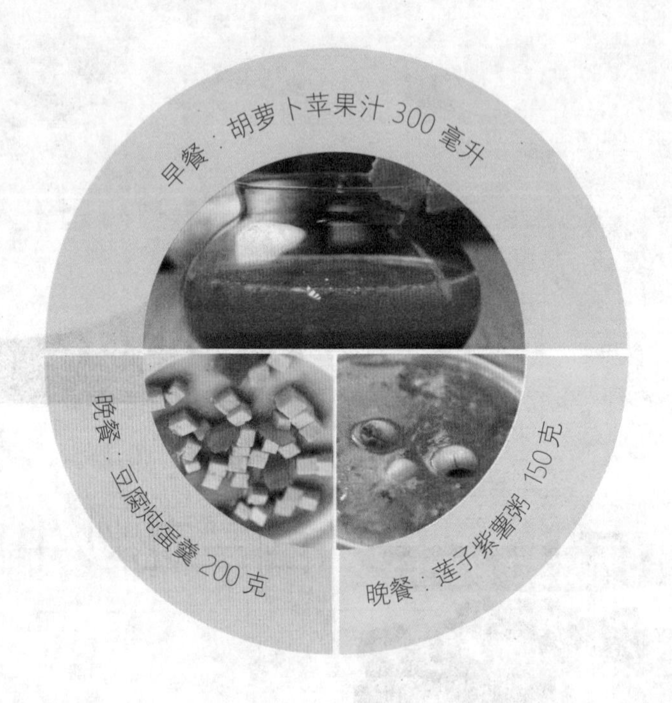

轻断食也要够营养!

胡萝卜：胡萝卜含有植物纤维，吸水性强，在肠道中体积容易膨胀，是肠道中的“充盈物质”，可加强肠道蠕动，起到利膈宽肠，通便防癌的作用。

鸡蛋：鸡蛋富含 DHA 和卵磷脂、卵黄素，对神经系统和身体发育有利，能健脑益智，改善记忆力，并促进肝细胞再生。

紫薯：紫薯中含有的硒元素、铁元素等能够帮助人体抗疲劳、抗衰老。特别是硒元素，能够有效被人体吸收，增强机体的免疫力，并且帮助抑制癌细胞的生长，有效防癌抗癌。

胡萝卜苹果汁

热量：116 千卡

材料

苹果 .... 150 克
胡萝卜 .... 150 克

做法

1 将洗净的胡萝卜切成小块，苹果取果肉切成小块。
2 锅中注入纯净水烧开，放入胡萝卜，盖好盖，用中火煮约 4 分钟，至食材熟软。
3 连汤水一起盛入碗中，放凉后倒入榨汁机中，并放入切好的苹果。
4 盖好盖，榨出蔬果汁，倒入干净的杯中即可。

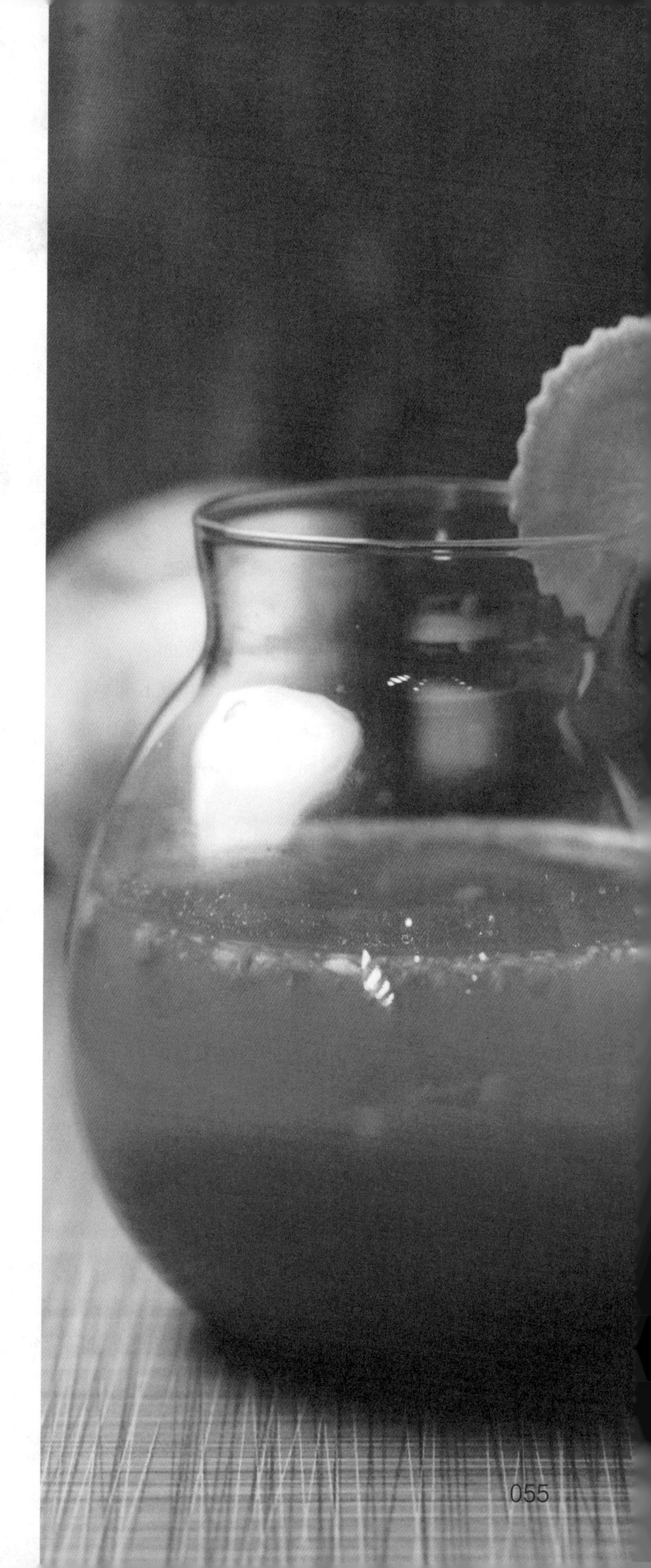

豆腐炖蛋羹

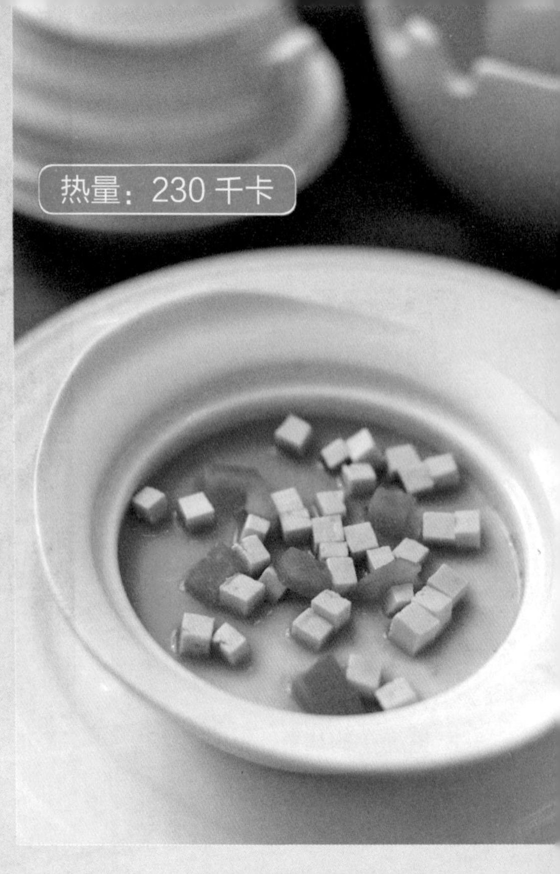

材料

鸡蛋……2 个
豆腐……50 克
胡萝卜丁……少许
姜末、盐、食用油……各少许

做法

1 鸡蛋打散，豆腐切小块，豆腐块放入鸡蛋液中搅匀，加适量盐调味。
2 上锅蒸 15 分钟后取出，淋上少许油。
3 炒锅放油烧热，姜末炝锅后下胡萝卜丁，翻炒变色后，起锅盛放在蒸好的豆腐炖蛋羹上即可。

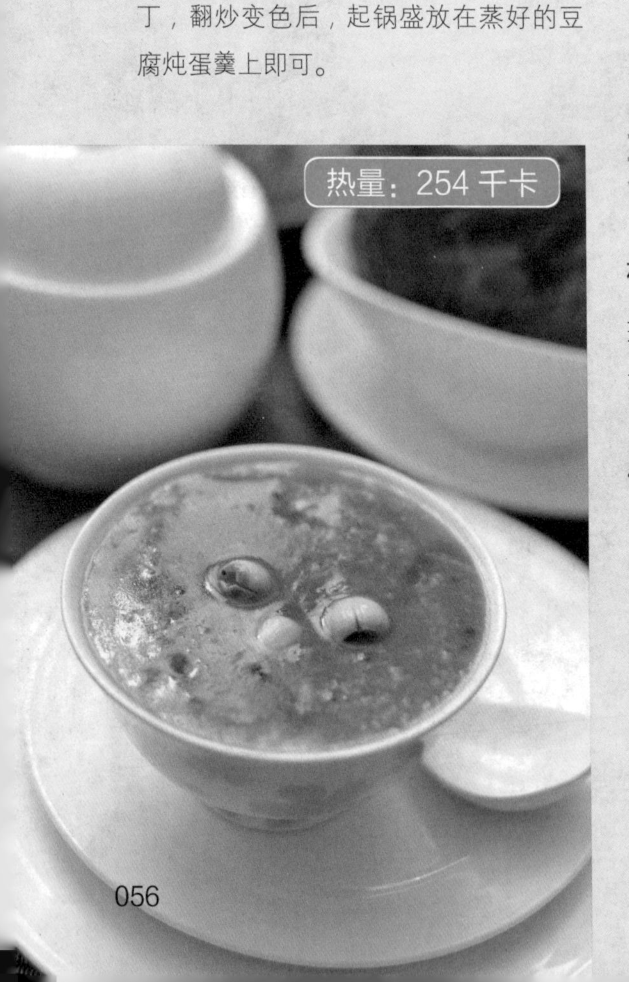

莲子紫薯粥

材料

莲子……50 克
紫薯……100 克

做法

1 莲子提前 2~3 小时泡发，紫薯洗净去皮，切小丁。
2 锅中加 3 大碗水，加入紫薯、莲子，中火煮开后转小火继续煮约 30 分钟。
3 待汤汁浓稠、紫薯软糯时关火即可。

第二周
第 2 天轻断食

一份低热量清炒绿豆芽作为早餐，开启元气满满的一天。给自己的身体排排毒，让肠胃更加轻松，学着轻断食，身体更加棒！

早餐：清炒绿豆芽 150 克
晚餐：香煎鳕鱼 500 克
晚餐：素炒冬瓜 150 克

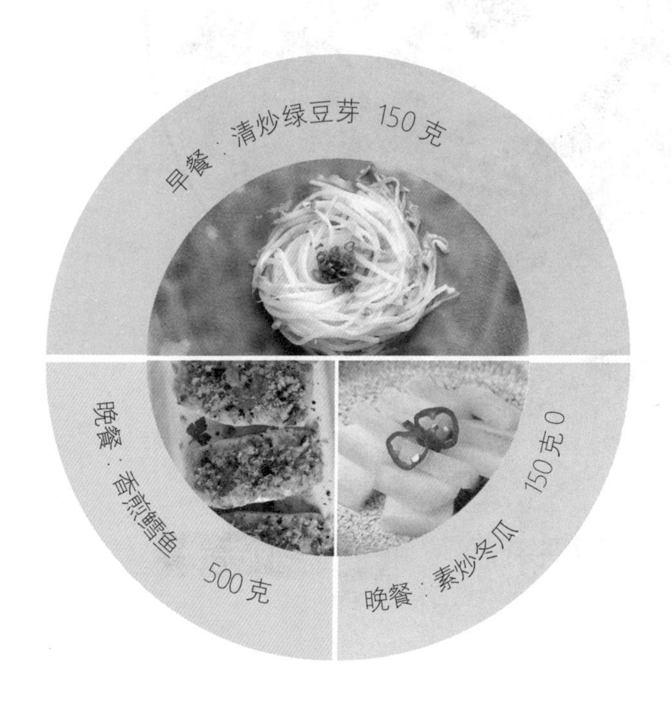

轻断食也要够营养！

√ **绿豆芽：**绿豆芽富含膳食纤维，是便秘患者的健康食材，有预防消化道癌症（食道癌、胃癌、直肠癌）的功效，对美容瘦身也有很好的功用。

√ **鳕鱼：**鳕鱼鱼脂中含有球蛋白、白蛋白及磷的核蛋白，还含有儿童发育所必需的各种氨基酸，且容易被人体消化吸收，能促进儿童的生长发育。

√ **冬瓜：**冬瓜中所含的丙醇二酸，能有效地抑制糖类转化为脂肪，加之冬瓜本身不含脂肪，热量不高，对减肥具有重要意义，可以帮助轻盈形体。

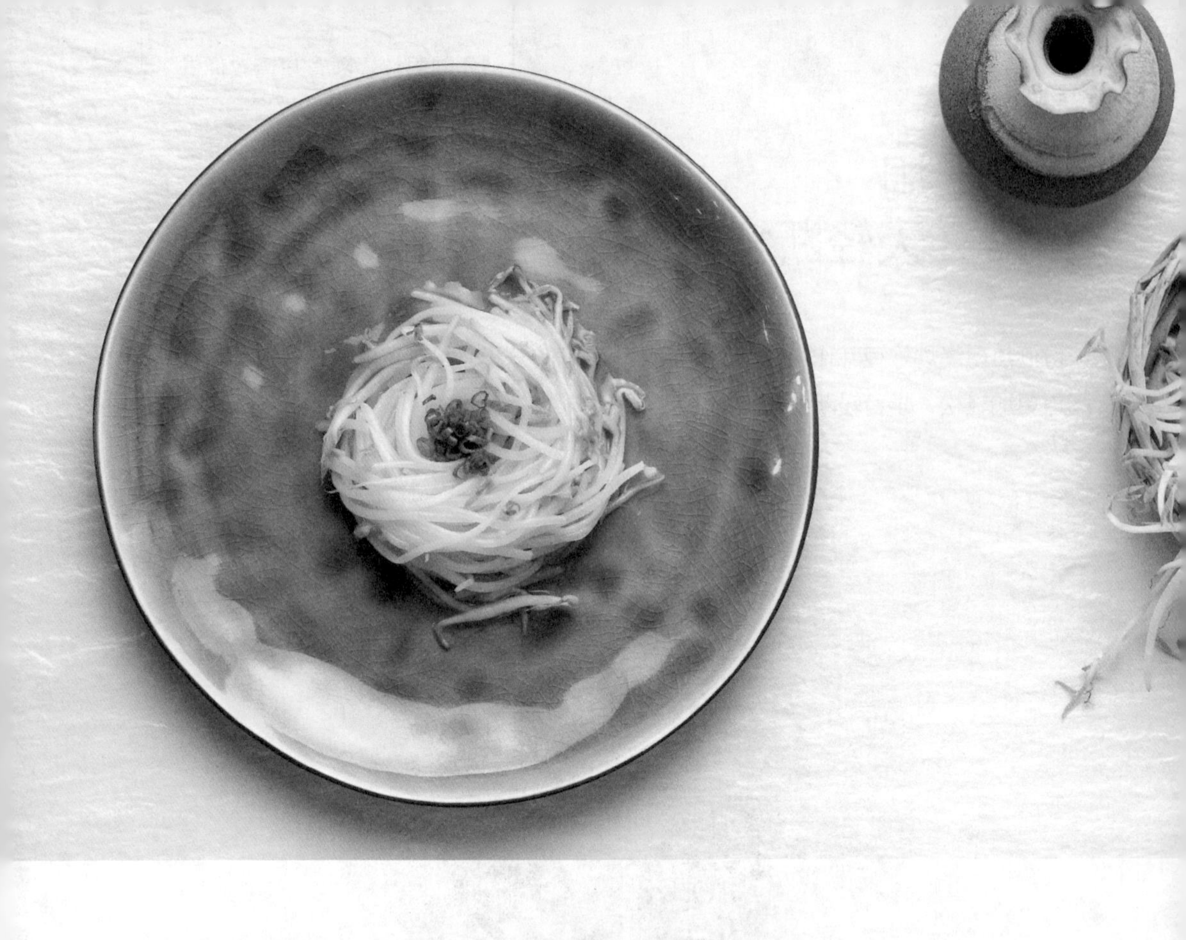

清炒绿豆芽

热量：40 千卡

材料

绿豆芽.........150 克	盐.....................少许
葱花.................适量	食用油............少许

做法

1 将绿豆芽浸泡 3 分钟，捞去漂浮的豆壳。

2 捞起绿豆芽，晾干备用。

3 锅内热油，待油热时放入绿豆芽，不停地翻炒，炒至七八成熟时，放入盐、葱花，最后再翻炒几下即可装盘。

香煎鳕鱼

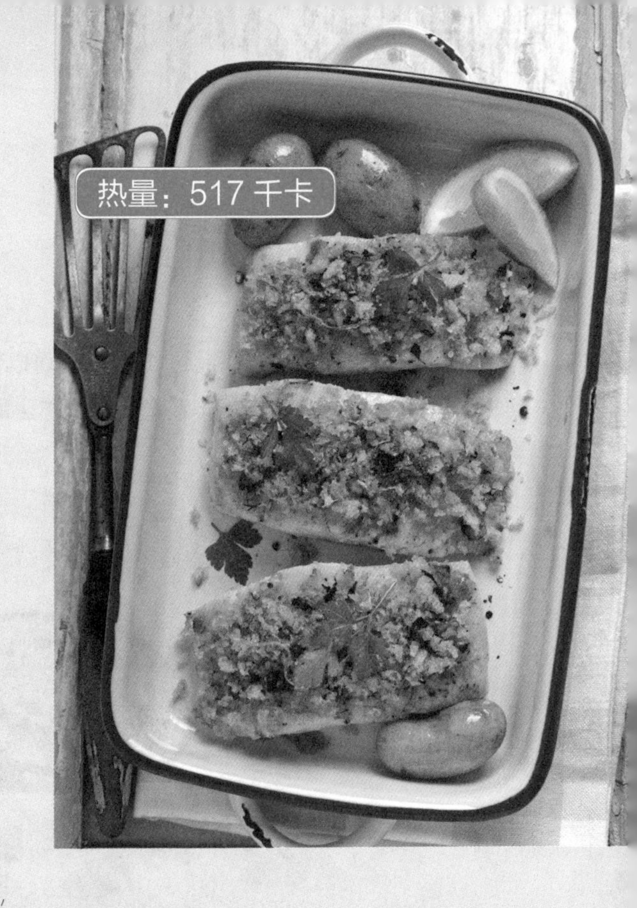

材料

鳕鱼 ....500 克
肉松 ....30 克
橄榄 ....25 克
柠檬块 ....15 克
香椿碎、香菜各适量
食用油 .... 适量

做法

1 鳕鱼解冻，进蒸锅用大火蒸 3 分钟，然后沥干水，两面用盐腌去 15 分钟。

2 煎锅放油，鳕鱼双面各煎 2 分钟。

3 装盘，撒上肉松、香椿碎，点缀上香菜，摆上柠檬块、橄榄。

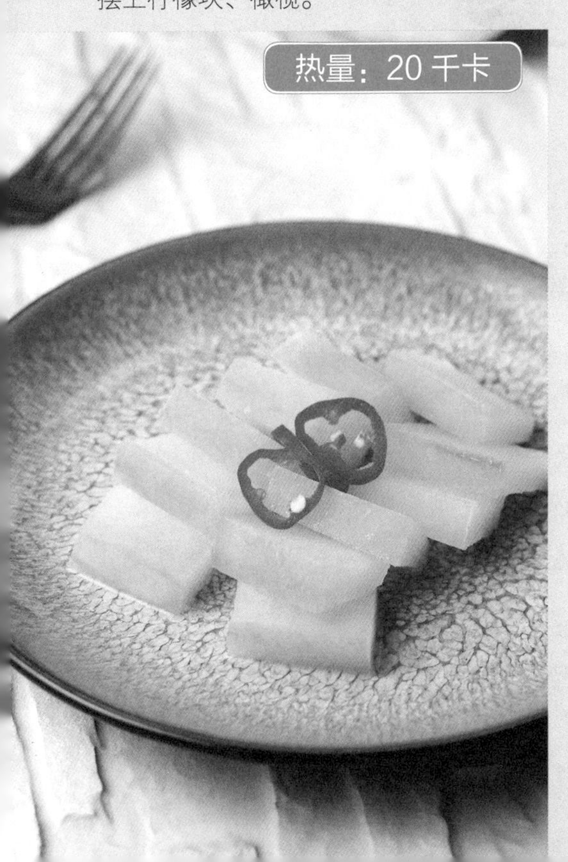

素炒冬瓜

材料

冬瓜 ....150 克
红椒圈 .... 5 克
食用油、盐 .... 各适量

做法

1 冬瓜去皮后切成片。

2 炒锅内倒油，锅热后将冬瓜片倒入锅内翻炒 1 分钟。

3 再加入适量水，翻炒约 2 分钟至冬瓜熟软。

4 撒入些许盐炒匀即可起锅。

第三周
第 1 天轻断食

土豆泥沙拉，总计热量不超过 130 卡，可以作为轻断食日的晚餐，而且分量绝对一顿吃不完，可以留下一小半睡觉前吃，防止胃空影响睡眠质量。

早餐：原味包菜沙拉　600 克
晚餐：蔬菜三文鱼粥　250 克
晚餐：土豆泥沙拉　200 克

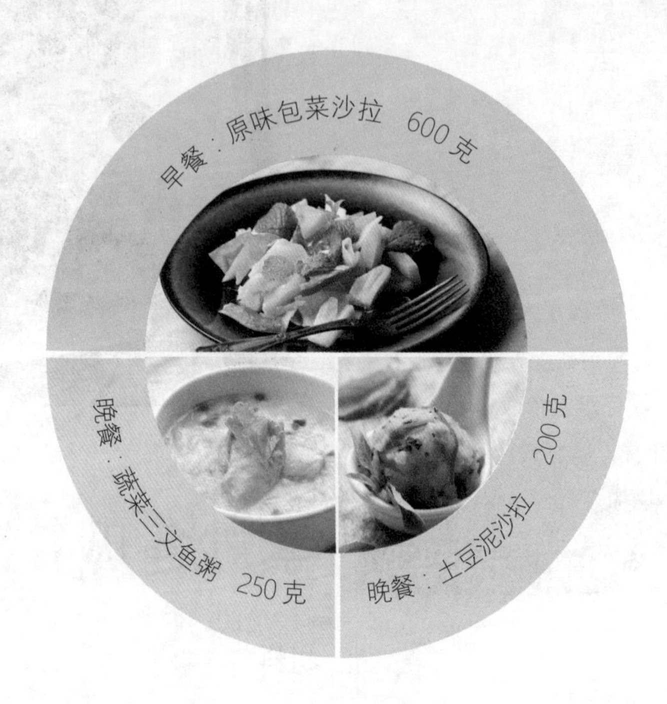

轻断食也要够营养！

菠萝：菠萝含有一种叫“菠萝朊酶”的物质，它能分解蛋白质，溶解阻塞于组织中的纤维蛋白和血凝块，改善局部的血液循环，消除炎症和水肿。

芹菜：芹菜是高纤维食物，它经过肠内消化作用，产生一种抗氧化剂木质素，对肠道内细菌产生的致癌物质有抑制作用。

土豆：土豆含有丰富的维生素 B_1、维生素 B_2、维生素 B_6 和泛酸等 B 族维生素，以及大量的优质纤维素，具有抗衰老的功效。

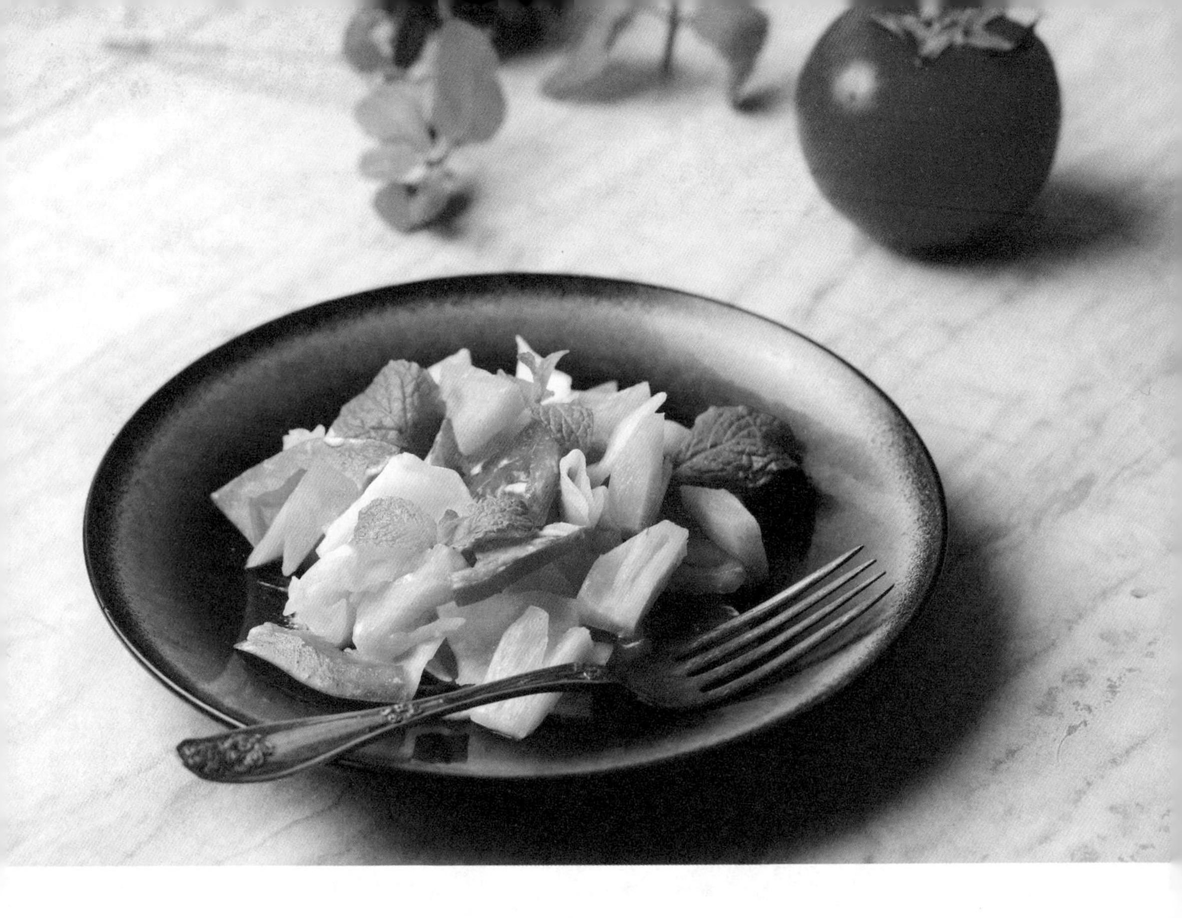

原味包菜沙拉

热量：200 千卡

材料

包菜..............200 克	番茄.............150 克	薄荷叶、醋各适量
菠萝肉..........180 克	低脂酸奶.......70 克	盐....................适量

做法

1 将包菜洗净，放入加盐的沸水中焯一下，捞出装盘，淋上醋；菠萝肉用淡盐水浸泡后切小块；将番茄洗净，去蒂，切小块。

2 将切好的菠萝肉和番茄放入沙拉碗中，倒入酸奶拌匀放入冰箱冷藏一会儿。

3 取出冷藏好的食材，倒在包菜上，撒上碎薄荷叶即可。

蔬菜三文鱼粥

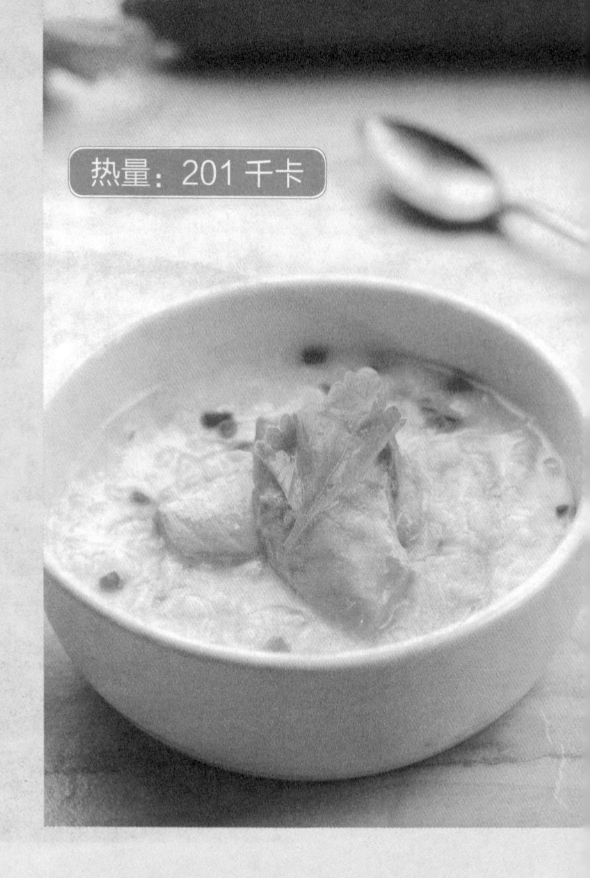

热量：201 千卡

材料

三文鱼..........100 克
胡萝卜粒........80 克
芹菜................20 克
水发大米........30 克
盐.....................少许

做法

1 芹菜洗净切粒；去皮洗好的胡萝卜切粒；将三文鱼切片，装入碗中。

2 砂锅中注水烧开，倒入大米，煲至熟透。

3 倒入胡萝卜粒，慢火煮 5 分钟至食材熟烂；加入三文鱼、芹菜，拌匀煮沸；加适量盐，拌匀调味即可。

土豆泥沙拉

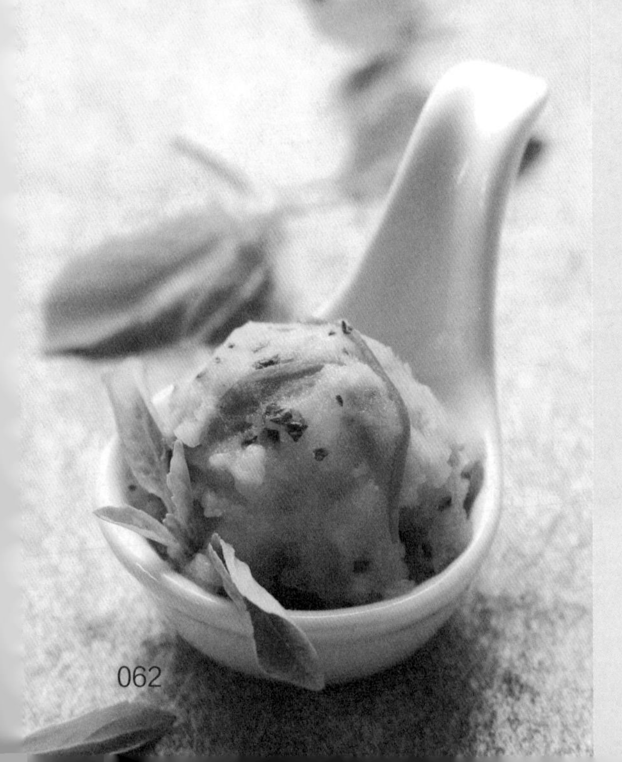

热量：130 千卡

材料

土豆.............150 克
青菜...............50 克
胡萝卜丝........10 克
盐.....................少许

做法

1 青菜洗净，取一部分切碎，剩下的垫入盘中；土豆洗净，煮熟，压成土豆泥，和青菜碎、胡萝卜丝混合。

2 将土豆泥放在青菜叶上，加入盐拌匀即可。

第三周
第 2 天轻断食

早晨枸杞炖蛋，总计热量约 170 千卡，晚餐沙丁鱼和豆苗搭配，热量不超过 371 千卡，一天总计热量不超过 600 千卡。

早餐：枸杞炖蛋 100 克
晚餐：番茄酱沙丁鱼 250 克
晚餐：清炒豆苗 220 克

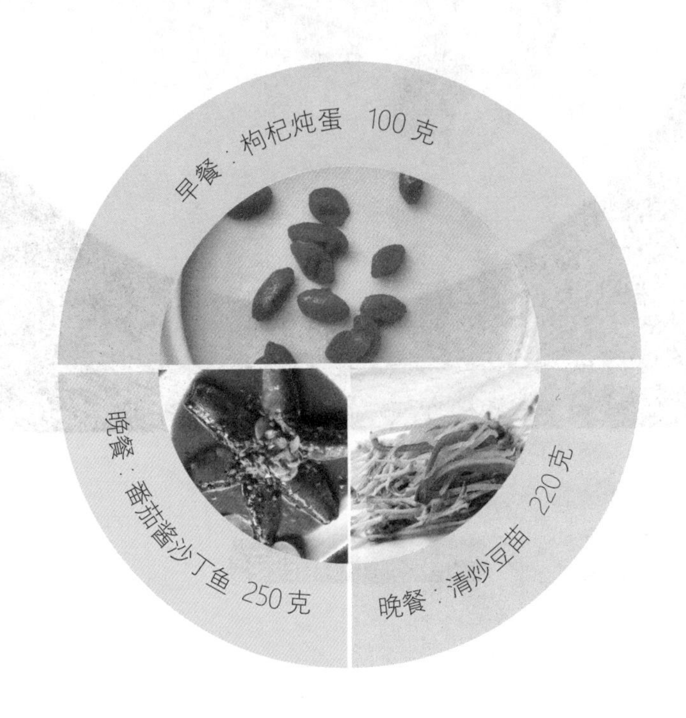

轻断食也要够营养！

枸杞：枸杞中所含丰富的 β-胡萝卜素可在人体内转化成维生素 A，而维生素 A 可生成视黄醇，可提高视力，预防黄斑症。

沙丁鱼：沙丁鱼中富含不饱和脂肪酸，尤其是 Ω-3 脂肪酸，能够在一定程度上防治心血管病；还富含 EPA，可以降低血液中的胆固醇浓度。

豆苗：豌豆苗含钙质、B 族维生素、维生素 C 和胡萝卜素，有利尿、止泻、消肿、止痛和助消化等作用。

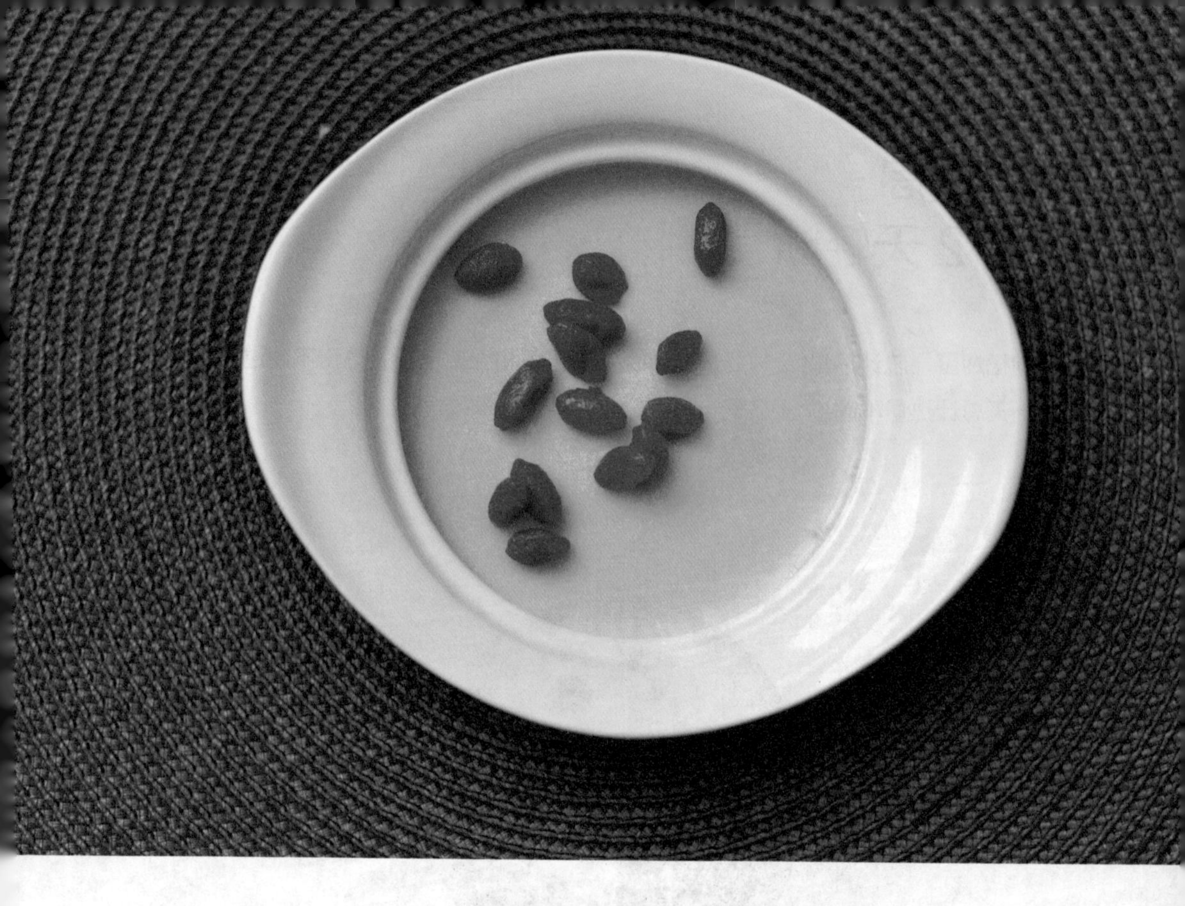

枸杞炖蛋

热量：170 千卡

材料

枸杞……10 克	盐……少许
鸡蛋……2 个	

做法

1 先将鸡蛋打入碗内搅匀。

2 加入枸杞，加入少许盐，拌匀。

3 隔水蒸熟即可食用。

番茄酱沙丁鱼

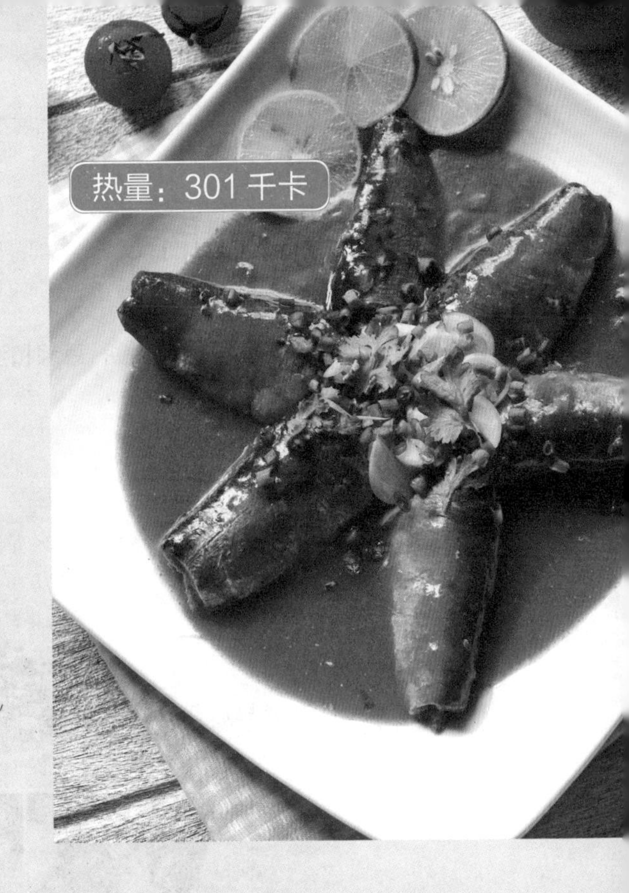

材料

沙丁鱼……200 克
番茄酱……30 克
葱花……7 克
香菜……6 克
柠檬片……10 克
盐、橄榄油各适量

做法

1 鲜冻的沙丁鱼自然解冻，去头、去内脏，去除里面的黑膜和鱼骨上的鱼线。

2 热锅注油，放入沙丁鱼煎至两面金黄，装碗。

3 调入盐，淋上番茄酱，撒上葱花、香菜，摆上柠檬片。

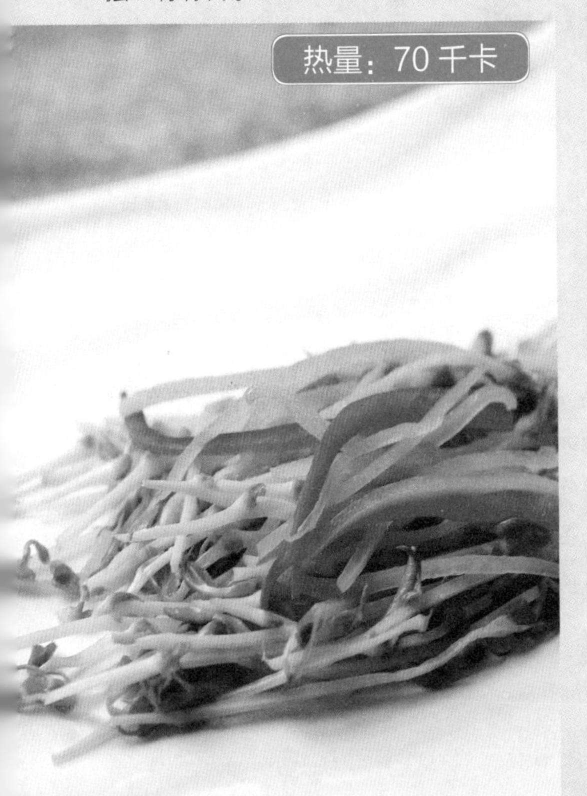

清炒豆苗

材料

豆苗……200 克
彩椒……20 克
盐……2 克
食用油……3 毫升
蒜末……适量

做法

1 将豆苗洗净，彩椒洗净，切丝。

2 锅内放少许食用油，将蒜末煸至金黄，加入豆苗、彩椒丝清炒，最后加适量盐炒匀即可。

第四周
第 1 天轻断食

晚餐来一杯豆浆，再备好一份沙拉，豆浆和沙拉的组合，干湿搭配，营养丰富，也是减脂晚餐比较好的选择！

早餐：红豆黑米粥 100 克
晚餐：包菜紫甘蓝沙拉 400 克
晚餐：葡萄干豆浆 100 毫升

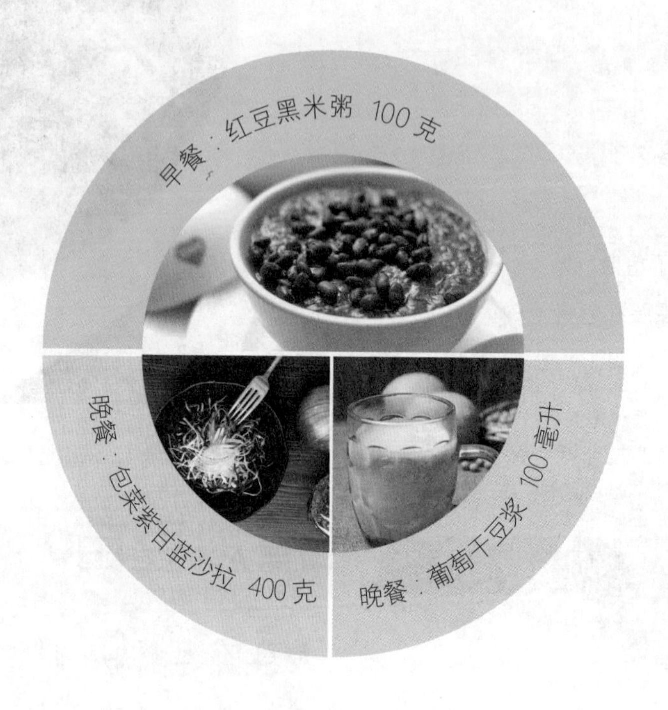

轻断食也要够营养！

- **黑米：**黑米中的黄铜类化合物能维持血管正常渗透压，减轻血管脆性，防止血管破裂，还有止血作用。
- **紫甘蓝：**紫甘蓝含有丰富的硫元素，这种元素的主要作用是杀虫止痒，对于各种皮肤瘙痒、湿疹等疾患具有一定疗效。
- **葡萄干：**葡萄干中含有一种称为白黎卢醇的成分，它能有效地防止细胞恶变或抑制恶性肿瘤的增长。

红豆黑米粥

热量：215 千卡

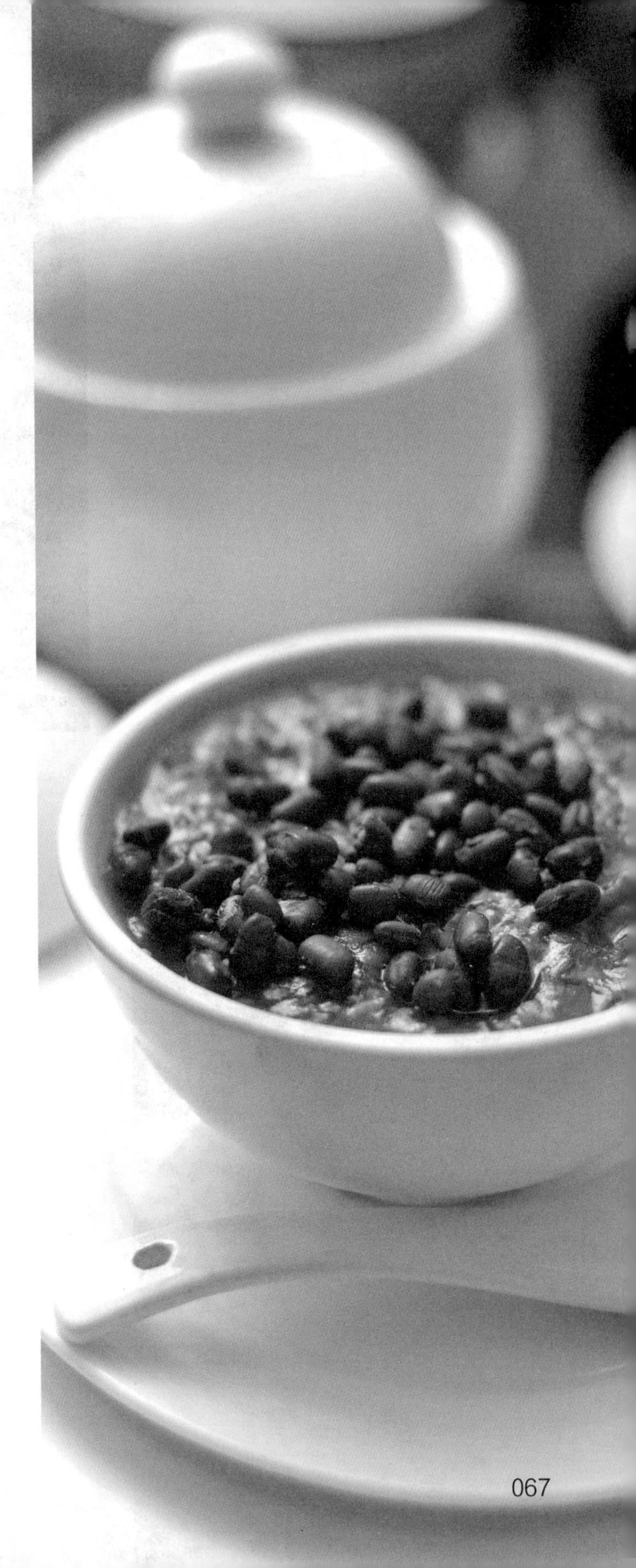

材料

红豆……50 克
黑米……30 克

做法

1 把红豆和黑米分别洗净，提前用清水分别浸泡 12 小时以上。
2 将泡好的黑米和红豆同浸泡的水一同倒入锅中，用大火煮开。
3 等大火煮沸后，再转至小火煮至红豆微开花、熟软即可。

包菜紫甘蓝沙拉

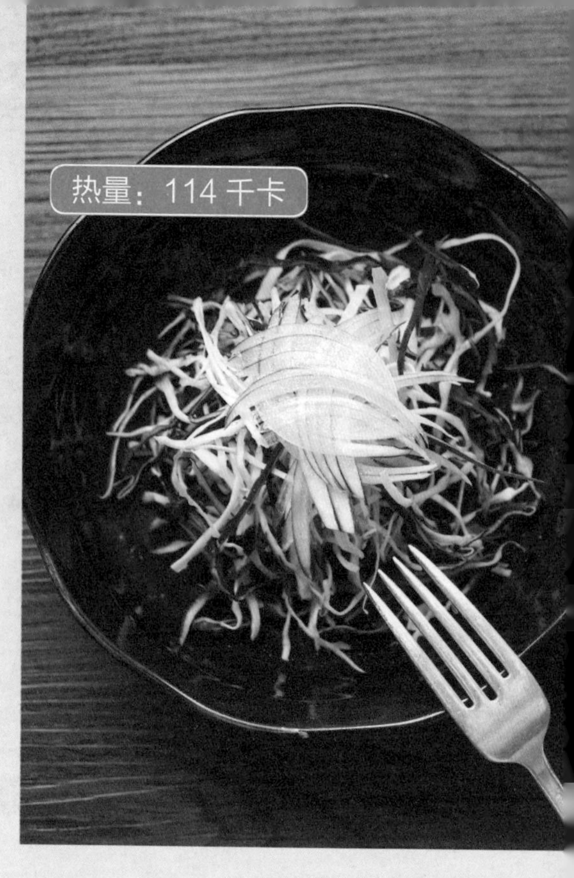

材料

紫甘蓝……180 克
包菜……180 克
洋葱……30 克
盐……1 匙
醋、橄榄油……各适量

做法

1 将紫甘蓝、包菜分别洗净，切丝，用盐腌渍 5 分钟左右；洋葱切成丝。
2 蔬菜渗出水后用清水冲洗一下。
3 将所有食材放入盘中，加醋和橄榄油搅拌均匀即可食用。

葡萄干豆浆

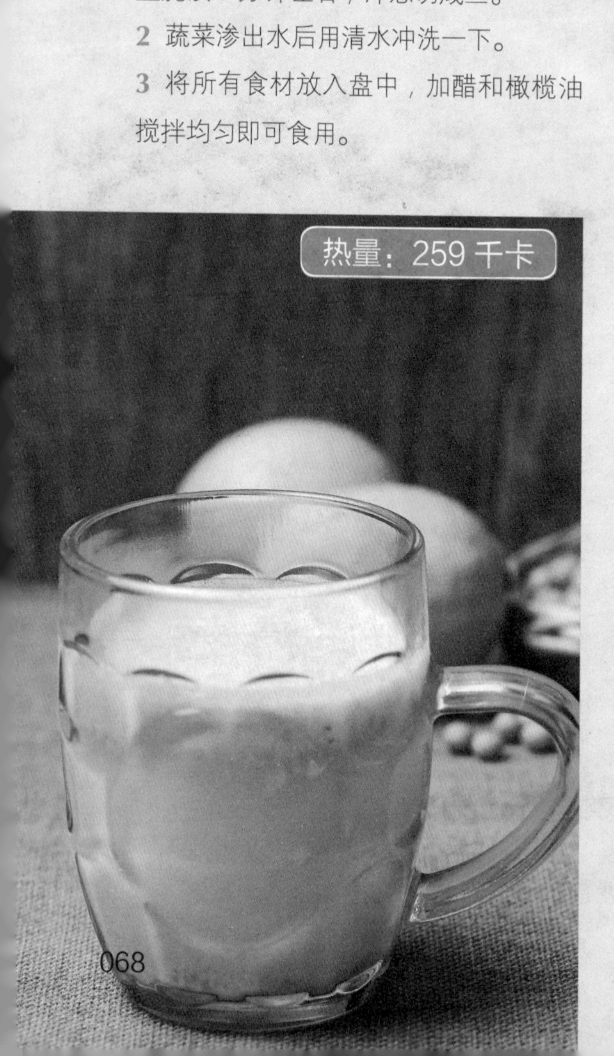

材料

水发黄豆……50 克
葡萄干……25 克

做法

1 将已浸泡 8 小时的黄豆倒入豆浆机中，放入葡萄干，加入清水至水位线。
2 盖上豆浆机机头，开始打浆，待豆浆机运转约 15 分钟后，即成豆浆。
3 将豆浆机断电，把煮好的豆浆倒入滤网，滤取豆浆，倒入杯中，用汤匙撇去浮沫即可。

第四周 第 2 天轻断食

早餐非常适合食用虾仁炖蛋，因为虾是蛋白质含量很高的食品之一，是鱼、蛋、奶的几倍甚至十几倍，是优质蛋白质的重要来源。

早餐：虾仁炖蛋 150 克
晚餐：明虾炖豆腐 150 克
晚餐：椰奶蒸鸡蛋 150 克

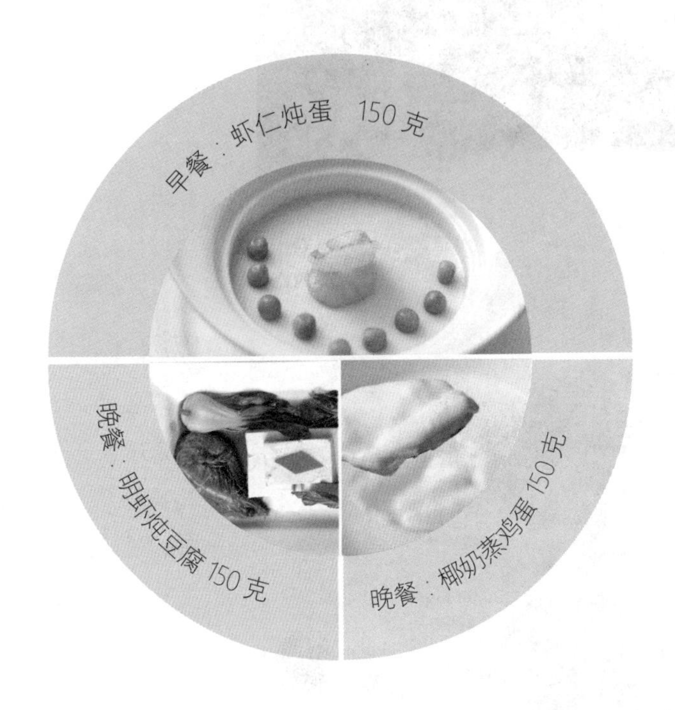

轻断食也要够营养！

青豆：青豆富含不饱和脂肪酸和大豆磷脂，能够起到保持血管弹性、健脑和防止脂肪肝形成的作用。

虾：虾富含钙、磷，能强健骨质，预防骨质疏松；还含有硒，可以有效预防癌症。

牛奶：牛奶中所富含的维生素 A、维生 B_2、维生素 D 等对胃癌和结肠癌有一定的预防作用。

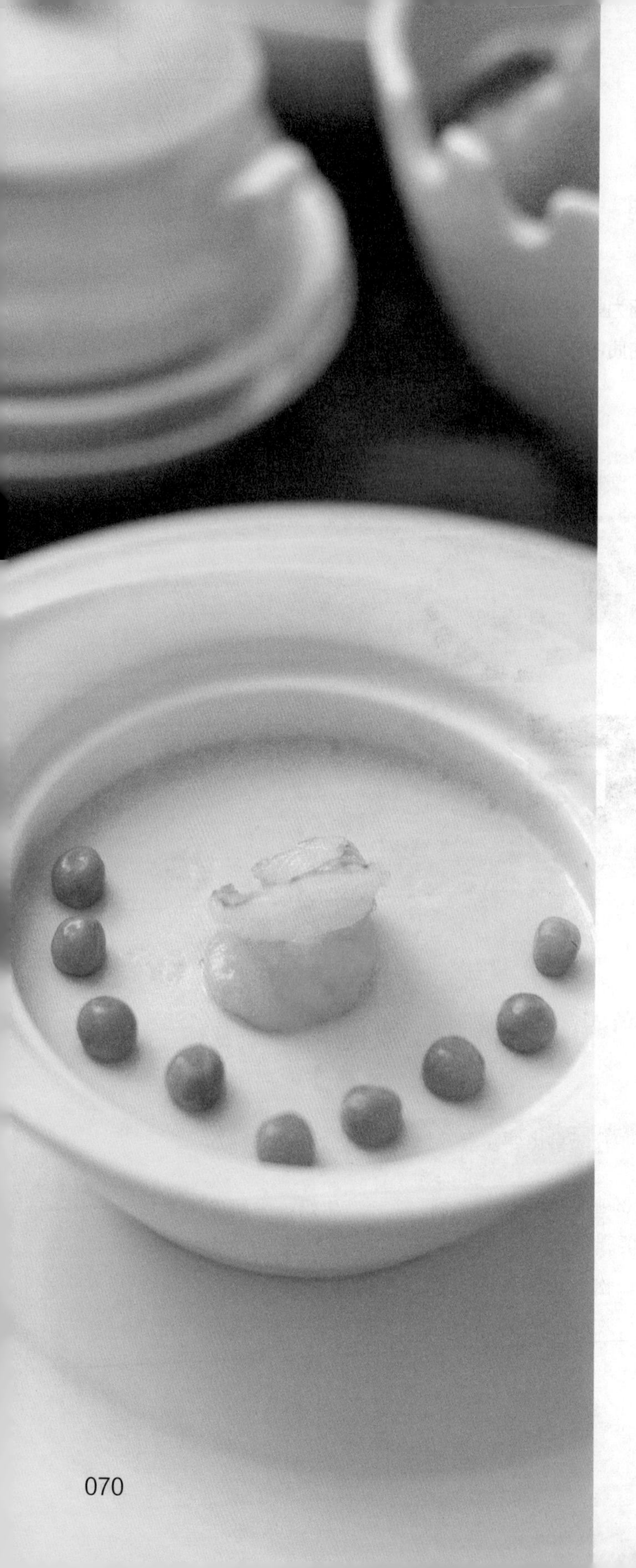

虾仁炖蛋

热量：191 千卡

材料

鸡蛋……2 个
虾仁……20 克
青豆……10 克
盐……少许

做法

1 鸡蛋磕入碗里，加少许盐和冷开水，打散。

2 将虾仁、青豆放在蛋液上面，然后盖上保鲜膜放入锅中，用大火蒸 10 分钟左右即可。

明虾炖豆腐

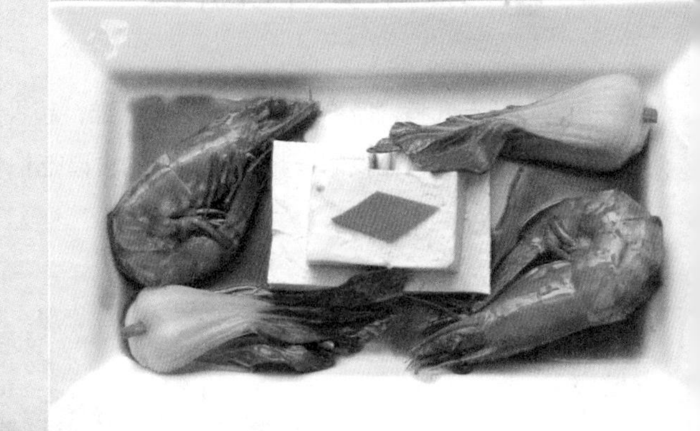

材料

大明虾……2 只
豆腐……100 克
葱段、姜片、鲜汤 盐、上海青、
胡椒粉……各适量

做法

1 虾去须除杂，洗净；豆腐切成条状；上海青洗净。锅内注水烧沸，将虾和豆腐条放入焯一下。
2 锅置火上，放入鲜汤、虾、豆腐条、葱段和姜片。
3 撇去浮沫，加盖转小火炖至虾肉熟透。
4 拣去葱和姜，撒入盐、胡椒粉即可。

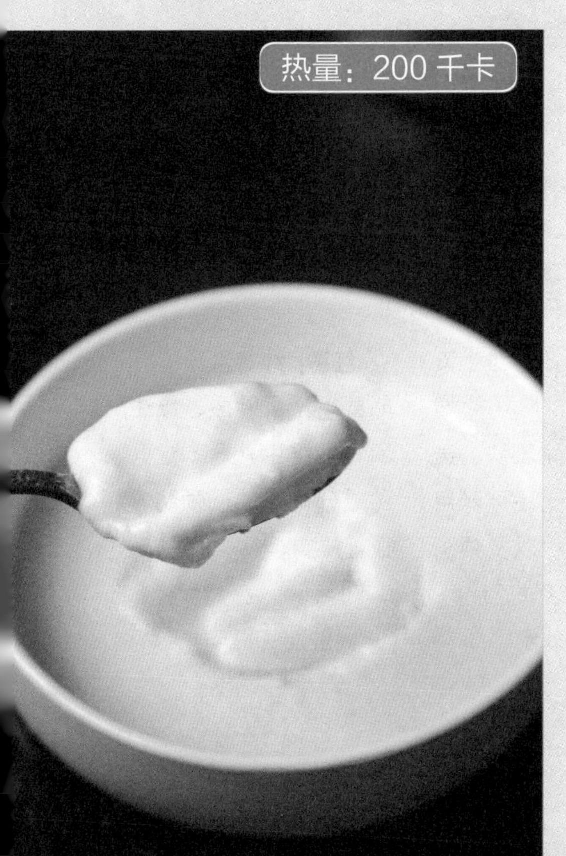

椰奶蒸鸡蛋

材料

鸡蛋……1 个
牛奶……150 毫升
椰子粉……10 克

做法

1 椰子粉用牛奶搅拌均匀，鸡蛋打散，把椰奶倒入蛋液中搅匀。
2 蛋奶液过滤，盖上保鲜膜，放入蒸锅用大火蒸制 10 分钟即可。

第五周
第 1 天轻断食

低卡低脂，各种维生素 + 膳食纤维，超级适合正在减肥、健身、处于亚健康状态的人群，让我们一起跟着下面的食谱吃！

早餐：丝瓜炒蛋 400 克
晚餐：蒜蓉荷兰豆 200 克
晚餐：红薯山药小米粥 200 克

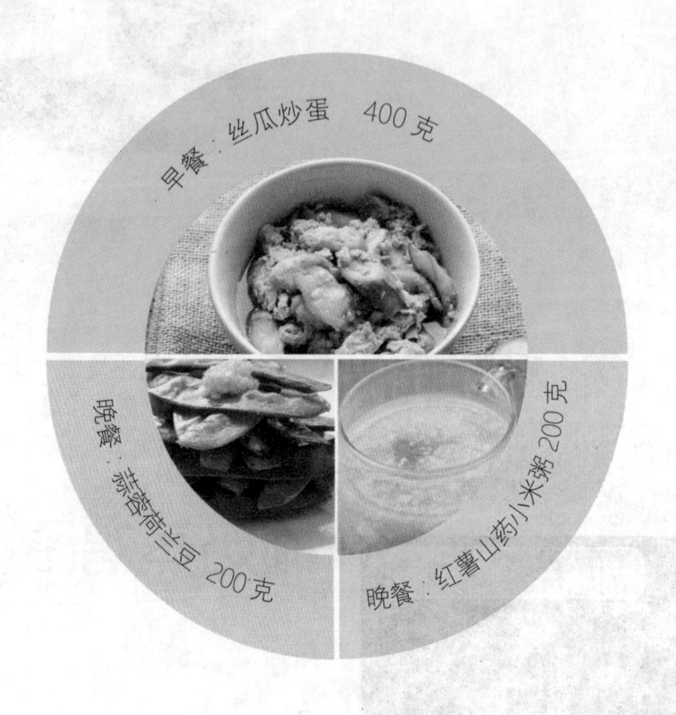

轻断食也要够营养！

荷兰豆：荷兰豆中富含胡萝卜素，食用后可以防止体内致癌物质的合成，从而减少癌细胞的形成，降低癌症的发病率。

丝瓜：丝瓜中维生素 C 含量较高，除了能增白皮肤、消除斑块、美白皮肤以外，还可以用于抗坏血病，以及预防各种维生素 C 缺乏症。

红薯：红薯含钾、β-胡萝卜素、叶酸、维生素 C 和维生素 B_6，这几种成分均有助于预防心血管疾病。

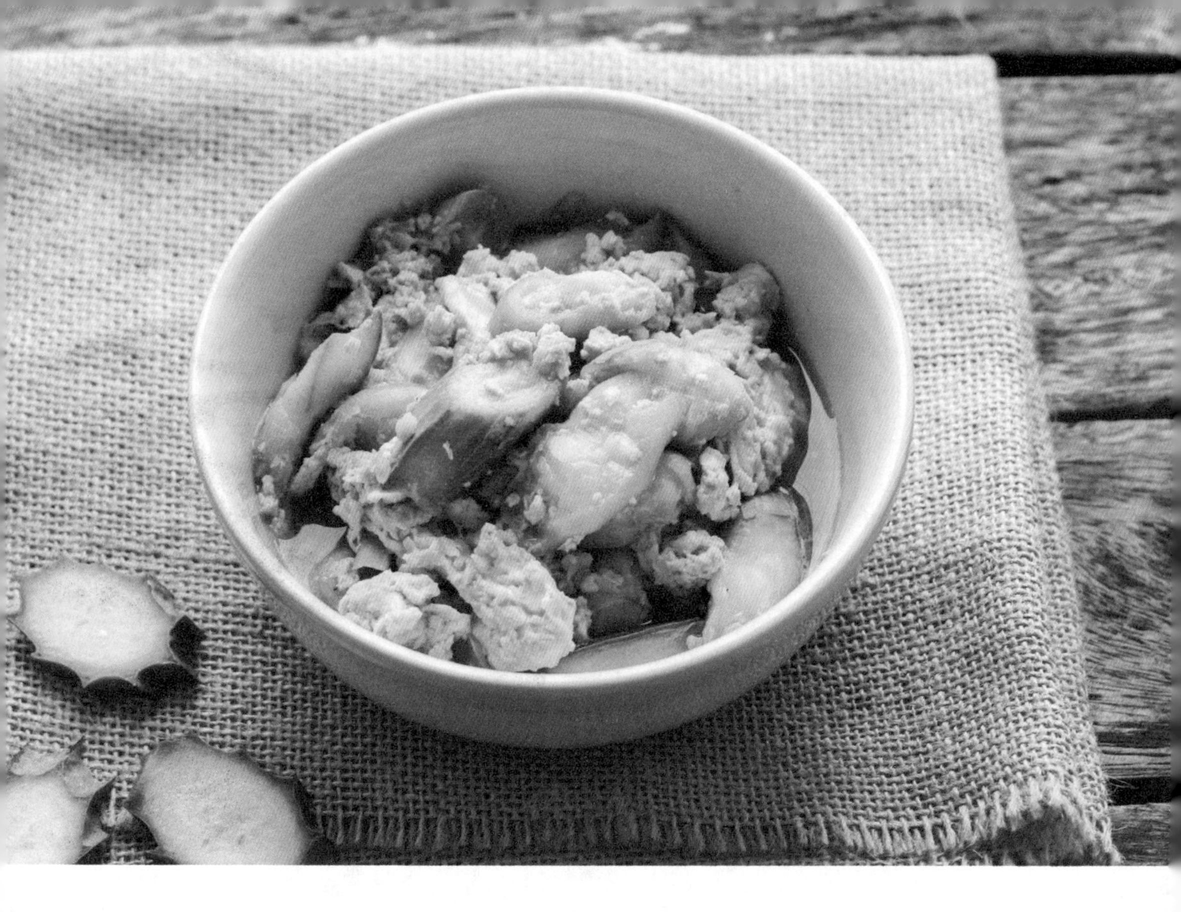

丝瓜炒蛋

热量：214 千卡

材料

丝瓜……300 克
鸡蛋……2 个
鸡粉、盐……各少许
橄榄油……3 毫升

做法

1 洗净去皮的丝瓜切成片；鸡蛋打入碗中，搅拌均匀。
2 锅中放油，放入鸡蛋滑炒，不要炒得太老，成型后立即盛出。
3 锅中放入丝瓜煸炒。
4 放入鸡蛋、盐、水、鸡粉炒匀，装盘即可。

蒜蓉荷兰豆

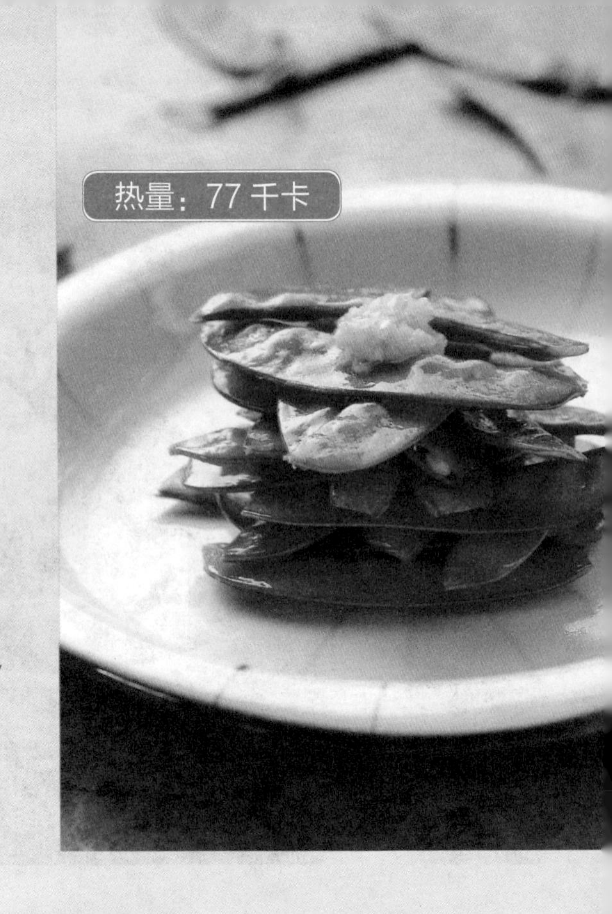

材料

荷兰豆..........200 克
蒜蓉.................10 克
盐..................... 少许
食用油............. 少许

做法

1 荷兰豆放入热水中焯至变色后捞出，再放入冷水中冲洗。
2 锅中加少许油，放入蒜蓉煸炒出香味。
3 倒入荷兰豆继续翻炒。
4 最后加盐，翻炒均匀即可出锅。

红薯山药小米粥

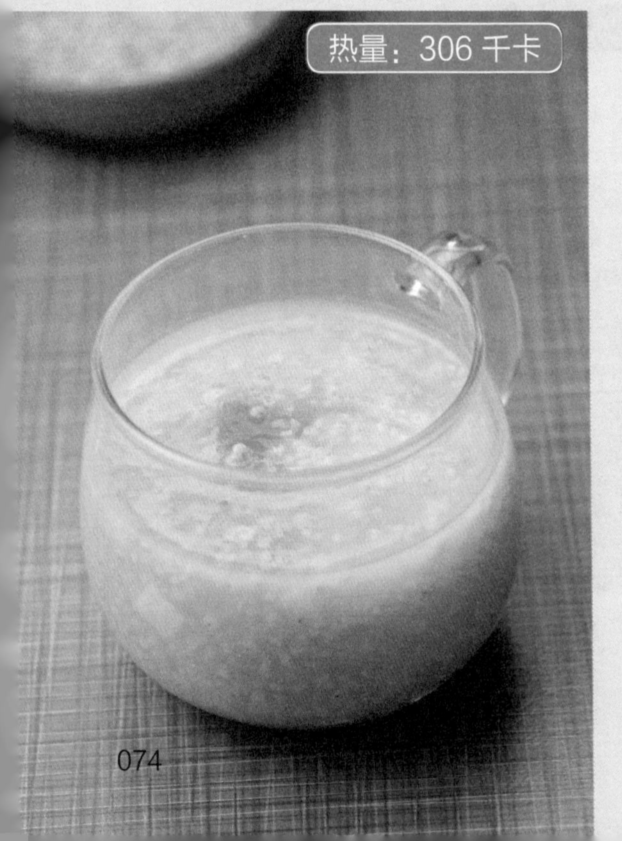

材料

红薯.............. 100 克
山药................50 克
小米................50 克

做法

1 山药、红薯削皮刨成丝，小米淘洗干净。
2 山药、红薯、小米一同放入锅内，加适量水，盖上锅盖，煮成粥即可。

第五周
第 2 天轻断食

一个努力减肥的小厨师，为了塞进更好看的衣服而准备奋战：健身教练 + 营养师严格督促指导，断油断调味料断碳水化合物。

早餐：莲子百合山药粥 150 克
晚餐：芹菜梨汁 400 毫升
晚餐：白灼芦笋 200 克

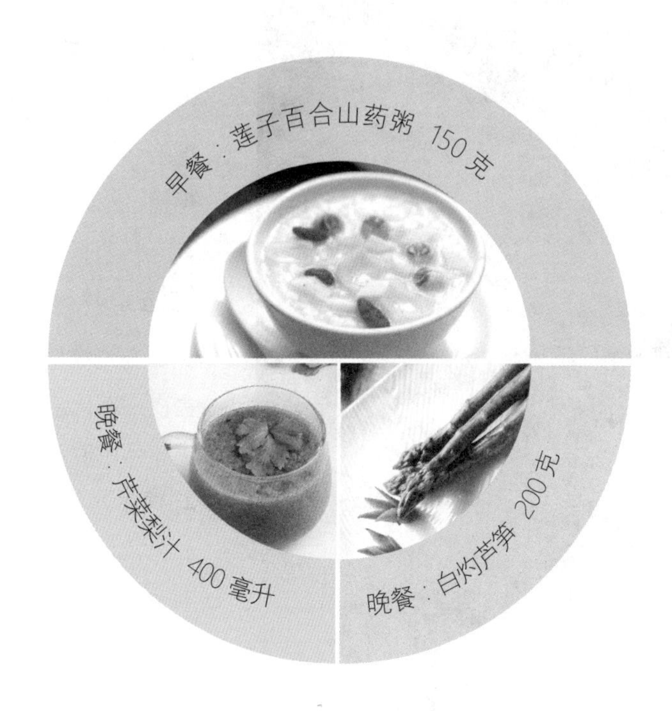

轻断食也要够营养！

芦笋：芦笋中氨基酸含量高而且比例适当，对治疗心血管、泌尿系统疾病有很大作用，能清热利尿，易上火、患有高血压的人群多食好处极多。

梨：梨含有较多糖类物质和多种维生素，易被人体吸收，能够增进食欲，对肝脏具有保护作用。

莲子：莲子含有丰富的磷，磷是细胞核蛋白的主要组成部分，帮助机体进行蛋白质、脂肪、糖类代谢，并维持酸碱平衡，对精子的形成也有重要作用。

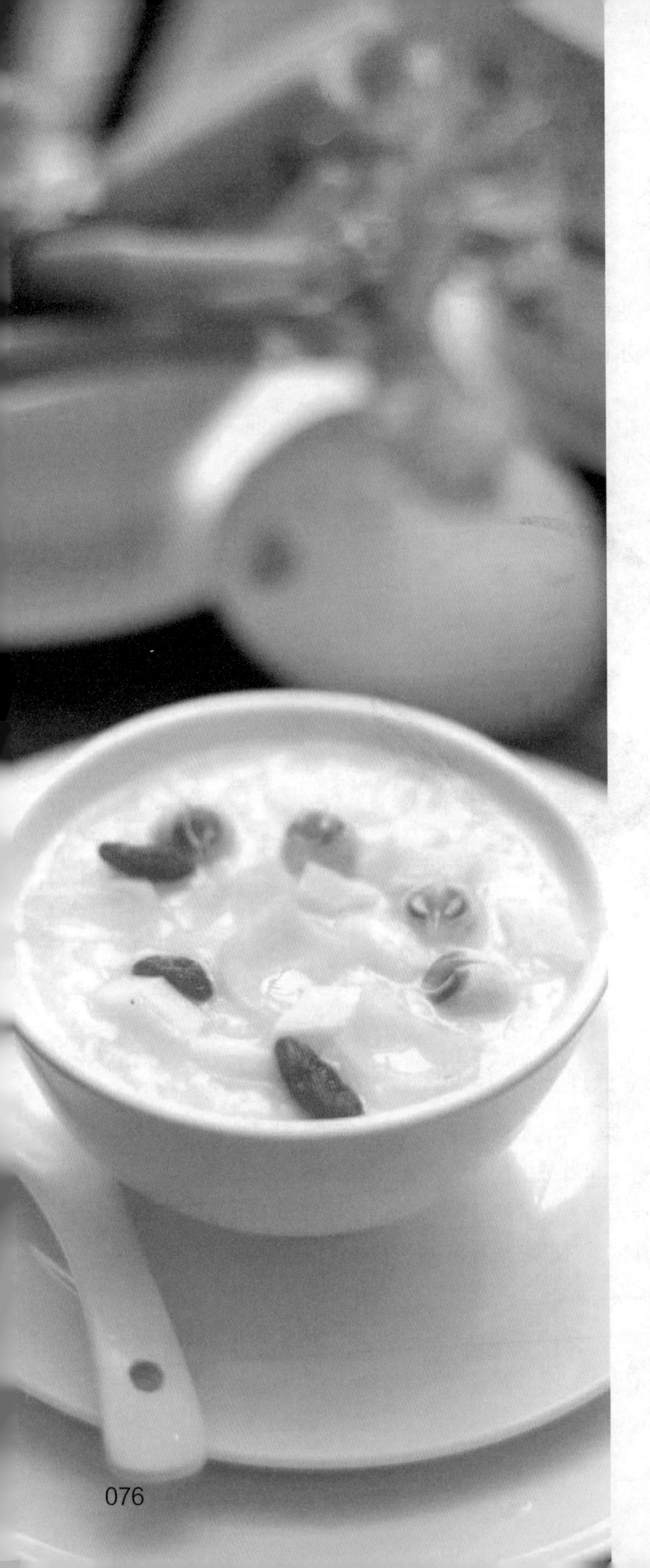

莲子百合山药粥

热量：430 千卡

材料

山药、莲子、百合各 10 克
粳米 .... 100 克
枸杞 .... 5 颗

做法

1 山药洗净切块，莲子去心、去皮；百合、莲子分别放温水中泡 2 小时。

2 粳米用冷水浸泡半小时，让米粒充分膨胀开来。

3 锅中注水，放入莲子，煮 5 分钟，再加入山药、枸杞、粳米，煮 50 分钟左右即可。

芹菜梨汁

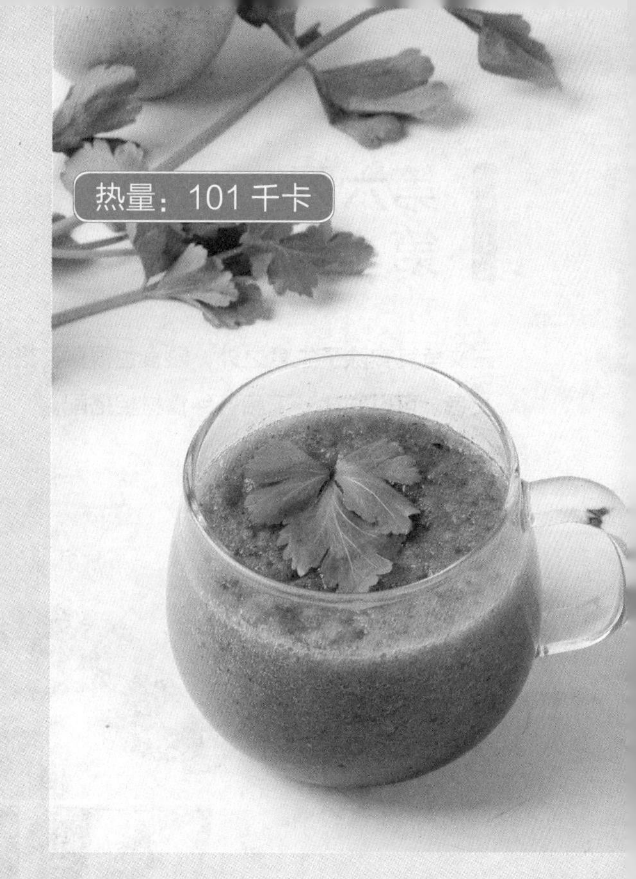

材料

梨……150 克
黄瓜……100 克
芹菜……80 克
生菜……60 克

做法

1 洗净的黄瓜切成小块，洗好的生菜切成小段。
2 洗净的芹菜切小段，洗好的梨取果肉切小块。
3 取榨汁机，倒入适量的食材，榨成汁，将榨好的蔬果汁滤入杯中即可。

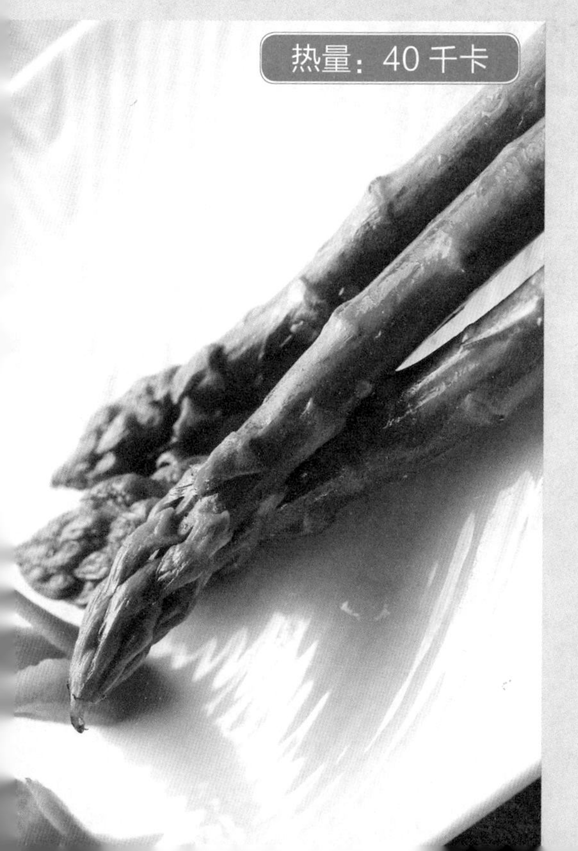

白灼芦笋

材料

芦笋……200 克
生抽……适量

做法

1 芦笋洗净，切成 6 厘米左右的段。
2 烧半锅清水，水开后放入芦笋段烫 2 分钟，捞起装盘。
3 锅中放入 1 勺生抽，加适量清水，煮沸后倒入盘中即可。

第六周
第 1 天轻断食

三文鱼其实除了生食之外，熟食也很赞，搭配各类沙拉，营养健康，非常适合轻食主义者。可以尝试一下和各种食材相搭配。

早餐：猕猴桃菠萝苹果汁 300 毫升
晚餐：紫甘蓝生菜沙拉 300 克
晚餐：烤三文鱼 250克

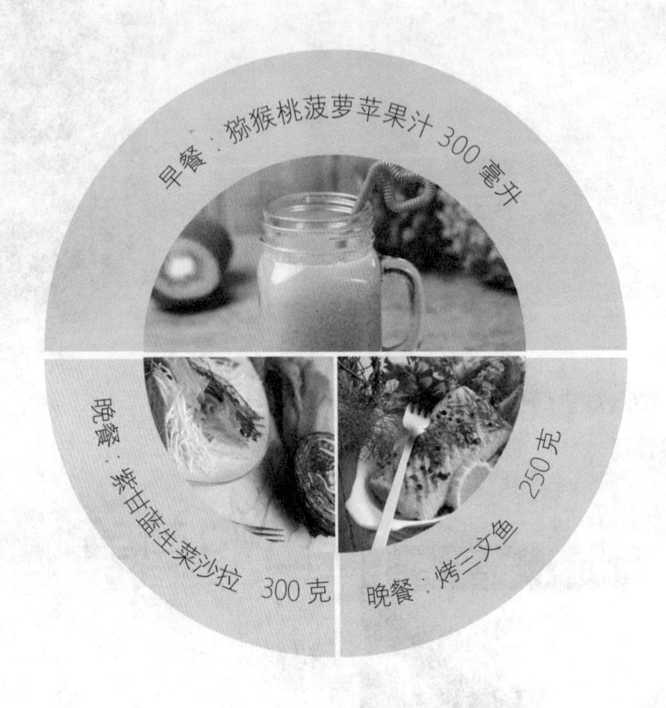

轻断食也要够营养！

猕猴桃：猕猴桃富含果胶及维生素 E，对心脏健康很有帮助，可降低胆固醇；还富含膳食纤维，可刺激肠胃蠕动，帮助排便。

包菜：包菜富含维生素 U，维生素 U 对溃疡有很好的治疗作用，能加速愈合，还能预防胃溃疡恶变。

樱桃萝卜：樱桃萝卜富含维生素 C、矿物质元素、芥子油、木质素等多种营养成分，生食可促进肠胃蠕动、增进食欲、助消化。

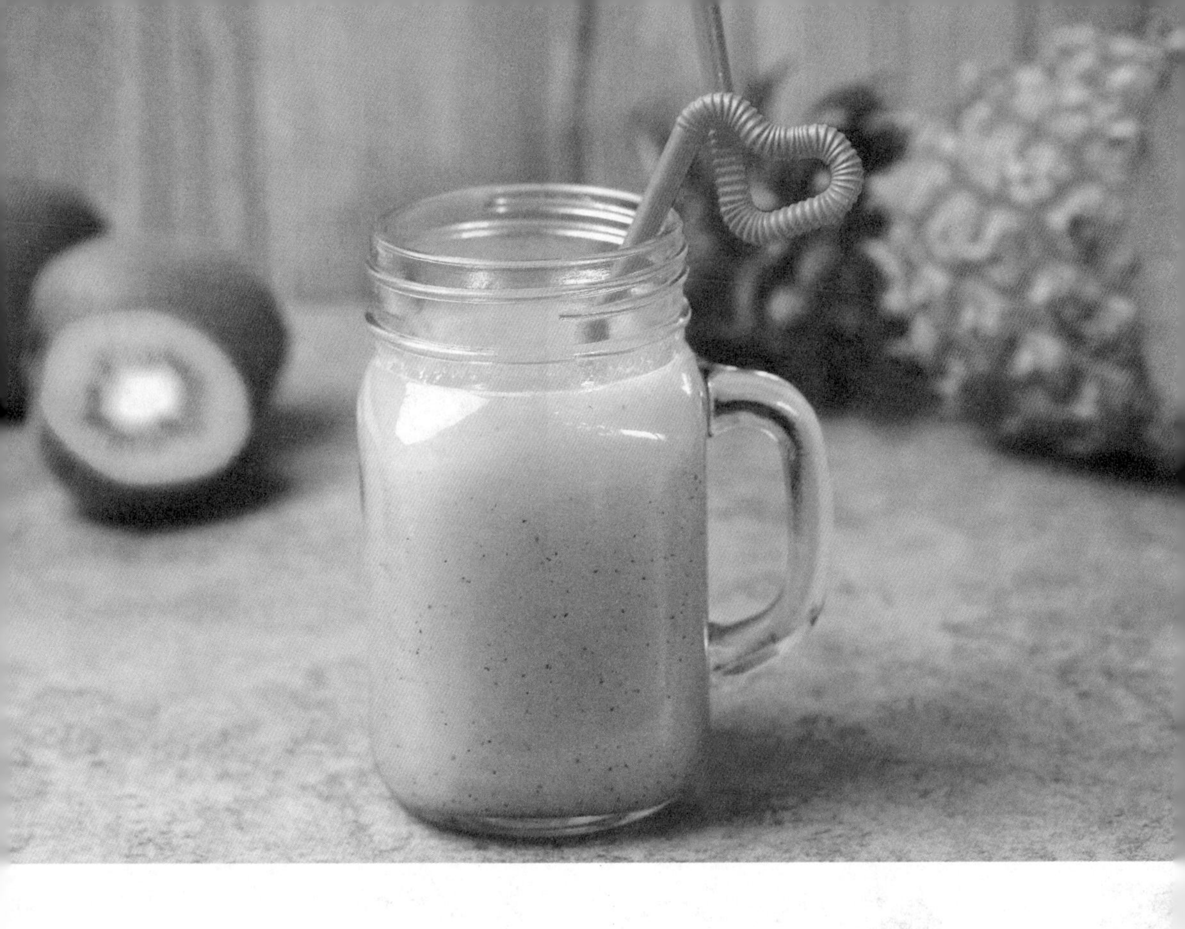

猕猴桃菠萝苹果汁

热量：124 千卡

材料

猕猴桃……100 克

菠萝肉……50 克

苹果……90 克

做法

1 猕猴桃去皮切小块，菠萝肉切小块，洗净的苹果取肉切小块。

2 取榨汁机，倒入切好的水果，注入适量纯净水，榨成汁后倒入杯中即可享用。

紫甘蓝生菜沙拉

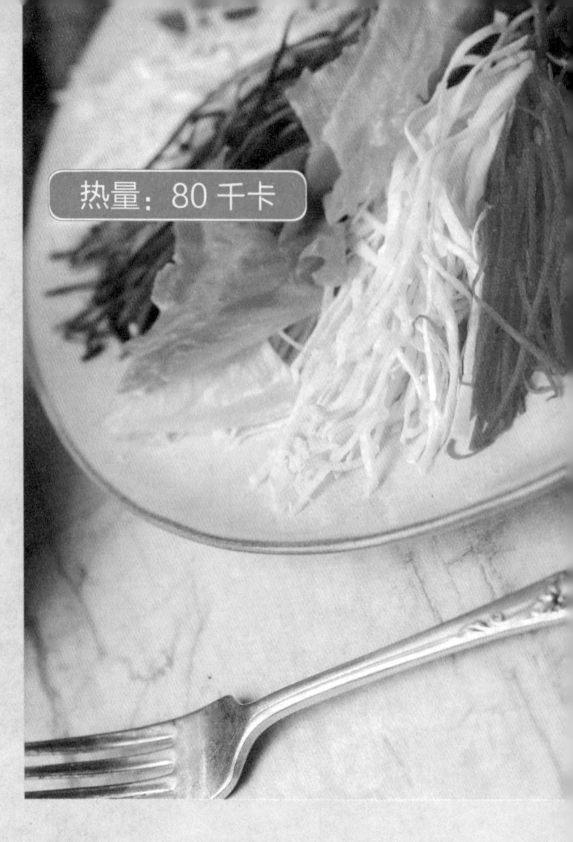

材料

紫甘蓝……100 克
生菜……100 克
胡萝卜……100 克
盐……少许
醋、橄榄油……各少许

做法

1 将紫甘蓝、生菜、胡萝卜分别洗净，切丝备用。
2 将上述食材均装入盘中，加入盐、醋和橄榄油拌匀即可。

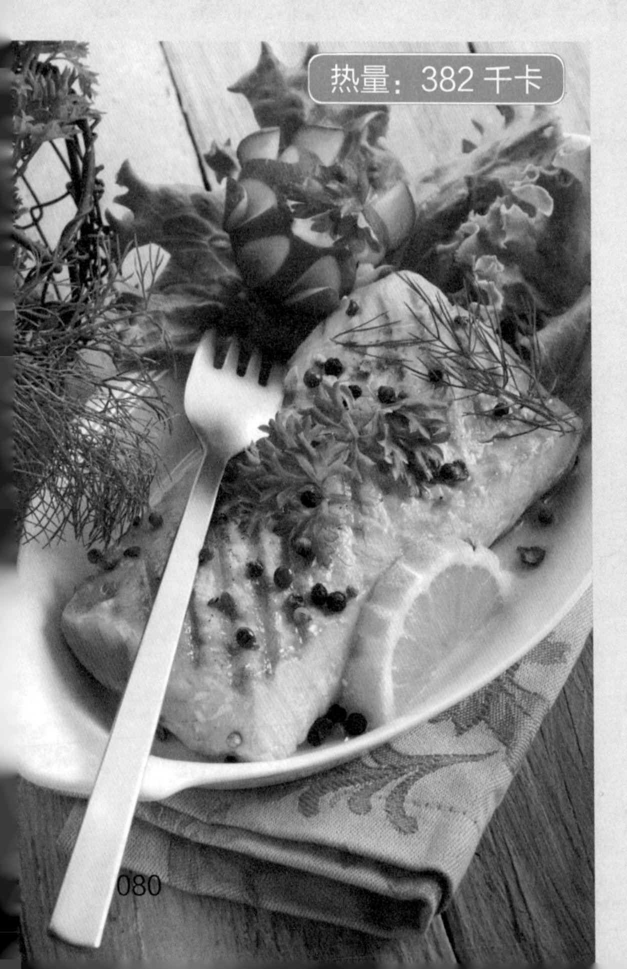

烤三文鱼

材料

三文鱼……250 克
生菜……50 克
樱桃萝卜……40 克
柠檬片、欧芹、红胡椒、白胡椒、盐、橄榄油……各适量

做法

1 三文鱼洗净，用厨房纸擦干，方形锡纸铺平，倒上少许橄榄油抹匀，防止烤的过程中鱼肉沾在锡纸上，将三文鱼放在锡纸中间，撒一层盐，翻面再撒一层盐。
2 表面撒一层胡椒，包上锡纸放入烤箱，用 180℃的温度烤 15 分钟。
3 烤好后装盘，摆上生菜、装饰的樱桃萝卜、柠檬片，点缀上欧芹即可。

第六周
第 2 天轻断食

时蔬鸡蛋饼在沙拉的基础上添加了鸡蛋，可增加饱腹感，是午饭不错的选择，当然做为晚饭也是超好的选择，轻食塑身！

早餐：芒果汁 200 毫升
晚餐：豆腐鲫鱼汤 400 克
晚餐：时蔬鸡蛋饼 150 克

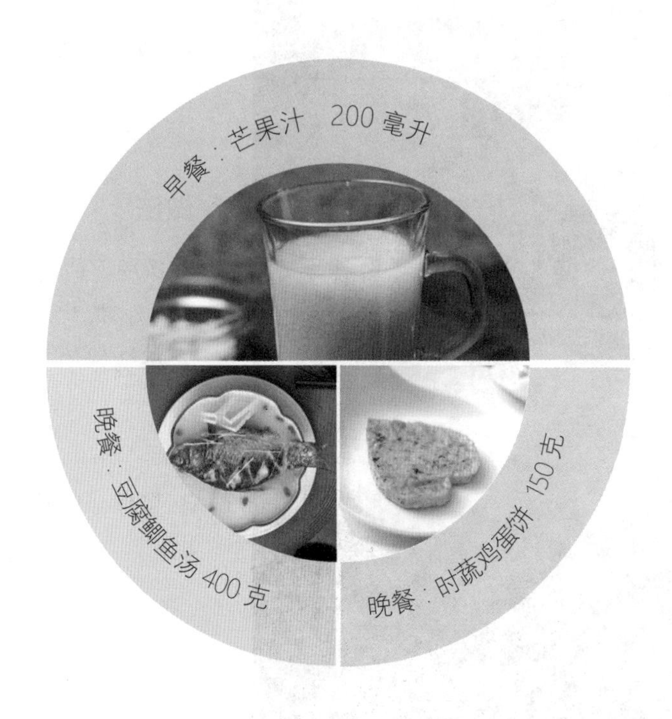

轻断食也要够营养！

芒果：芒果中的维生素C含量高于一般水果，常食芒果可为人体补充维生素C，降低胆固醇、甘油三酯，有利于防治心血管疾病。

鲫鱼：鲫鱼中钙、磷、铁含量丰富，有益于强化骨质，预防贫血；还富含不饱和脂肪酸，能预防心血管疾病。

木耳：木耳富含铁，可防治缺铁性贫血；还富含纤维素，经常食用，具有清胃涤肠的功效。

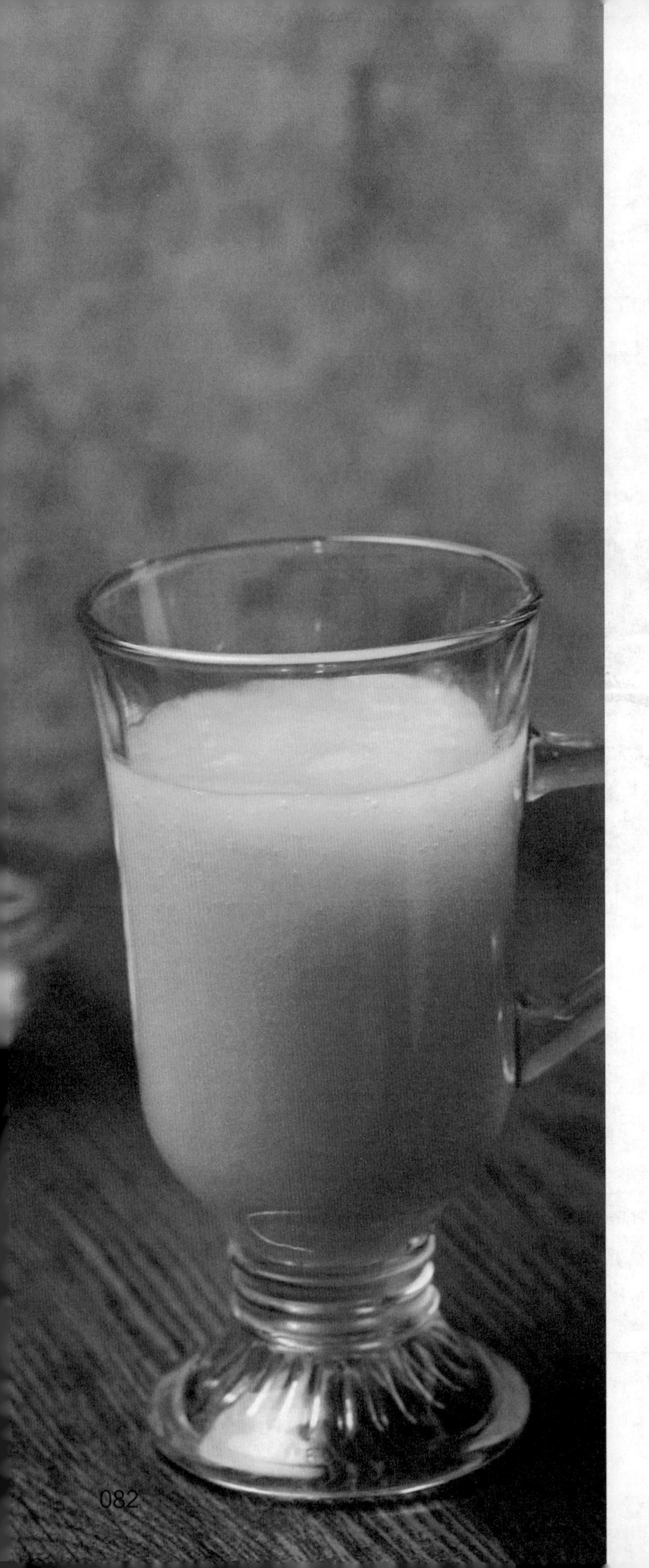

芒果汁

热量：32 千卡

材料

芒果 .... 100 克

做法

1 洗净的芒果去皮，取果肉，切成小块。

2 将切好的芒果倒入榨汁机中，注入适量纯净水，盖好盖子后，启动榨汁机，开始榨汁。

3 将榨好的芒果汁装入杯中即可。

豆腐鲫鱼汤

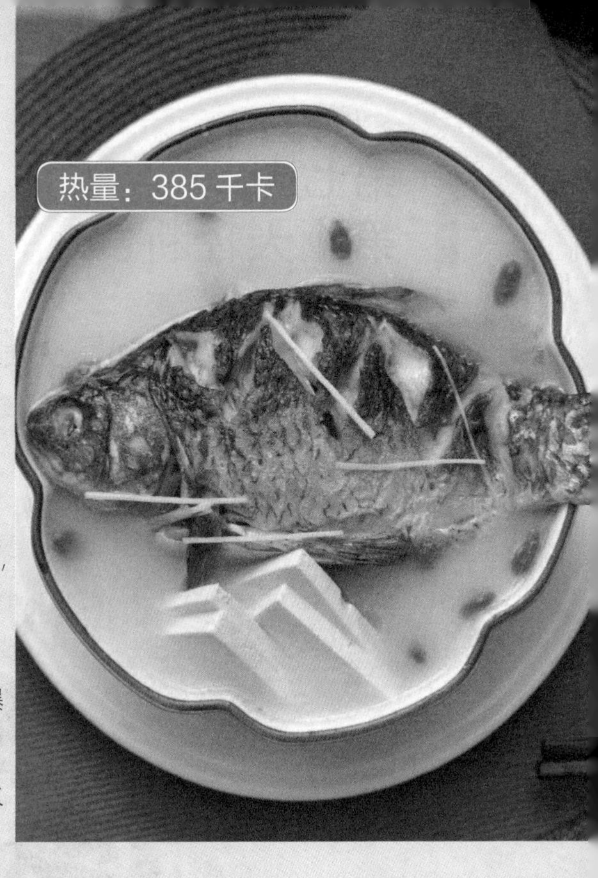

材料

鲫鱼……300 克
豆腐……50 克
姜丝、枸杞、盐、食用油各适量

做法

1 鲫鱼剖开，除去内脏，洗干净后抹上调料，腌制 10 分钟。
2 豆腐切块，用沸水烫 5 分钟后沥干。
3 锅置火上，放入油，待油热，放入姜丝爆香，再放入鲫鱼煎至两面金黄。
4 加适量水，放入枸杞，加盖煮沸后用小火烧 20 分钟，至鱼汤呈乳白色。
5 开盖放盐，放豆腐，再烧 5 分钟即可。

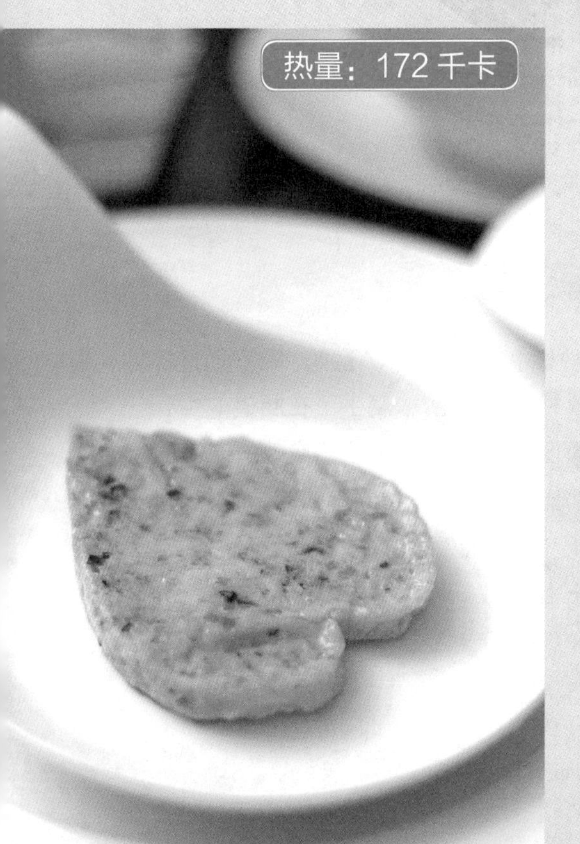

时蔬鸡蛋饼

材料

木耳……30 克
番茄……30 克
菠菜……20 克
鸡蛋……2 个
食用油……少许

做法

1 木耳、番茄、菠菜焯水，切碎。
2 鸡蛋打散，将所有的食材倒入蛋液中。
3 不粘锅内抹少许油，倒入蛋液，正反面煎制即可。

第七周
第 1 天轻断食

轻断食族，其实就是“细节控”、“品质控”，他们喜爱美好事物，追求美好体验，与金钱、地位、职业、年龄无关，任何时候，都保有对高品质生活的向往和追求。

早餐：黄瓜梨猕猴桃汁 350 毫升
晚餐：烤鳕鱼 200 克
晚餐：火龙果酸奶 250 克

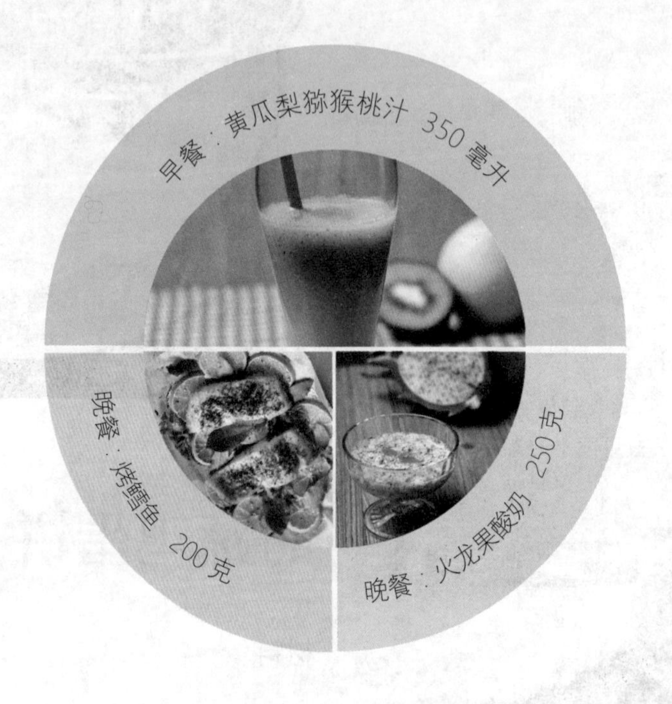

轻断食也要够营养！

黄瓜：黄瓜中所含的丙氨酸、精氨酸和谷胺酰胺对肝脏病人，特别是对酒精性肝硬化患者有一定辅助治疗作用，可防治酒精不适引起的疾病。

柠檬：柠檬中所含的柠檬酸有收缩、增固毛细血管，降低通透性，提高凝血功能及血小板数量的作用，可缩短凝血时间和出血时间，具有止血作用。

酸奶：酸奶通过抑制腐生菌在肠道的生长，抑制了腐败所产生的毒素，使肝脏和大脑免受这些毒素的危害，延缓衰老。

黄瓜梨猕猴桃汁

热量：112 千卡

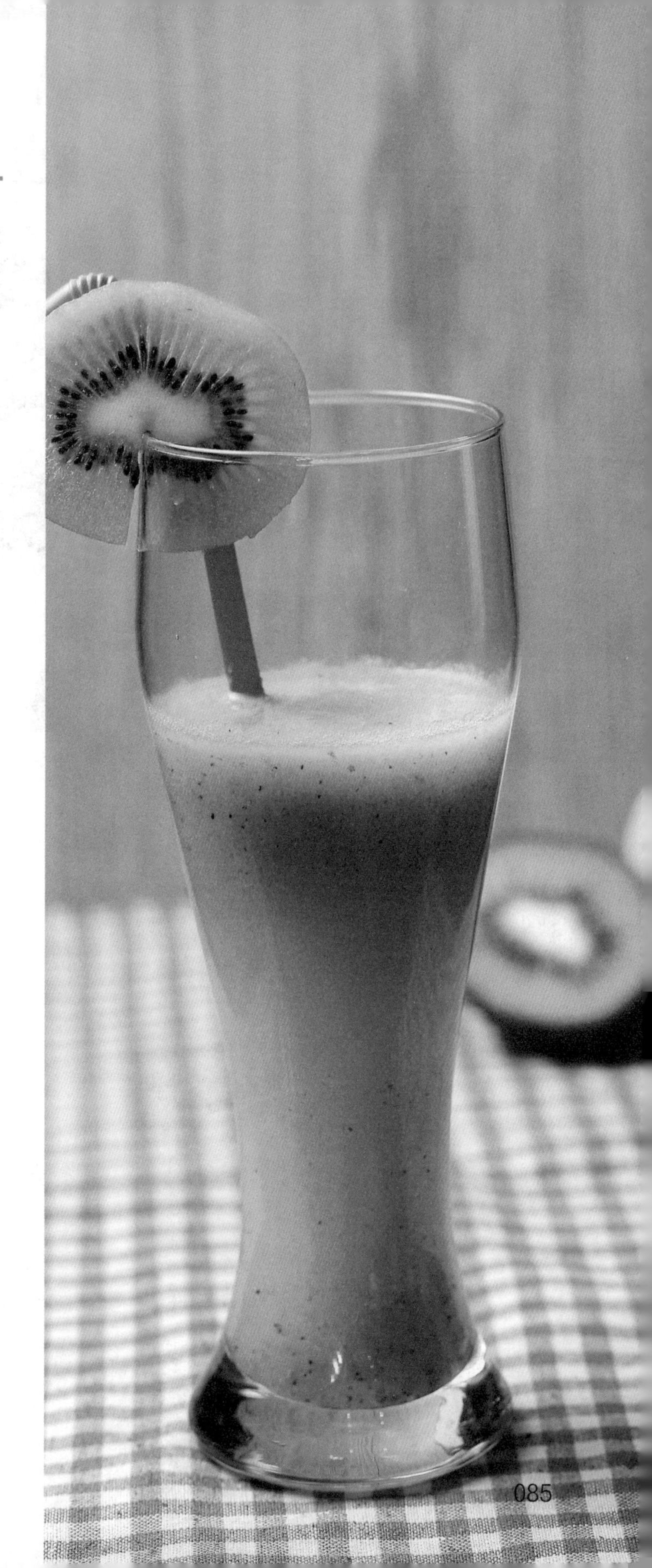

材料

黄瓜……150 克
梨……100 克
猕猴桃……80 克

做法

1 将洗净的黄瓜、猕猴桃、梨去皮，全部切成小块状。
2 取出榨汁机，倒入切好的黄瓜、猕猴桃、梨。
3 注入适量纯净水，盖好盖子，启动榨汁机，将瓜肉和果肉均匀搅打成汁。
4 将蔬果汁倒入干净的杯子中即可。

烤鳕鱼

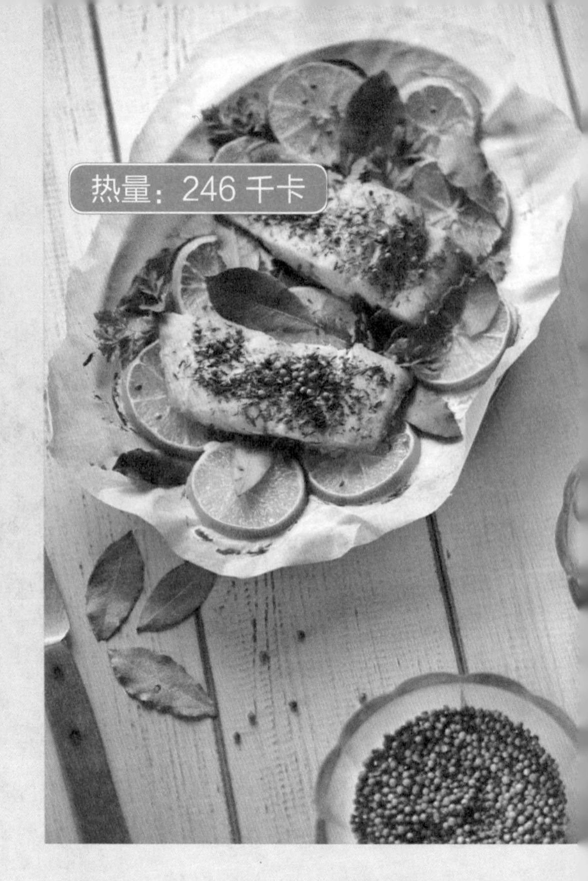

材料

鳕鱼..............200 克
柠檬片............50 克
香菜.................15 克
香叶、干迷迭香、胡椒粒
......................各适量

做法

1 鳕鱼片抹少许盐，放置一会。烤箱温度调为 200℃预热。鳕鱼两面刷油，放在锡纸上，放入烤箱中层烤 15 分钟，中途翻面。

2 备好碗，铺上柠檬片，放上鳕鱼块，撒上干迷迭香、胡椒粒，摆上香菜、香叶。

火龙果酸奶

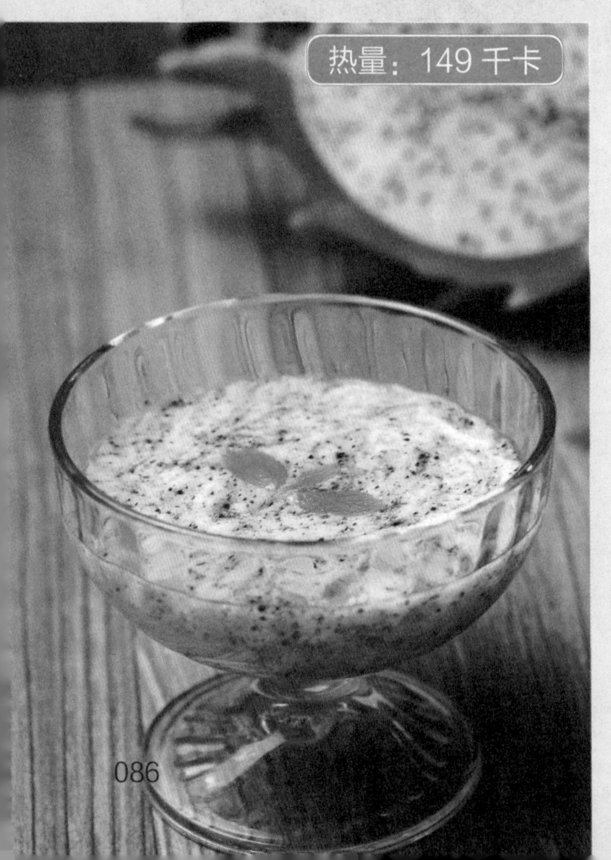

材料

火龙果.......... 150 克
酸奶.............. 100 克

做法

1 火龙果取果肉切成丁。

2 取一个玻璃杯，倒入火龙果丁，将果肉压成泥状。

3 倒入备好的酸奶拌匀即可。

第七周
第 2 天轻断食

轻食季，是以低能量的食物代替正常的三餐，来达到促进肠胃排空、缓解便秘、激活及调节身体机能、减轻体重等效果。

早餐：芒果酸奶 150 克
晚餐：芝士四季豆 200 克
晚餐：圆生菜鸡蛋沙拉 120 克

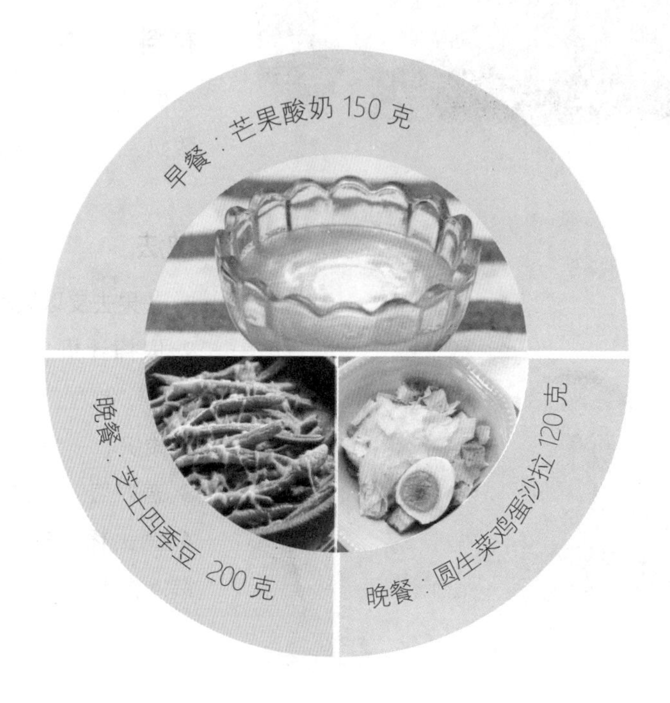

轻断食也要够营养！

✓ **芒果：**芒果中的糖类及维生素含量非常丰富，尤其维生素 A 原含量占水果之首位，具有明目的作用。

✓ **四季豆：**四季豆中所含的皂苷类物质能降低机体对脂肪的吸收，促进脂肪代谢，起到排毒瘦身的功效。

✓ **生菜：**生菜中含有一种“干扰素诱生剂”，可刺激人体正常细胞产生干扰素，从而产生一种“抗病毒蛋白”，抑制病毒。

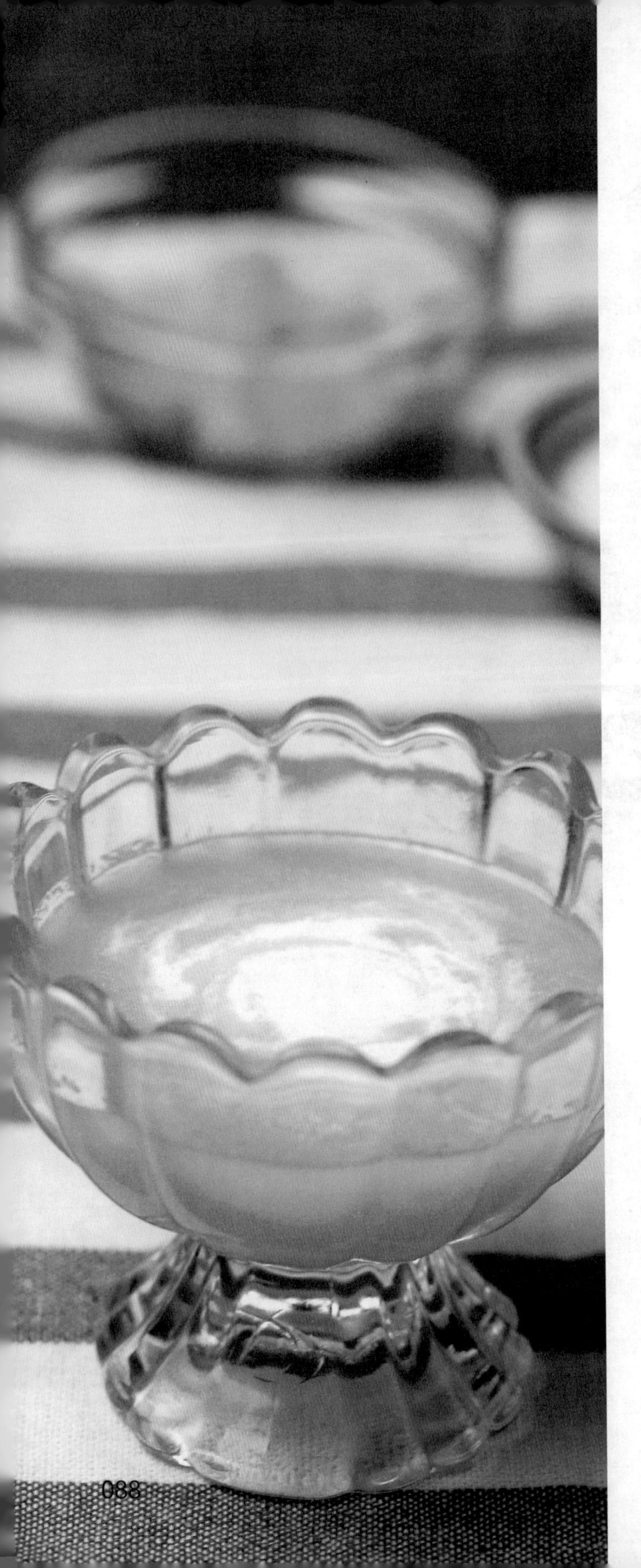

芒果酸奶

热量：79 千卡

材料

芒果 .... 100 克

酸奶 .... 65 克

做法

1 芒果去皮取果肉，切小块。

2 取榨汁机，选择搅拌刀座组合，倒入切好的芒果肉，加入酸奶。

3 盖好盖，启动榨汁机，榨汁。

4 倒出榨好的芒果汁，最后装入杯中即可享用。

芝士四季豆

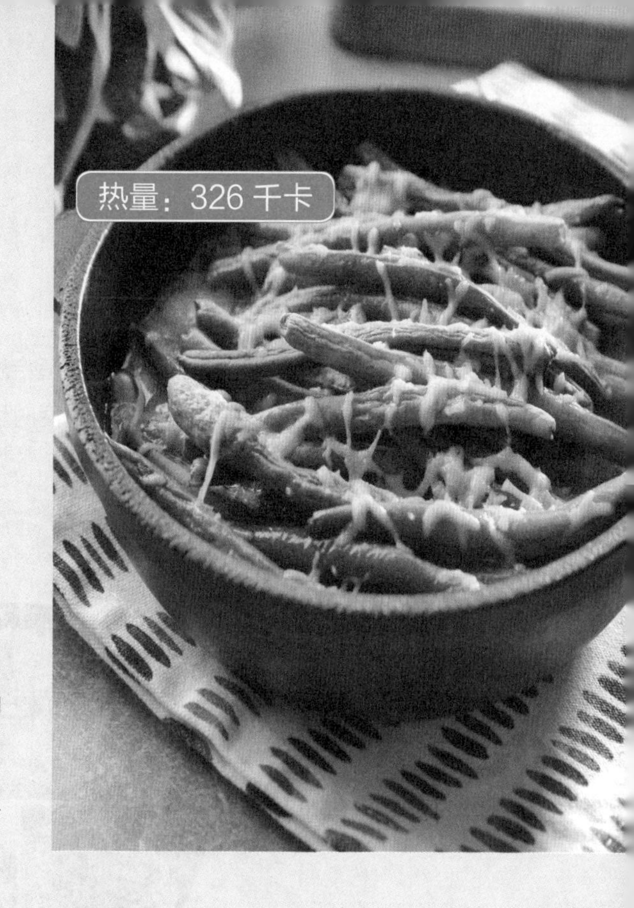

材料

四季豆..........200 克
炼乳.................15 克
黄油.................10 克
芝士片............20 克
咖喱粉............20 克

做法

1 洗净的四季豆去蒂，备用；芝士片切成丝。
2 锅中放入黄油烧热，注入清水，加入咖喱粉、炼乳、四季豆，煮至熟软。
3 再放入芝士，关火即可。

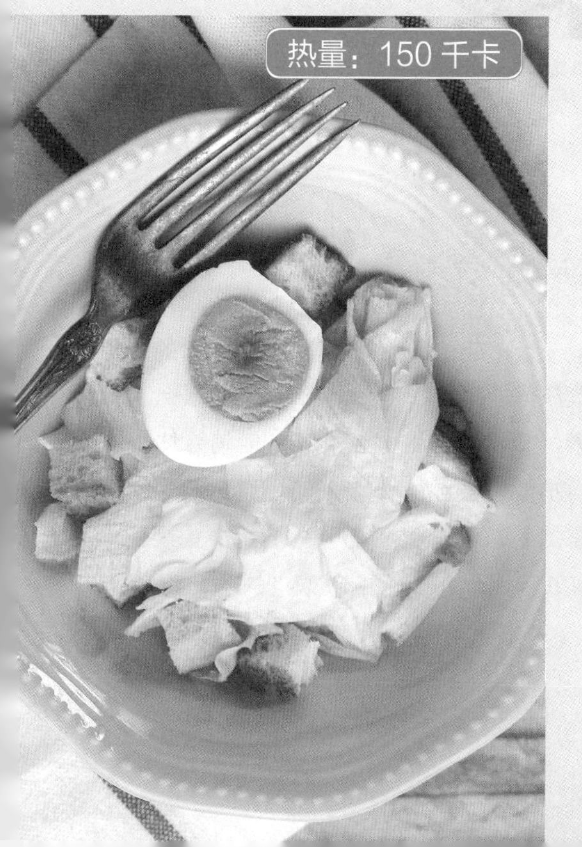

圆生菜鸡蛋沙拉

材料

烤面包..................................20 克
圆生菜..................................45 克
鸡蛋 1个
盐、醋、橄榄油............... 各适量

做法

1 圆生菜洗净 ,沥干水分;烤面包切小块。
2 锅中注水，放入鸡蛋，煮至鸡蛋五成熟时熄火，取出鸡蛋，切块备用。
3 食用时，淋上盐、醋、橄榄油做成的酱汁拌匀即可。

第八周
第 1 天轻断食

这道简单易做的金枪鱼西红柿沙拉非常适合晚餐时食用，富含维生素、纤维、蛋白质，营养丰富、色彩艳丽，引人食欲大增的同时也不会给肠胃造成负担。

早餐：彩椒鸡蛋燕麦粥 150 克
晚餐：南瓜蔬菜炖芹菜 260 克
晚餐：金枪鱼圣女果沙拉 150 克

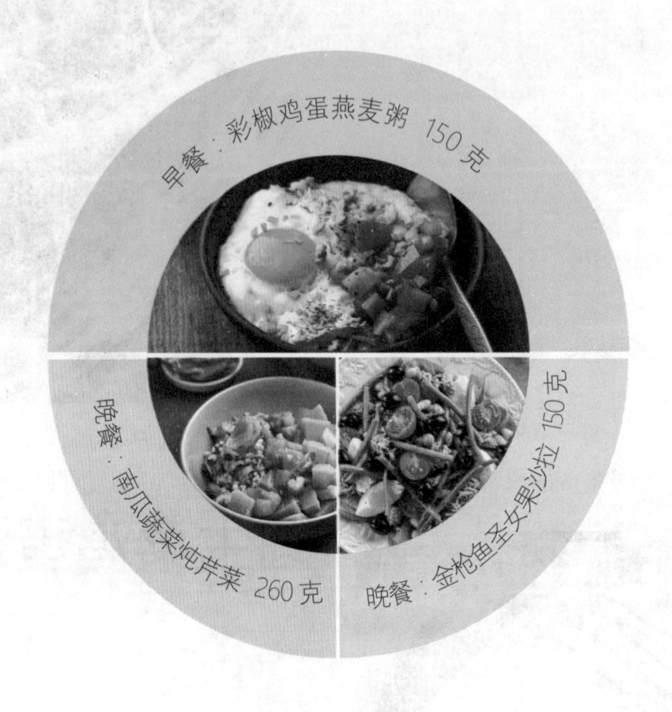

轻断食也要够营养！

彩椒：彩椒中含有丰富的钾元素，钾元素对于维持心肌细胞的正常功能、肌肉系统的正常、心率的正常等具有重要的作用。

金针菇：金针菇中所含的有效成分能消除重金属毒素，抑制癌细胞的生长与扩散；还含有人体必需的氨基酸成分，能提高免疫力。

洋葱：洋葱所含的微量元素硒是一种很强的抗氧化剂，能消除体内的自由基，增强细胞的活力和代谢能力，具有防癌抗衰老的功效。

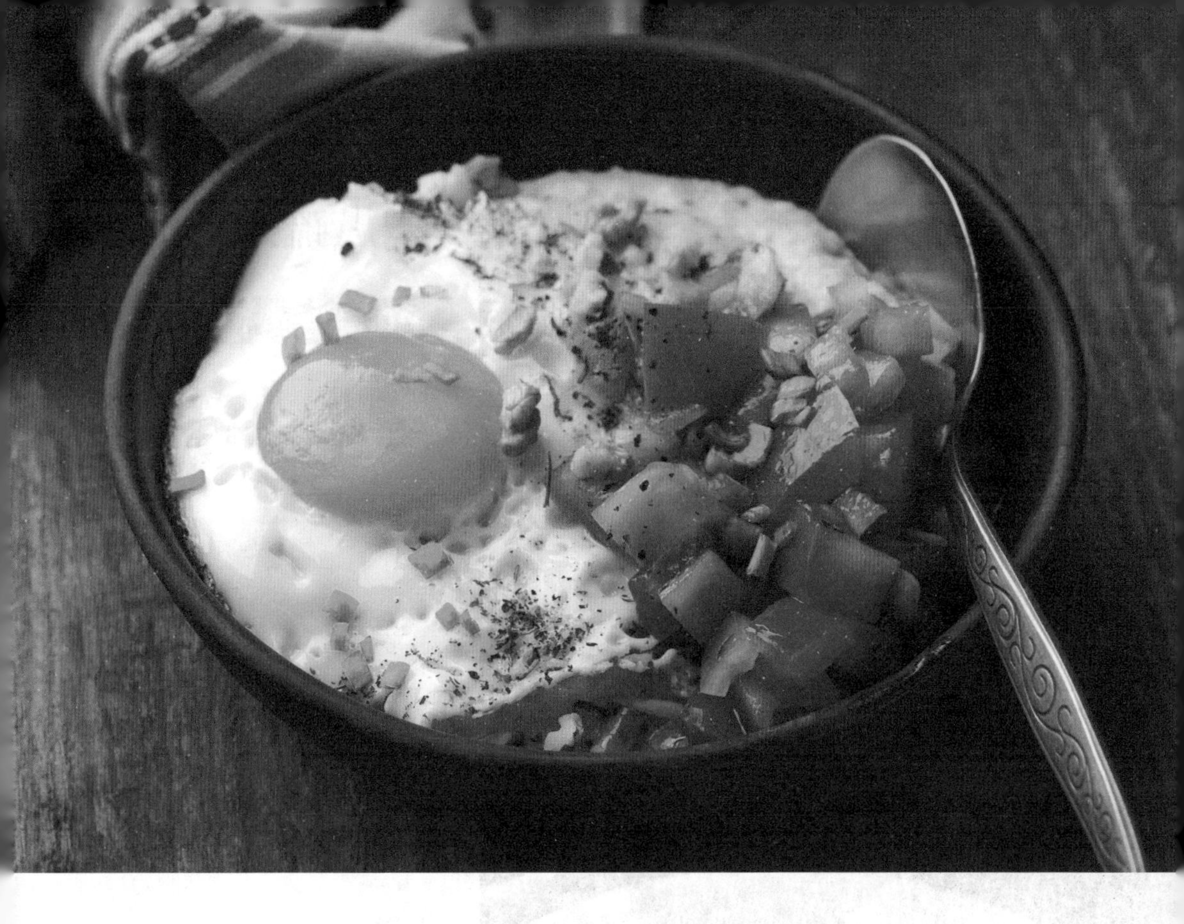

彩椒鸡蛋燕麦粥

热量：385 千卡

材料

红彩椒.....80 克	鸡蛋............1个	核桃.........10 克	混合香料...3 克
绿彩椒.....50 克	燕麦.........50 克	葱花...........5 克	橄榄油...5 毫升

做法

1 洗净的红、绿彩椒去籽，切成丁。

2 锅中注入橄榄油，打入鸡蛋，煎成荷包蛋，盛出；倒入红、绿彩椒，炒至熟软，盛出。

3 另取锅，倒入燕麦，注入清水，煮至熟软，装入碗中。

4 在装有燕麦粥的碗中，放入上荷包蛋、炒好的红绿彩椒、核桃，撒上混合香料、葱花即可。

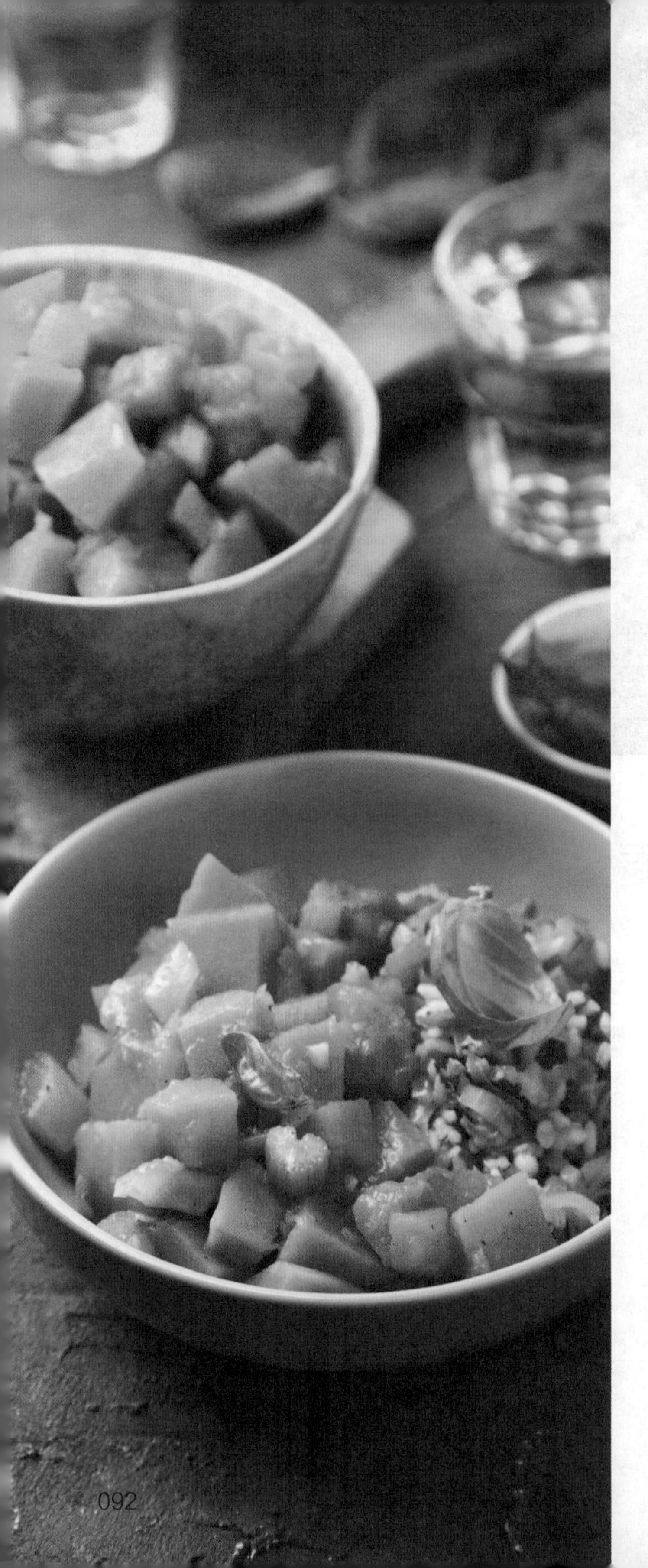

南瓜蔬菜炖芹菜

热量：84 千卡

材料

南瓜 150 克
芹菜 50 克
胡萝卜 30 克
金针菇 30 克
菠菜 30 克
盐 2 克
橄榄油 2 毫升

做法

1 洗净的南瓜切成块，洗净的芹菜切成丁，洗净去皮的胡萝卜切成丝，洗净的金针菇去除头。

2 锅中注入油烧开，放入南瓜、芹菜，加入清水，炖至熟软，盛出。

3 再放入胡萝卜、金针菇，炖至熟软，装碗，倒入南瓜、芹菜，点缀上菠菜叶即可。

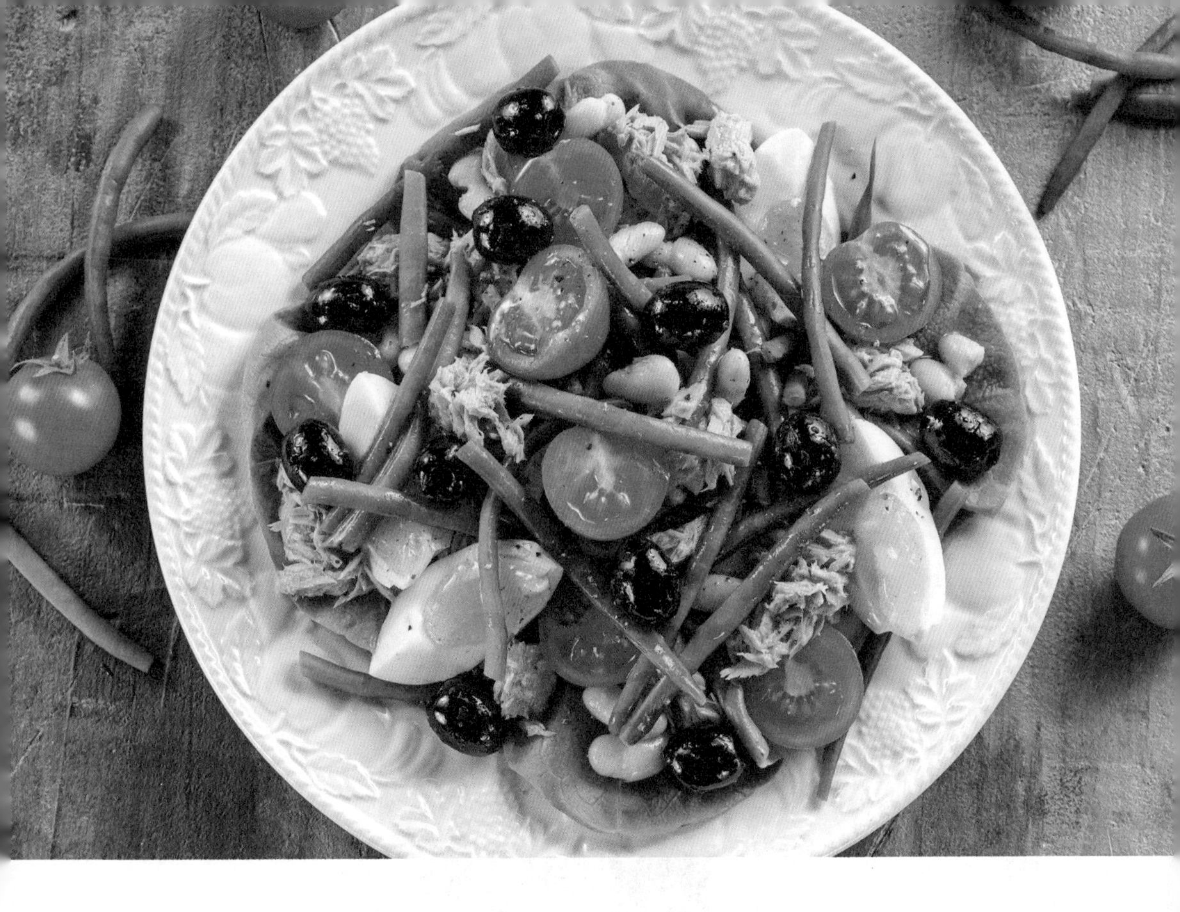

金枪鱼圣女果沙拉

热量：130 千卡

材料

金枪鱼罐头....50 克
四季豆............40 克
圣女果..............8 颗
洋葱................20 克
盐、醋.........各少许
橄榄油.............少许

做法

1 四季豆切段，圣女果对半切开，洋葱切碎。

2 四季豆放入烧沸的水加盐焯 1 分钟，捞出用清水冲洗，沥干备用。

3 金枪鱼罐头用漏勺沥去汁水。

4 金枪鱼、四季豆、圣女果、洋葱放入碗中，加入盐、醋、橄榄油拌匀后，盛入盘中即可。

第八周
第 2 天轻断食

天热了，晚餐开始轻断食，可是，即便吃沙拉，也要兼顾颜值、营养和口感，来份清新爽口又饱腹的莲藕沙拉再合适不过啦！

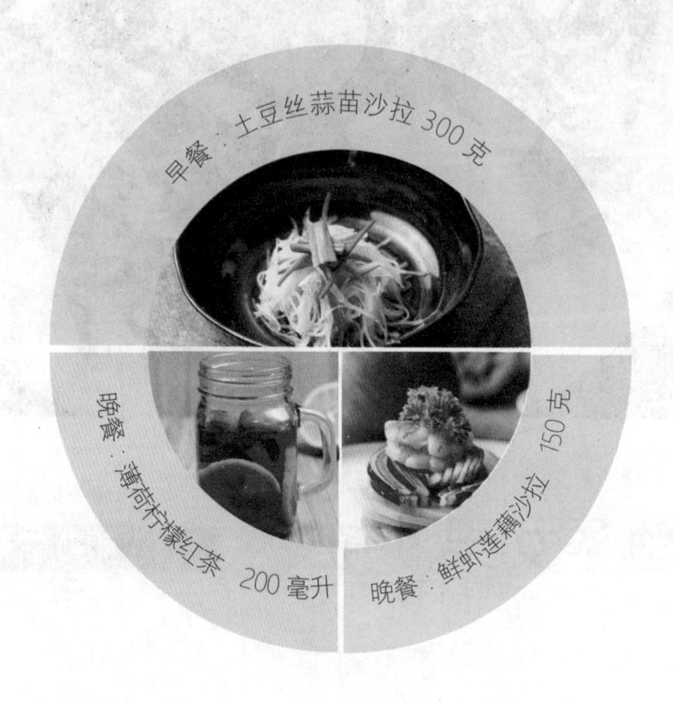

轻断食也要够营养！

蒜苗：蒜苗能保护肝脏，激发肝细胞脱毒酶的活性，可以阻断亚硝胺致癌物质的合成，从而预防癌症的发生。

红茶：红茶中的咖啡碱藉由刺激大脑皮质使神经中枢兴奋，有助于提神、思考力集中，进而使思维反应更加敏锐，记忆力增强。

莲藕：莲藕散发出一种独特的清香，还含有鞣质，有一定的健脾止泻作用，能增进食欲、促进消化、开胃健中，有益于胃纳不佳、食欲不振者恢复健康。

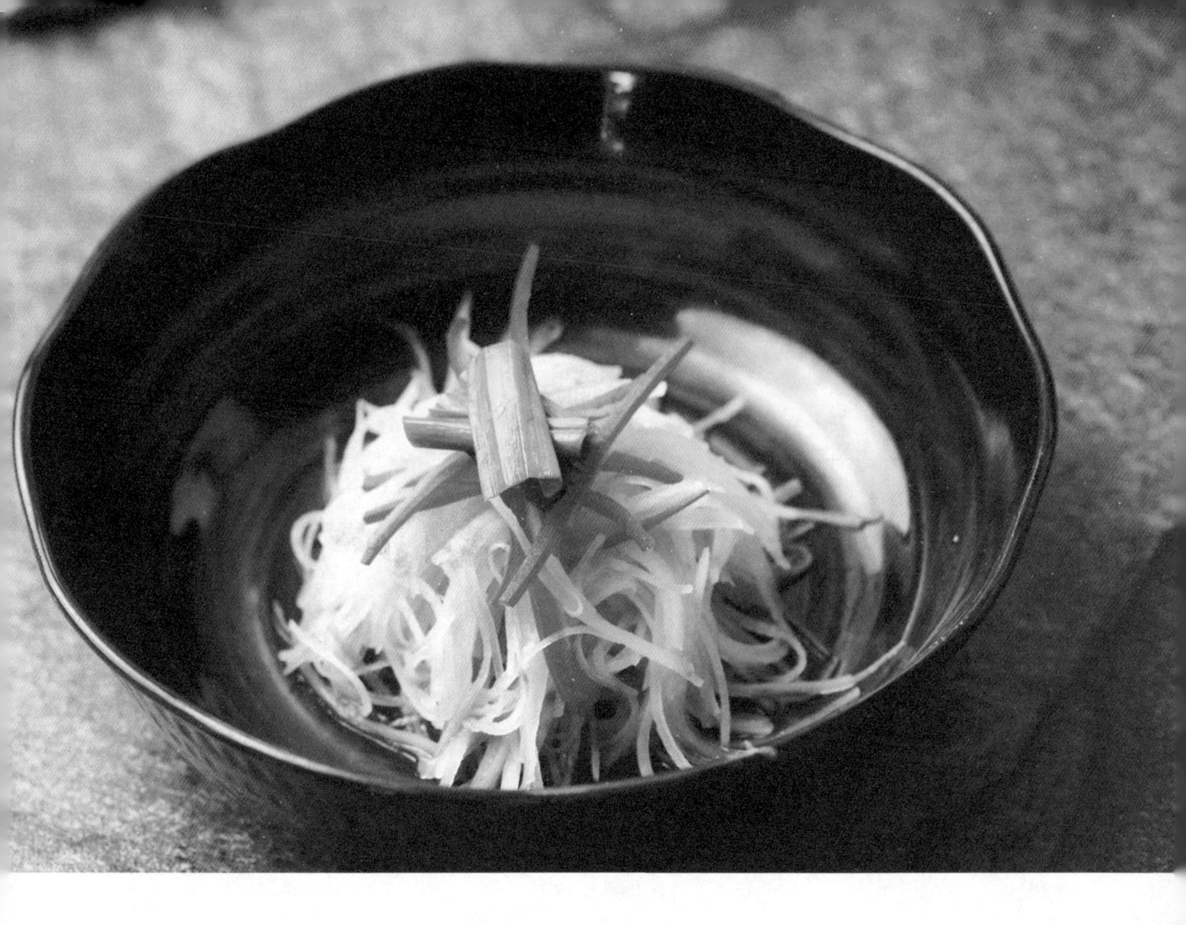

土豆丝蒜苗沙拉

热量：286 千卡

材料

土豆……………200 克
蒜苗……………100 克
红辣椒……………1个
盐……………少许
醋……………少许
橄榄油……………少许

做法

1 土豆切丝，泡在凉水中洗去淀粉。
2 蒜苗用清水洗净，切段；红辣椒切丝。
3 土豆丝放入烧沸的盐水中焯 1 分钟，然后用凉水冲洗，沥干备用。
4 把土豆丝、蒜苗段和红辣椒丝放入碗中，加入盐、醋、橄榄油拌匀，盛盘。

薄荷柠檬红茶

热量：135 千卡

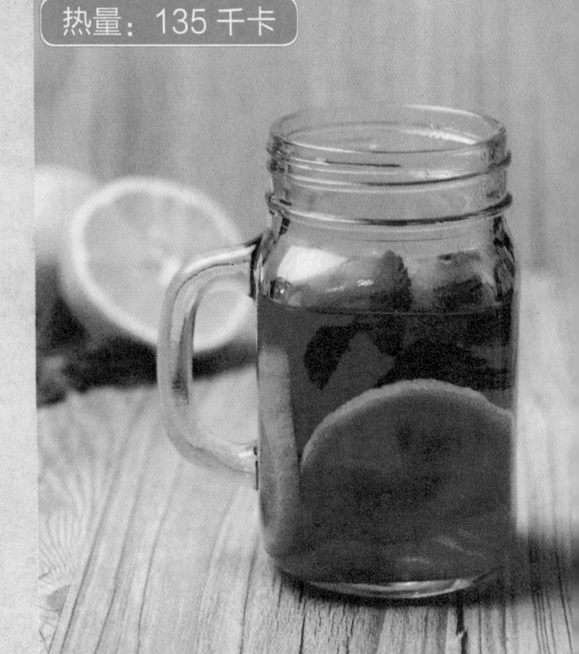

材料

柠檬……………100 克
鲜薄荷叶………15 克
热红茶……250 毫升

做法

1 将洗净的柠檬切薄片。
2 取一个玻璃杯，注入准备好的热红茶，放入柠檬片。
3 点缀上几片薄荷叶，浸泡片刻即可。

热量：140 千卡

鲜虾莲藕沙拉

材料

莲藕……………………………………100 克
鲜虾仁…………………………………8 个
洋葱……………………………………50 克
盐、醋、橄榄油……………各适量

做法

1 莲藕削皮，切片；洋葱切丝。
2 莲藕放入烧沸的白醋水中焯 1 分钟。
3 虾仁放入烧沸的盐水中焯 1 分钟。
4 焯好的虾仁用水冲洗沥干，剖成两半。
5 莲藕、虾仁、洋葱盛入盘中，淋上醋和橄榄油搅拌均匀即可食用。

第九周
第 1 天轻断食

龙骨蛋白质含量高，易吸取其他食材与调料的味道，是轻断食中常用的食材，山药莲子龙骨汤是减脂好帮手，也是很简单的一道菜。

早餐：娃娃菜炒口蘑 300 克
晚餐：山药莲子龙骨汤 250 克
晚餐：西芹蜂蜜汁 200 毫升

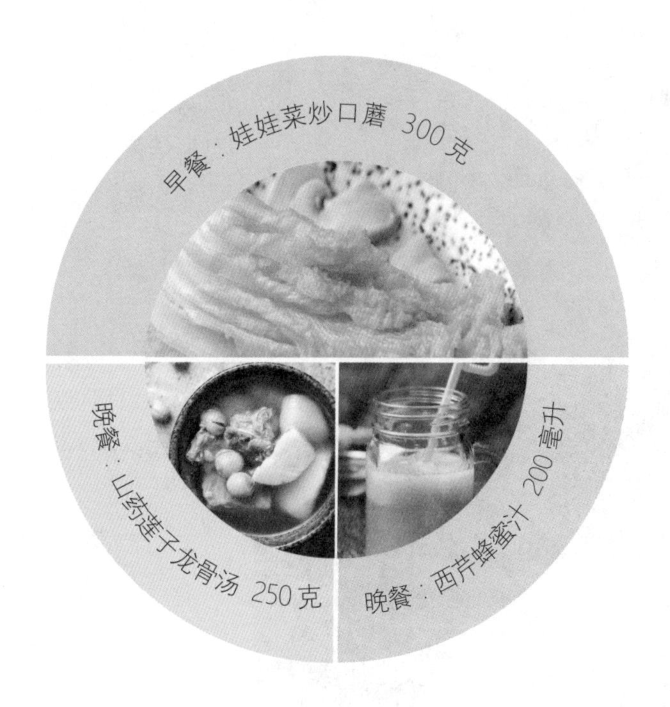

轻断食也要够营养！

√ **口蘑：**麦硫因是一种稀有的抗氧化剂，而口蘑中就富含这种成分，能帮助人体清除自由基，抗衰老。

√ **莲子：**莲子所含的氧化黄心树宁碱能够有效抑制鼻咽癌，所以莲子具有防癌抗癌的功效；莲子带心食用能有效清心火，起到祛除雀斑的作用。

√ **蜂蜜：**蜂蜜中含有淀粉酶、脂肪酶、转化酶，是食物中含酶最多的一种，酶是帮助人体消化、吸收、代谢以及促进化学变化的物质。

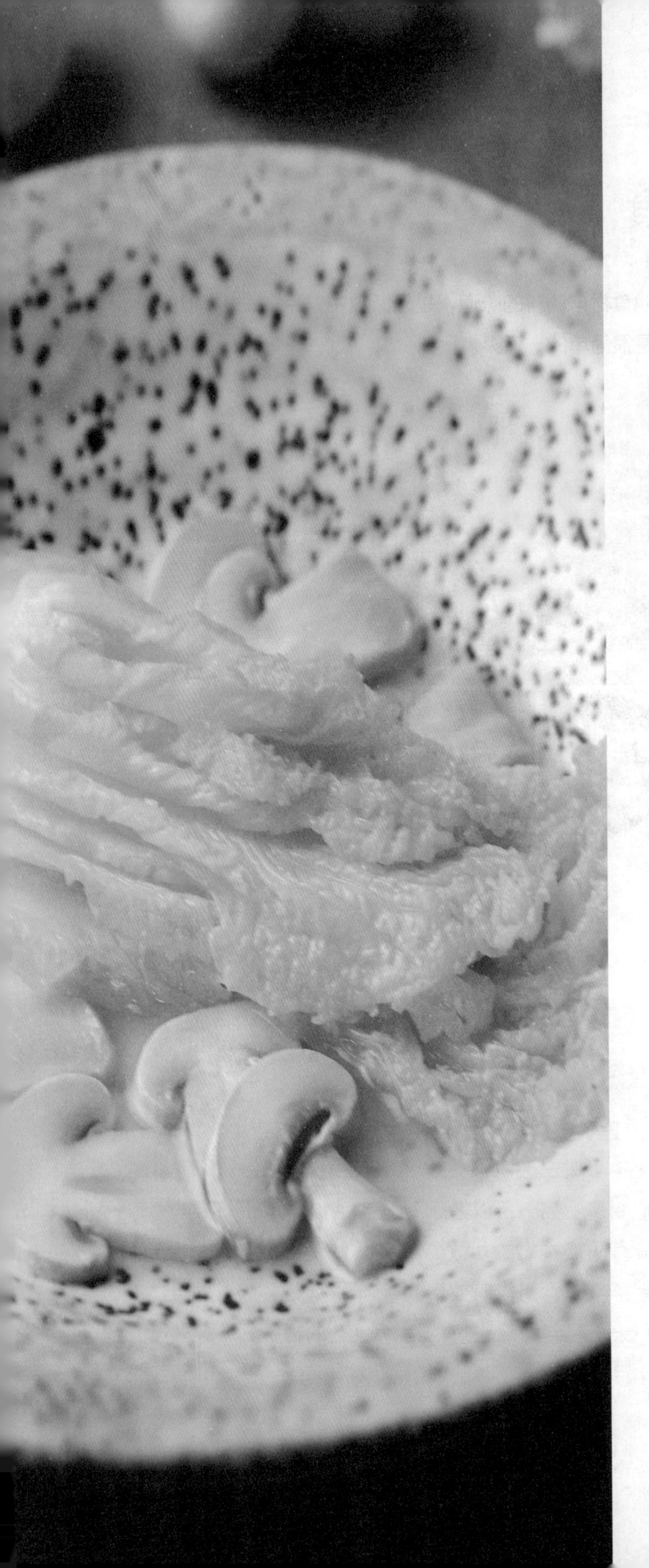

娃娃菜炒口蘑

热量：151 千卡

材料

口蘑……50 克
娃娃菜……250 克
食用油……少许
盐……少许

做法

1 口蘑用水泡开，剪去老根，挑去杂质，再用开水煮 5 分钟左右。

2 娃娃菜对半切开，用开水烫一下，捞出控干水分。

3 锅里注入适量油，放入口蘑、娃娃菜，翻炒，加盐调味即可。

山药莲子龙骨汤

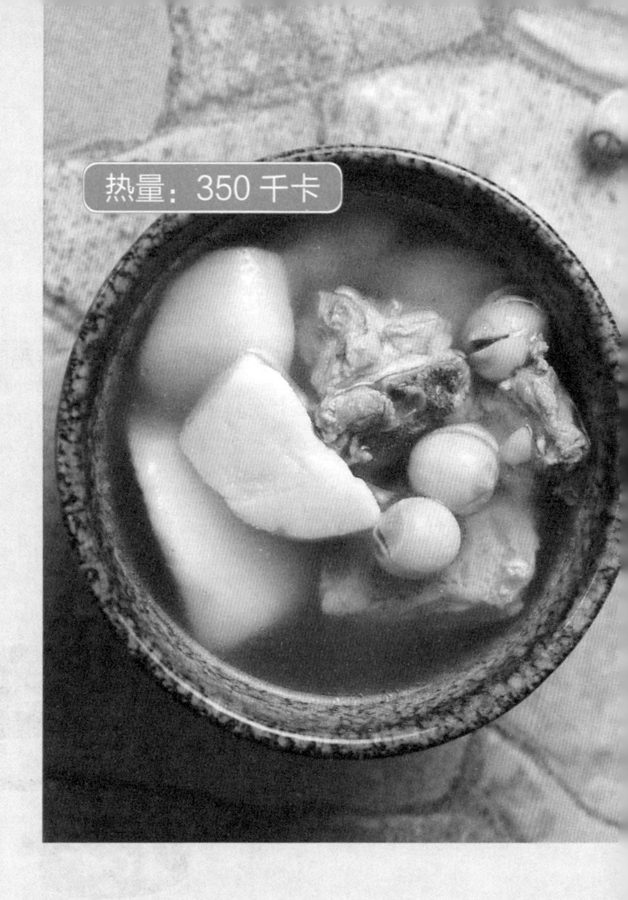

材料

龙骨……150 克
山药……50 克
莲子……10 克
姜、葱……各少许

做法

1 山药去皮洗干净，切成厚片或滚刀块备用，莲子泡发，姜切片，葱切段。
2 汤锅放入水烧开，放入汆过水的龙骨，再放姜片和葱段，转中火煮 30 分钟。
3 放入山药、莲子开小火煮 1 小时，至龙骨、山药、莲子酥烂，起锅，调味即可。

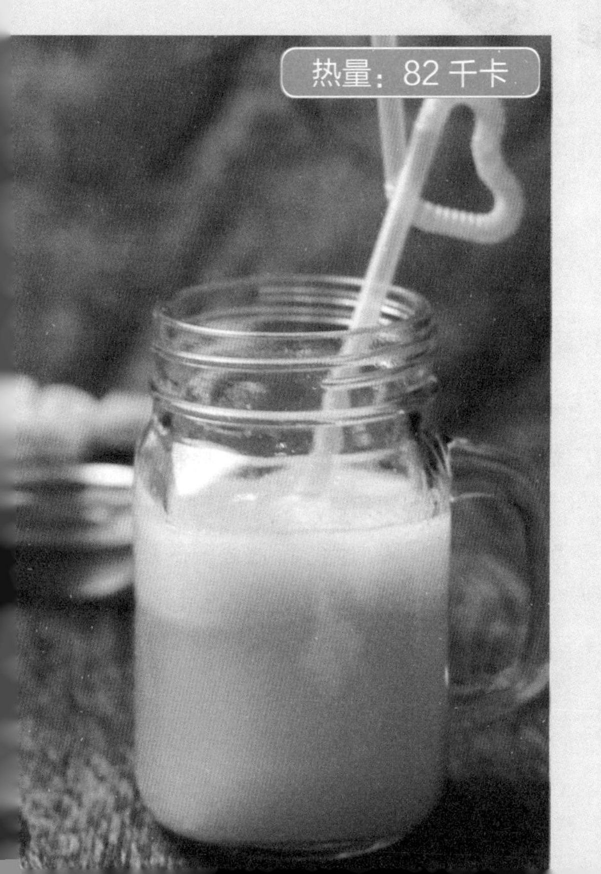

西芹蜂蜜汁

材料

西芹……150 克
蜂蜜……20 毫升

做法

1 西芹洗干净后，切成小段。
2 取备好的榨汁机，倒入切好的西芹，然后放入少许蜂蜜，注入适量的纯净水。
3 盖好盖子，启动榨汁机，榨取蔬菜汁；将榨好的蔬菜汁倒入干净的杯子里即可。

第九周
第 2 天轻断食

炎炎夏日懒得开火做轻断食？吃腻了水煮鸡肉和菠菜？试试晚餐来一份蔬菜鸡肉汤吧，快手轻断食餐！

早餐：水果汤 200 毫升
晚餐：蔬菜鸡肉汤 350 克
晚餐：菠菜炒香菇 300 克

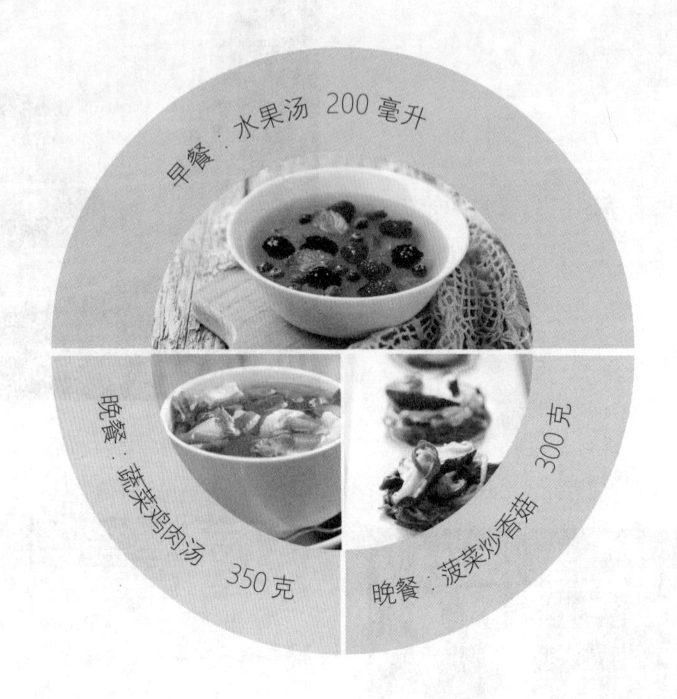

轻断食也要够营养！

蓝莓：蓝莓能有效降低胆固醇，防止动脉粥样硬化，促进心血管健康，具有增强心脏功能、预防癌症和心脏病的功效。

鸡肉：鸡肉中氨基酸的组成与人体需要的十分接近，同时它所含有的脂肪酸多为不饱和脂肪酸，易被人体吸收。

香菇：香菇中的氨基酸含量丰富，能提高机体免疫力，具有降血压、降血脂、降胆固醇的功效，还能预防动脉硬化、肝硬化等疾病。

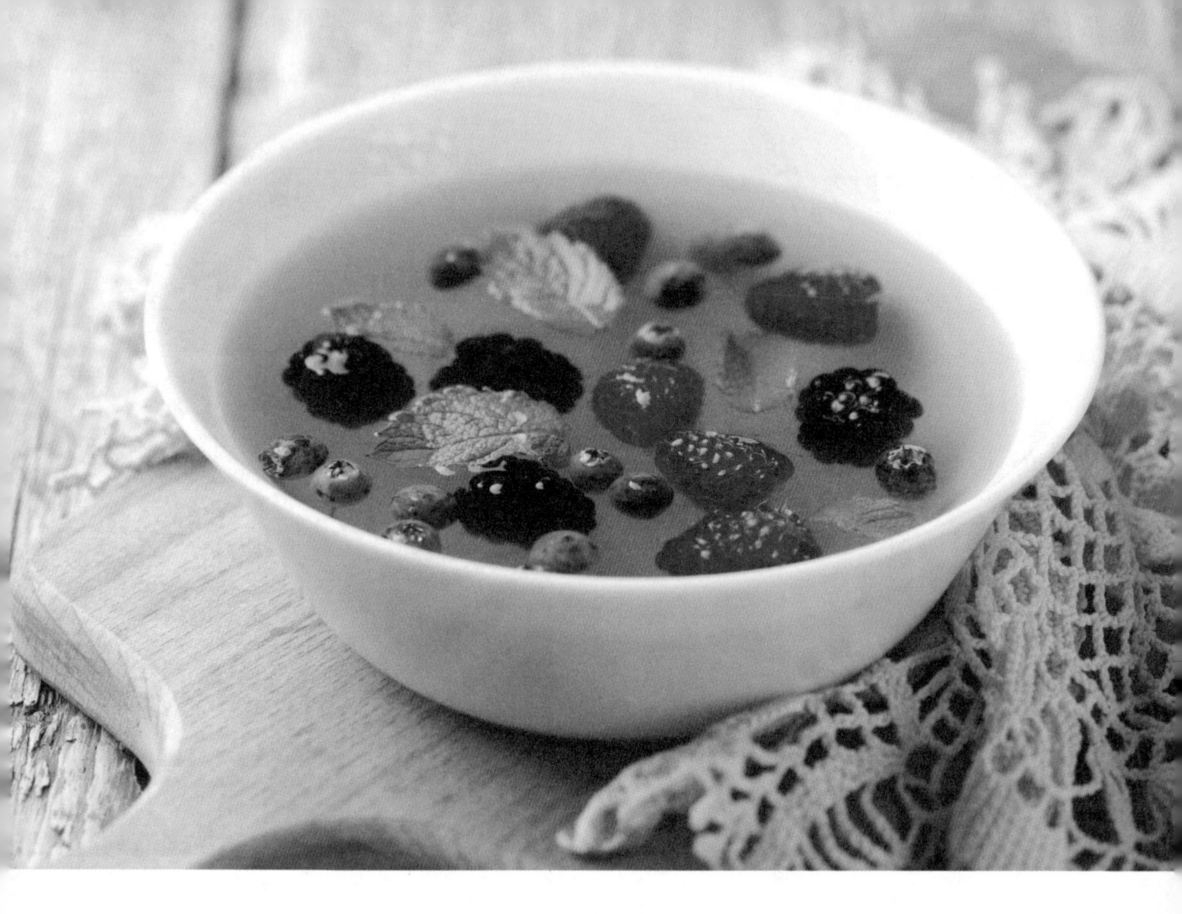

水果汤

热量：136 千卡

材料

蓝莓……60 克	树莓……100 克
桑葚……80 克	薄荷叶……5 克

做法

1 蓝莓、桑葚、树莓、薄荷叶分别洗净，备用。

2 锅中倒入适量清水煮开，把水果倒入锅中，煮上数分钟。

3 小火搅拌至汤变色，即可关火出锅。

4 装碗，放上薄荷叶即可。

蔬菜鸡肉汤

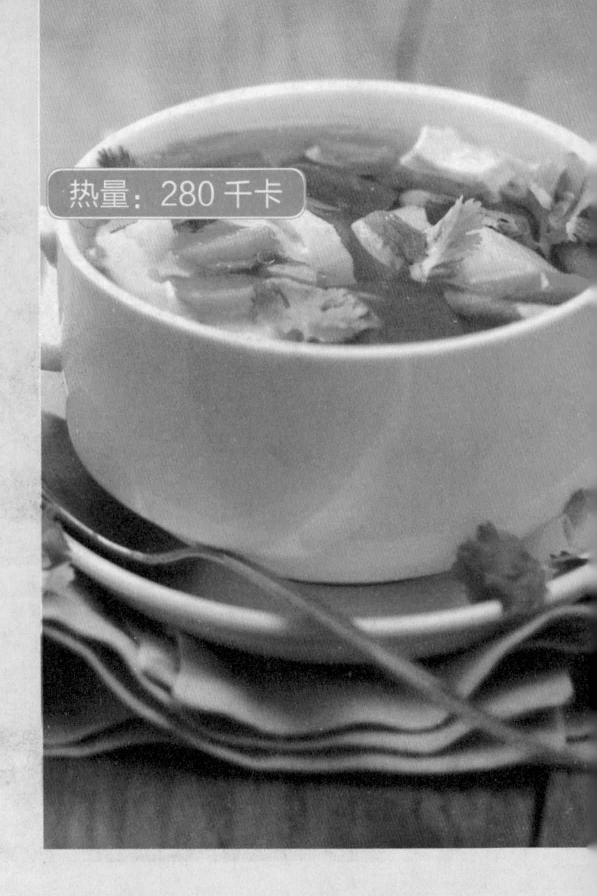

材料

鸡胸肉 .... 150 克
红彩椒 .... 50 克
黄彩椒 .... 50 克
土豆 .... 70 克
香菜、盐 ..... 各适量

做法

1 处理好的鸡胸肉切块；洗净的红、黄彩椒去籽，切块；去皮洗净的土豆切块。
2 锅中注入适量清水，放入鸡胸肉、红彩椒、黄彩椒、土豆，拌匀，煮至熟软。
3 撒上盐，拌匀，点缀上香菜叶即可。

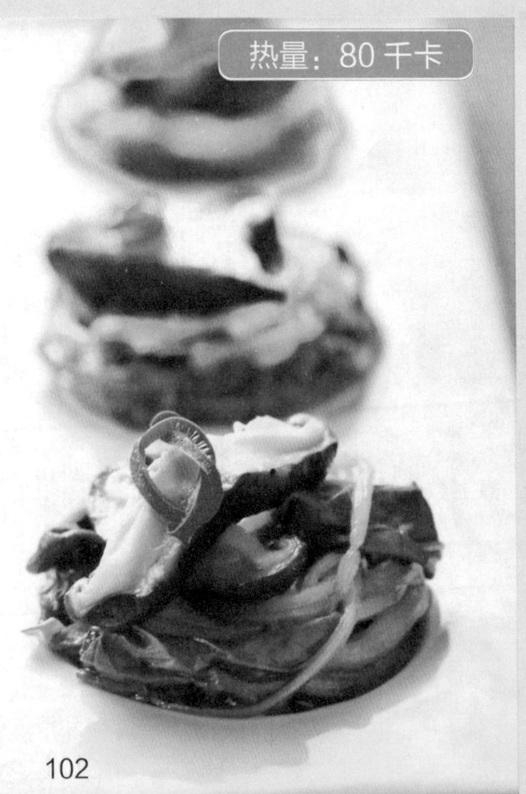

菠菜炒香菇

材料

香菇 .... 50 克
菠菜 .... 250 克
姜末、食用油、盐 .... 各适量

做法

1 香菇放入温水中浸泡，去蒂洗净，挤干水分，再切成厚片。
2 菠菜择净黄叶、根，洗净，备用。
3 炒锅上火，放少量油烧热，下姜末爆香，倒入香菇煸炒，放入菠菜，翻炒，加盐调味即可。

第十周
第 1 天轻断食

晚餐菜式最好要满足：快手、营养、美味，用鱼肉搭配黑橄榄，热量低，美味却不打折，轻断食日在控制卡路里摄入的同时也需要保证营养均衡。

早餐：鲜姜菠萝苹果汁 200 毫升
晚餐：香菇炒韭菜 150 克
晚餐：黑橄榄鱼柳 200 克

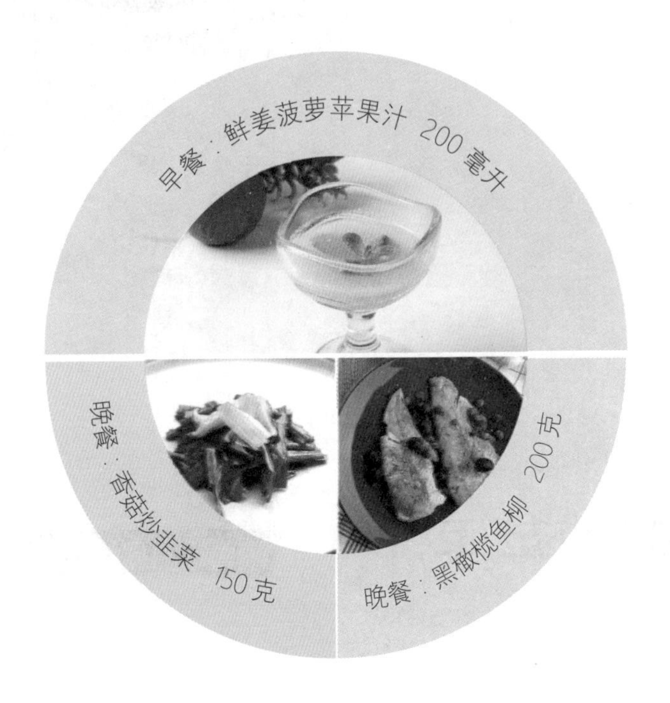

轻断食也要够营养！

苹果：苹果中所含的纤维素，能使大肠内的粪便变软，利于排出，还含有丰富的有机酸，可刺激胃肠蠕动，促使大便通畅。

韭菜：韭菜含有挥发性精油及硫化物等特殊成分，散发出一种独特的辛香气味，有助于疏调肝气，增进食欲，增强消化功能。

黑橄榄：黑橄榄含有丰富的维生素 C，有抗氧化效果，钙元素含量高，能够为机体提供足够的营养物质。

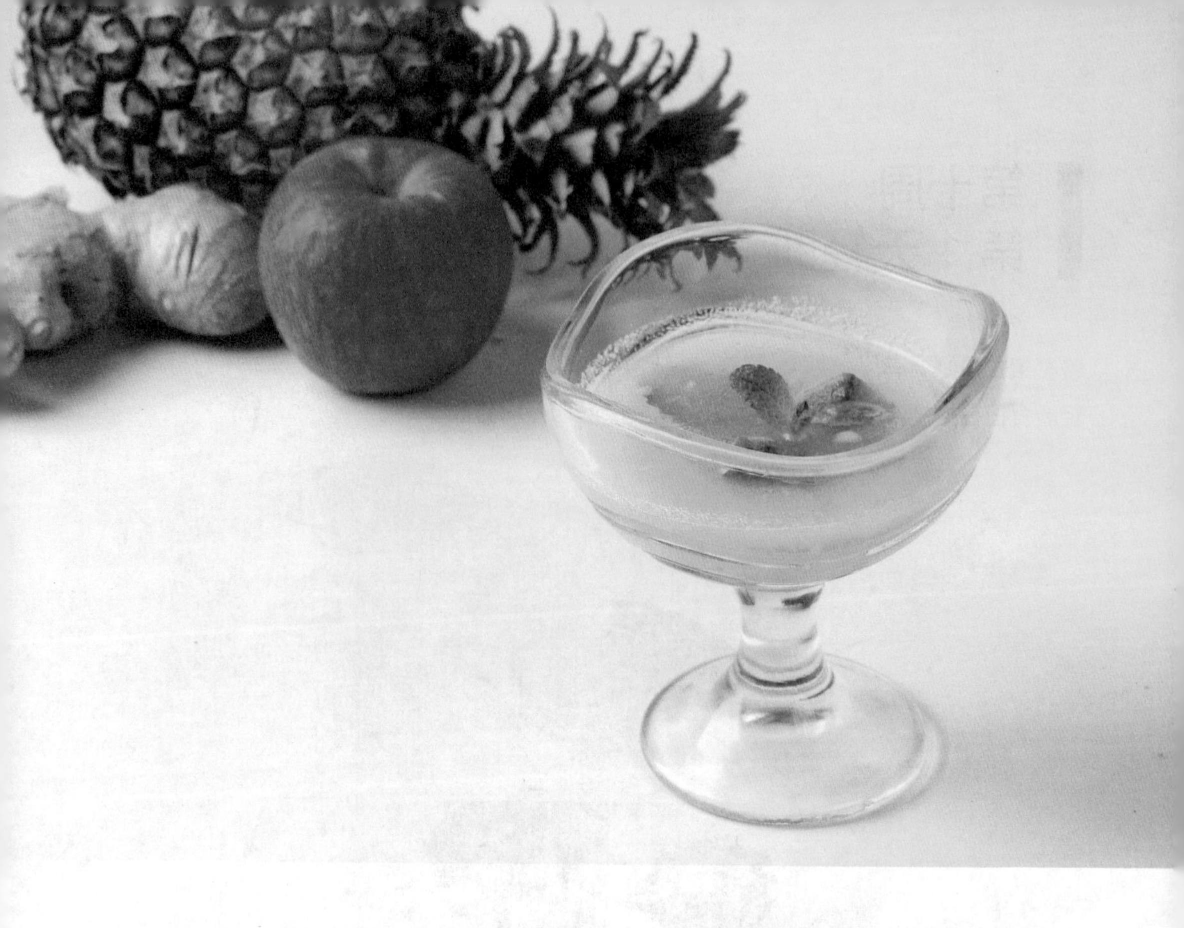

鲜姜菠萝苹果汁

热量：100 千卡

材料

苹果……………110 克
菠萝肉…………80 克
姜块……………少许

做法

1 姜块去皮洗净，切粗丝；苹果洗净，切成小块；菠萝肉切丁。
2 取备好的榨汁机，倒入切好的苹果和菠萝肉，放入姜丝，注入适量纯净水，盖上盖子。
3 选择“榨汁”功能，榨出果汁；断电后倒出果汁，滤入杯中即可。

香菇炒韭菜

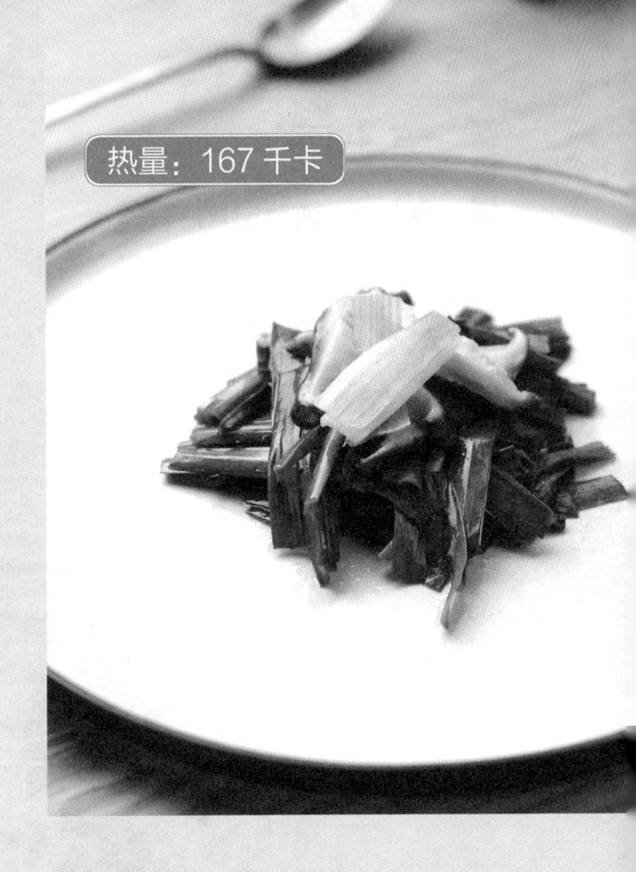

材料

韭菜……150 克
干香菇……5 朵
葱花、盐、食用油……各少许

做法

1 用温水浸泡干香菇，泡发后洗净，切成片。
2 把韭菜洗净，切成段。
3 油锅内用少量的葱花爆香，下香菇，翻炒，使香菇的味道彻底发散出来。
4 下入韭菜合炒，放入适量的盐调味，即可出锅。

黑橄榄鱼柳

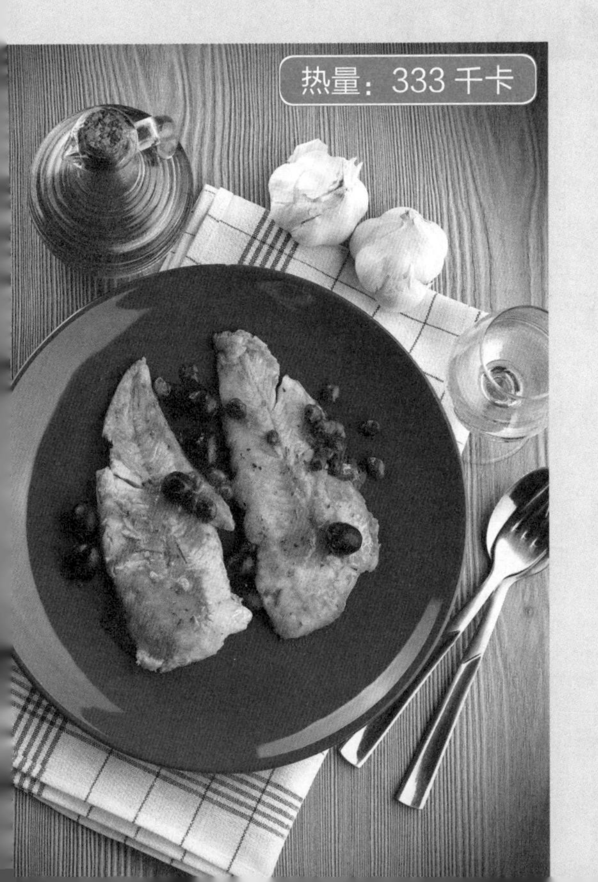

材料

三文鱼……200 克
黑橄榄……10 克
酸豆、香草碎、盐、橄榄油……各适量
柠檬汁……少许

做法

1 三文鱼冲洗后用厨房纸擦干，用盐擦拭三文鱼的两面，再挤上柠檬汁，撒上香草碎，放入冰箱冷藏腌制半个小时。
2 烤箱温度调为 200℃，预热 3 分钟，烤盘入中层，上下火烤 15 分钟。
3 装碗，放上黑橄榄、酸豆即可。

第十周
第 2 天轻断食

比起大米，燕麦能够提供更多纤维和营养，是健康的碳水化合物来源之一，用它做成的粥，口感独特，带着淡淡粮食的香味。

早餐：蒜蓉芥菜 250 克
晚餐：玉米胡萝卜排骨汤 200 克
晚餐：香蕉燕麦粥 120 克

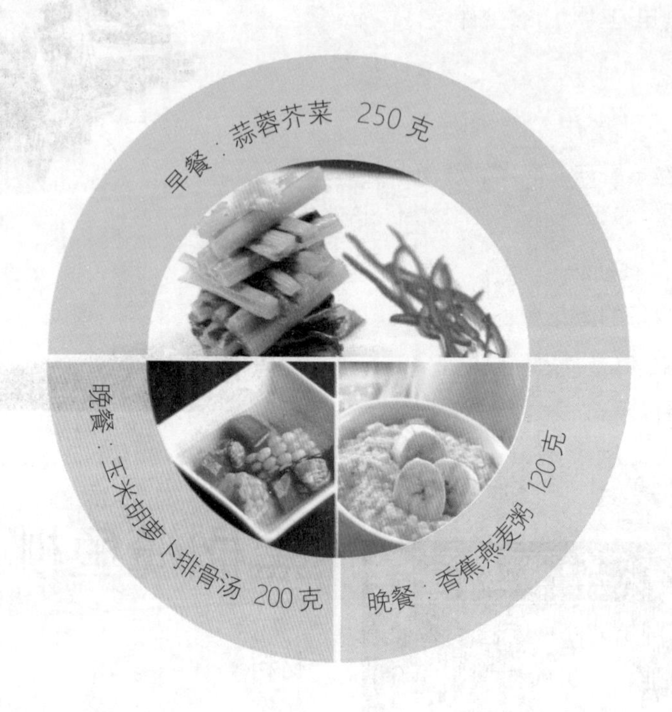

轻断食也要够营养！

✓ **芥菜：**芥菜有解毒消肿之功，能抗感染和预防疾病的发生，抑制细菌毒素的毒性，促进伤口愈合，可用来辅助治疗感染性疾病。

✓ **玉米：**玉米富含多种维生素，常食可促进肠胃蠕动，加速有毒物质的排泄，具有开胃益智、宁心活血、调理中气等功效。

✓ **香蕉：**香蕉富含维生素 A，能促进生长，维持正常的生殖力和视力，还富含硫胺素，能抗脚气病，促进食欲，助消化，保护神经系统。

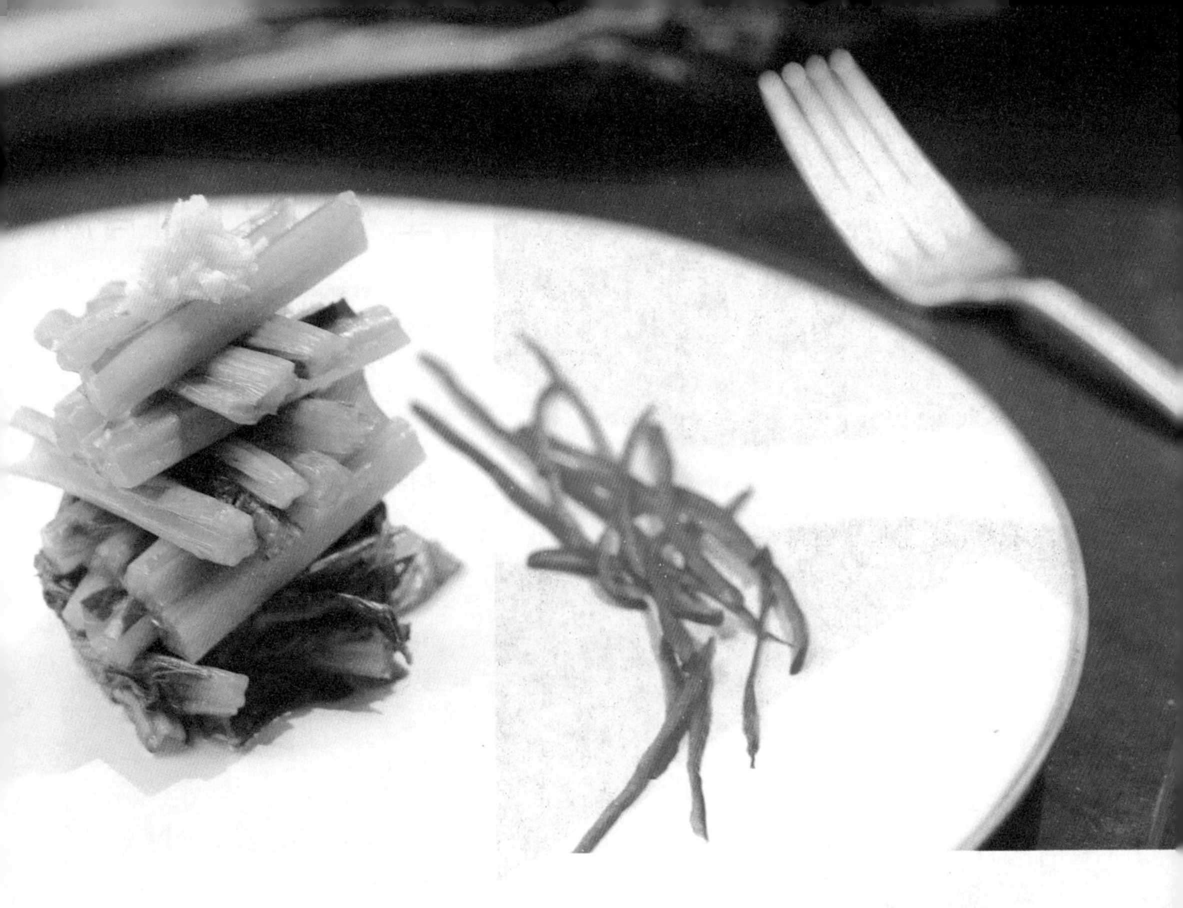

蒜蓉芥菜

热量：80 千卡

材料

芥菜……250 克	盐……少许
蒜蓉……适量	食用油……少许

做法

1 芥菜洗净，切成 5 厘米左右的段，备用。

2 锅里放少量油，放入蒜蓉爆香。

3 放入芥菜翻炒，炒至七成熟时，加入盐，再翻炒均匀即可出锅。

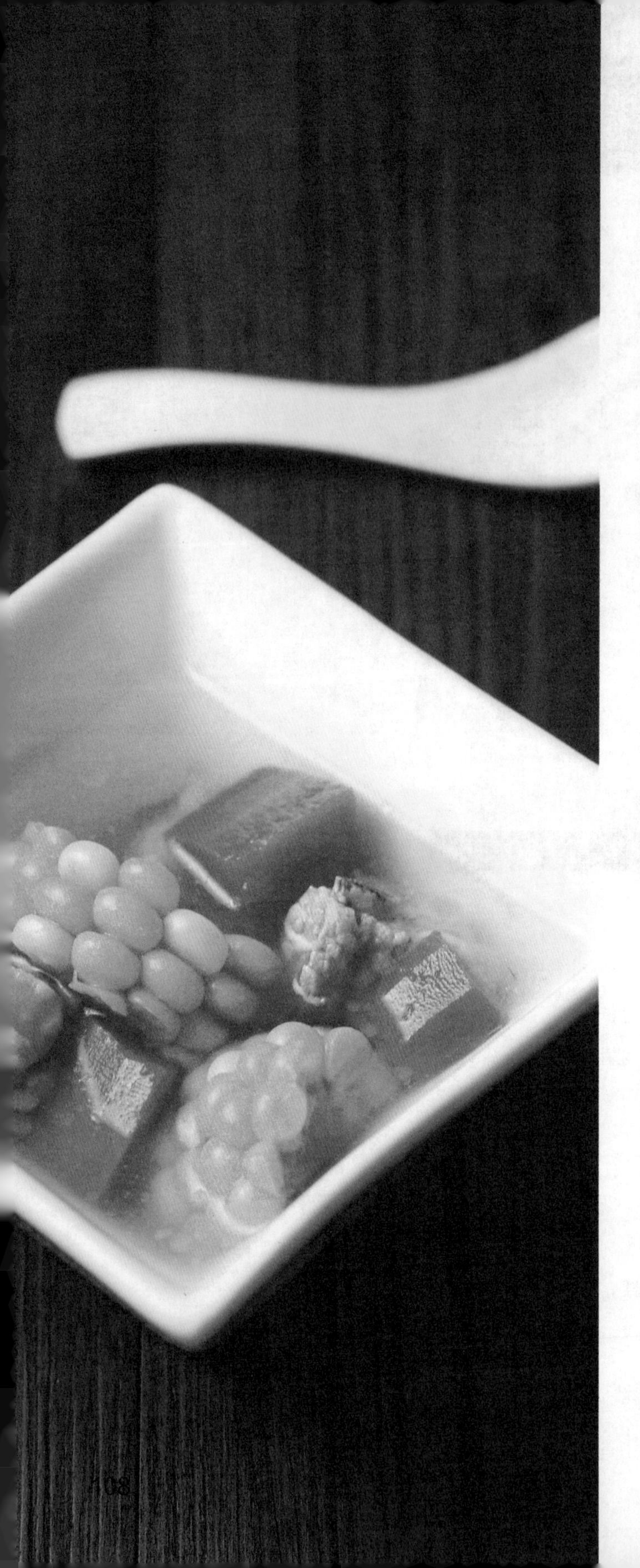

玉米胡萝卜排骨汤

热量：300 千卡

材料

排骨 .... 120 克
玉米 .... 30 克
胡萝卜 .... 20 克
姜、盐 .... 各少许

做法

1 胡萝卜削皮，洗净切小块；玉米洗净切小块；姜洗净拍松。
2 排骨洗净后剁成块，用开水汆烫。
3 砂锅内加适量水，放入排骨块、胡萝卜块、玉米块、姜，煮开后改小火煲 2 小时。
4 加盐调味即可。

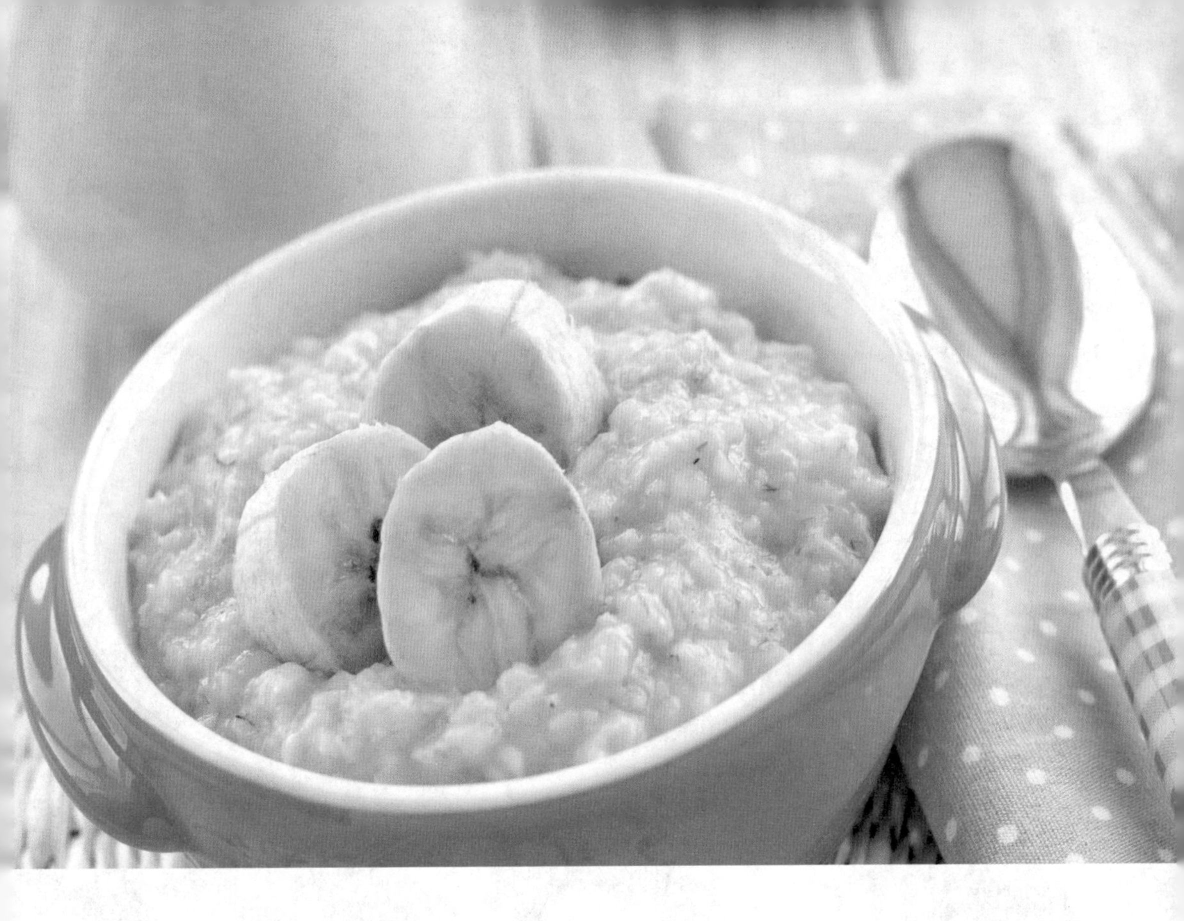

香蕉燕麦粥

热量：247 千卡

材料

香蕉……40 克
牛奶……50 毫升
燕麦……50 克

做法

1 去皮的香蕉切成片。
2 牛奶入锅加热，加入燕麦，小火煮开，让燕麦充分吸收奶香。
3 出锅，装碗，点缀上香蕉片即可。

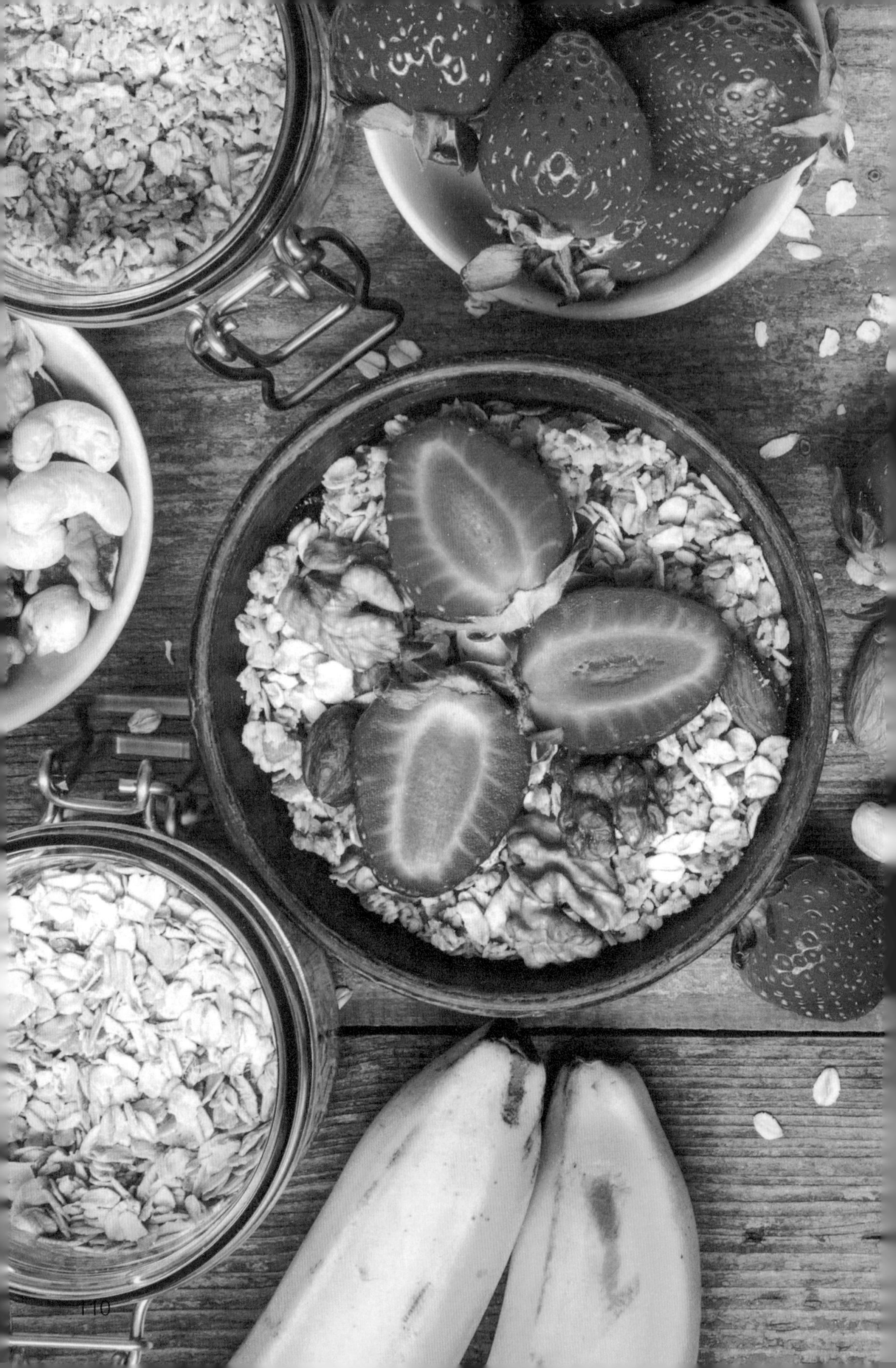

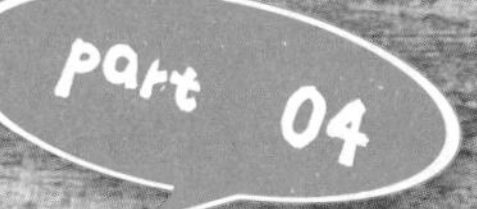

女性轻断食食谱

相信大家已经对轻断食有了一个宏观的认识，
那大家可以准备开始轻断食了。
不过在开始之前，
还有一个非常重要的知识需要补充，
那就是轻断食期间，女性该如何吃。
本章将为女性带来轻断食的各式菜肴，
供大家参考。

轻断食的烹饪小技巧

若你的烹调方式以重油、偏咸为主，开始轻断食之后请改变原来这种不健康的烹调方式，尽可能多用蒸、煮、炖的方法，尽可能低油、低盐、清淡、低热量，真正达到轻断食的要求。

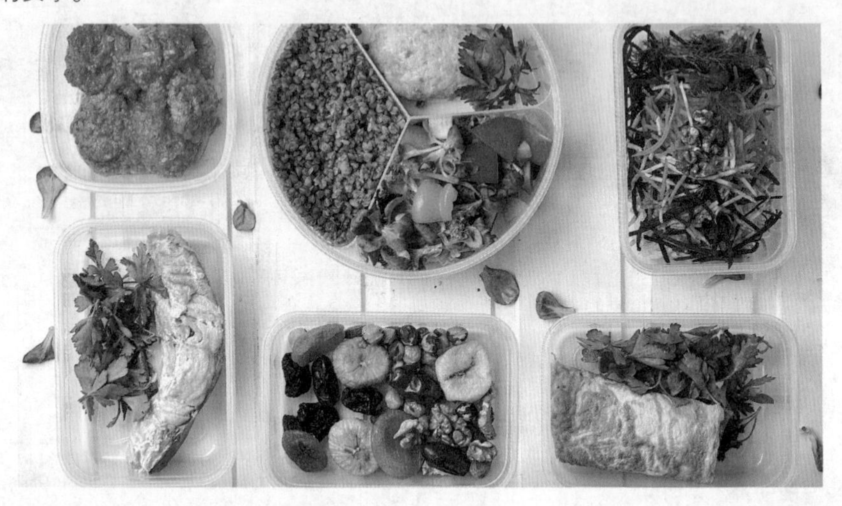

· 食材去皮、切好后再计算热量

食材在处理之后，其重量会变轻。因此，需要在处理完之后再称重量，这样才能够准确计算出食材的热量。食材中该去皮的先去皮，该去籽的去籽，最好切成适量大小后，再称重并计算热量。

· 轻断食期间最好食用植物油

轻断食期间，大家也不要拒绝所有油脂。油脂是烹饪的关键，也是身体营养的关键。烹饪的时候喷上薄薄的一层植物油，才是正确的做法。植物油是从植物的果实、种子、胚芽中获得的油脂，常见的有花生油、菜籽油、芝麻油、橄榄油等，它们的胆固醇含量较低，是轻断食者不错的选择。

· 适量添加醋、辣椒等调味料

调味料，如辣椒、醋、香草，这些带有刺激性的调料几乎没什么热量，能够为轻断食的食物增添更多风味。美味，是坚持减肥的一大动力。但是，不能够放太多盐和酱油，菜肴太咸会增加罹患高血压、心脏病、脑卒中的风险。

· 炒菜时油不可多放

若为了防止食物粘锅，放过多的油，会导致摄入的脂肪量增多。正确的用油量是油倒入炒锅内后，能够起到润滑和防粘的作用即可。若你掌握不了用量，就需要用喷雾瓶装油，喷洒在锅底即可。

· 避免煎、炸、烤、熏等烹饪方式

不同的烹饪方式会给减肥带来不一样的影响，食材尽可能蒸、煮、炖，杜绝煎、炸、烤、熏，否则会用到很多油和调料，产生很多热量，还会产生对人体有害的物质。

· 用不粘锅烹调食物

不粘锅的好处是用很少的油就能够做出可口的菜肴，若菜肴粘锅底只需加入清水，不需要再多放油。

· 注意蔬果有不一样的吃法

胡萝卜、菠菜、菌菇、芦笋、包菜、青椒等蔬菜含有需要烹饪后才能够被吸收的维生素。因此，这类蔬菜最好煮熟之后再吃。生菜这类纤维素含量丰富的蔬菜，洗干净生吃，能防止营养素的流失。

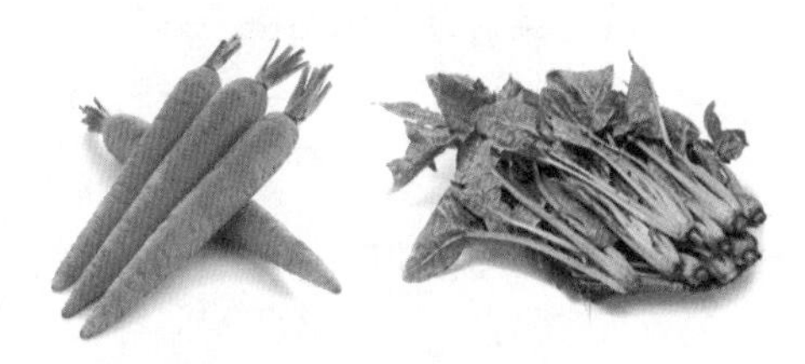
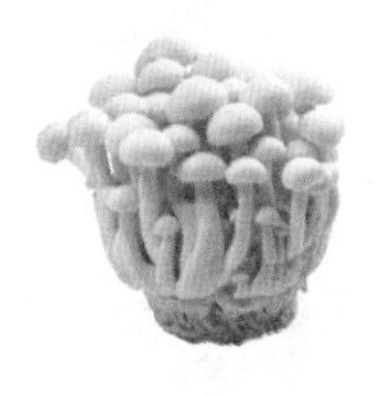
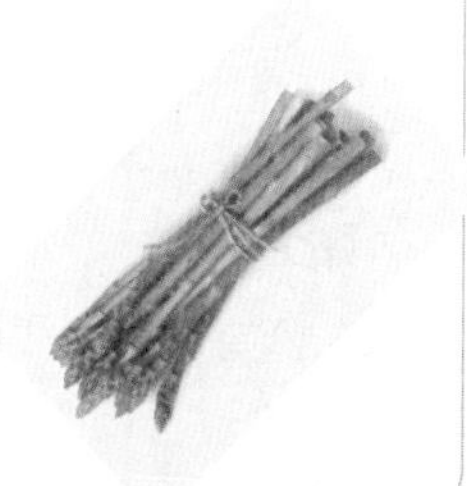

女性轻断食必需营养素 TOP10

女性在安排轻断食日的食谱时，可首选低热量、低脂肪的食物，比如肉类中以瘦牛肉、鱼肉比较合适，下列为大家挑选出适合女性轻断食者食用的十大食材。

1 瘦牛肉

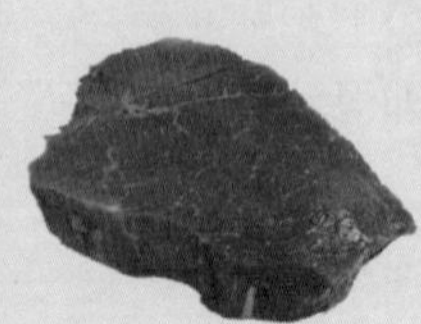

瘦牛肉蛋白质含量高，脂肪含量低，味道鲜美，受人喜爱，享有“肉中骄子”的美称。

· **对轻断食者的好处**

瘦牛肉是蛋白质含量最多、脂肪含量最少、血红素铁最丰富的肉类之一，热量在肉类中属于较低的，每百克瘦牛肉含 106 千卡热量，减肥期间可适量食用。

· **贴士**

牛肉的纤维组织比较粗，结缔组织又比较多，烹调时应该横切，将长纤维切断，不能顺着纤维组织切，否则没有办法入味，还嚼不烂。

2 鳕鱼

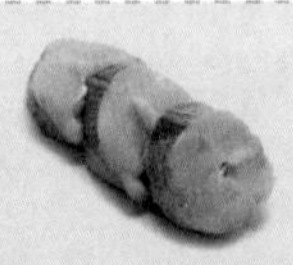

鳕鱼又叫大头青，含丰富的蛋白质、维生素 A 、维生素 D 、钙、镁、硒，营养丰富、肉味甘美。

· **对轻断食者的好处**

鳕鱼是一种含高蛋白，但是几乎不含脂肪的鱼类，每百克鳕鱼中只含有 88 千卡热量，减肥时可少许食用。

· **贴士**

鳕鱼可被制成鱼肉罐头、鳕鱼干，鳕鱼子以及其舌头和肝脏也可食用。

3
黄瓜

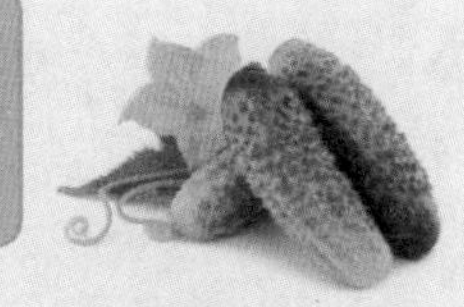

黄瓜的含水量为 96%~98%，脆嫩清香，味道鲜美，营养丰富。

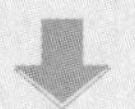

· 对轻断食者的好处

黄瓜是热量超低的减肥食品，每百克黄瓜仅含有 1 5 千卡热量；它所含的大量维生素和纤维素也能够帮助消除便秘和加快脂肪燃烧。

· 贴士

黄瓜与辣椒、芹菜搭配，维生素 C 容易被破坏。

4
丝瓜

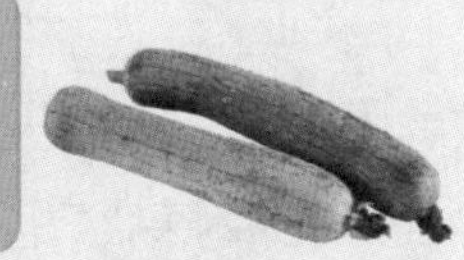

丝瓜又叫水瓜，药用价值比较高，全身都可入药，所含各类营养成分在瓜类食物中较高。

· 对轻断食者的好处

丝瓜中水分的含量极高，热量较低，每百克丝瓜中含 2 0 千卡热量，适合在减肥期间食用。

· 贴士

丝瓜汁水丰富，适宜现切现做，以避免营养成分随汁水流走。烹制丝瓜时应该注意尽量保持清淡，油要少用，可勾稀芡。

5
番茄

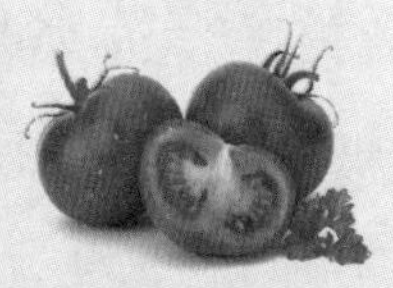

番茄含有丰富的胡萝卜素、维生素 C 以及 B 族维生素，具有减肥瘦身、消除疲劳、增进食欲等功效。

· 对轻断食者的好处

番茄是既美味又瘦身的减肥食品，每百克番茄仅含有 19 千卡热量，也是一种能直接生吃的减肥零食。

· 贴士

番茄中含有胶质和可溶性收敛剂，空腹食用容易阻塞肠胃引起腹痛。

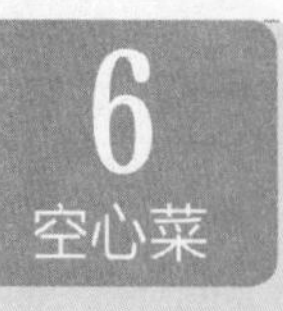

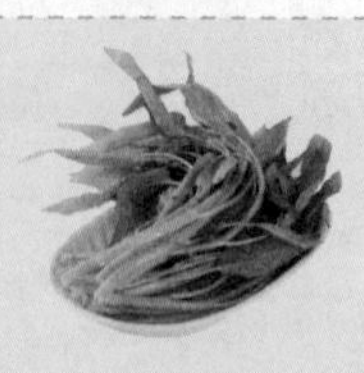

空心菜为夏秋季节主要绿叶菜之一，其维生素含量高于大白菜，有利于增强体质，防病抗病。

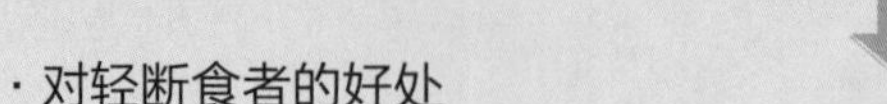

· 对轻断食者的好处

每百克空心菜中只含有 20 千卡热量，空心菜中的大量纤维素，可增进肠道蠕动，加速排便，对于防治便秘以及减少肠道癌变起到积极的作用。

· 贴士

空心菜遇热易变黄，烹调时需要充分热锅，大火快炒，在叶片变软之前熄火盛出。

7 苹果

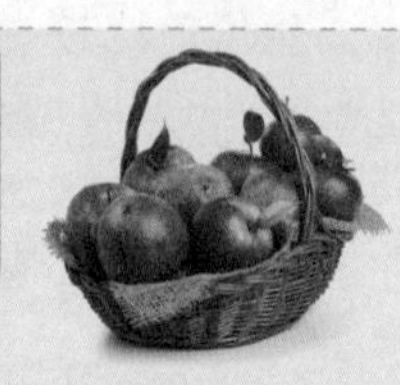

苹果含丰富的营养成分，且容易被人体吸收，味甜，口感爽脆，是世界四大水果之冠。

· 对轻断食者的好处

苹果中糖类、水分、纤维、钾含量都较高，可以缓解便秘、消除水肿，且每百克苹果中含 52 千卡热量，适合减肥时食用。

· 贴士

苹果需要洗净吃，尽可能不削皮吃。肾炎和糖尿病患者少吃。

8 木瓜

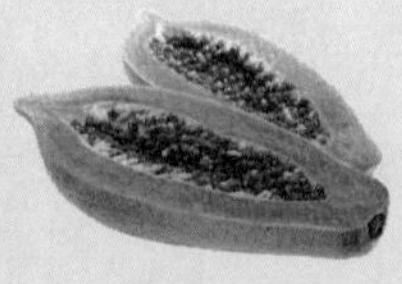

木瓜的果皮光滑美观，果肉厚实细致、香气浓郁、汁水较多、甜美可口、营养丰富，有“百益之果”、“水果之皇”之雅称。

· 对轻断食者的好处

木瓜热量比较低，每百克木瓜中含 27 千卡热量，还含有一种木瓜酵素，有分解脂肪的效果，可去除赘肉。

· 贴士

孕妇、过敏体质人士不宜食用木瓜。

9 鸡蛋

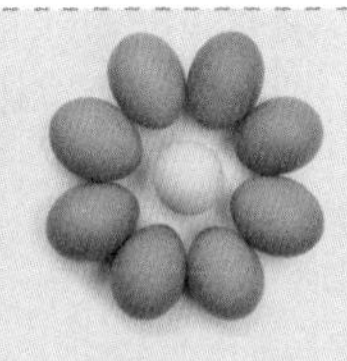

鸡蛋蛋白质的氨基酸比例很适合人体生理需要，易被机体吸收，利用率很高，是人类常食用的食物之一。

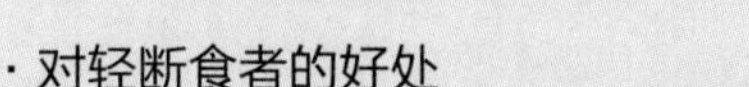

· 对轻断食者的好处

每百克鸡蛋含有 138 千卡热量，鸡蛋是优质蛋白质的来源，它能够增加一定的饱腹感，健康成年人减肥时每日吃 1 个鸡蛋是很不错的选择。

· 贴士

水煮鸡蛋，煮的时间不需要太长。鸡蛋煮久了，易破坏其中的营养成分。

10 豆腐

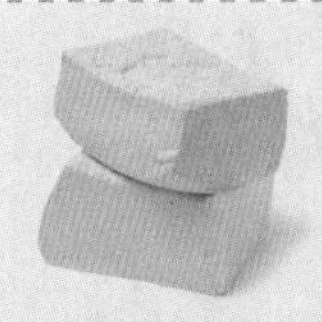

豆腐是最常见的豆制品，通常用黑豆、黄豆和花生豆等来制作。豆腐有增加营养、帮助消化、增进食欲的功能。

· 对轻断食者的好处

豆腐热量比较低，每百克豆腐中只含 81 千卡热量，豆腐的蛋白质含量较高，可以加快食物消化，推荐在减肥期间作为蛋白质的来源食用。

· 贴士

豆腐与蜂蜜一起食用，易引起腹泻。

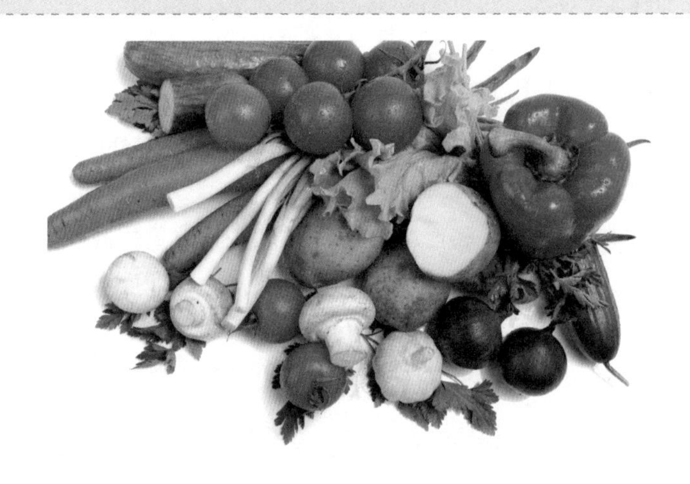

第一周 第 1 天轻断食

简单又美味的黑米绿豆粥，低卡无油，最适合在减脂增肌期吃了！快手轻断食餐，意想不到的简单与美味！

早餐：黑米绿豆粥 200 克
晚餐：三丝银耳 200 克
晚餐：虾仁菠菜沙拉 300 克

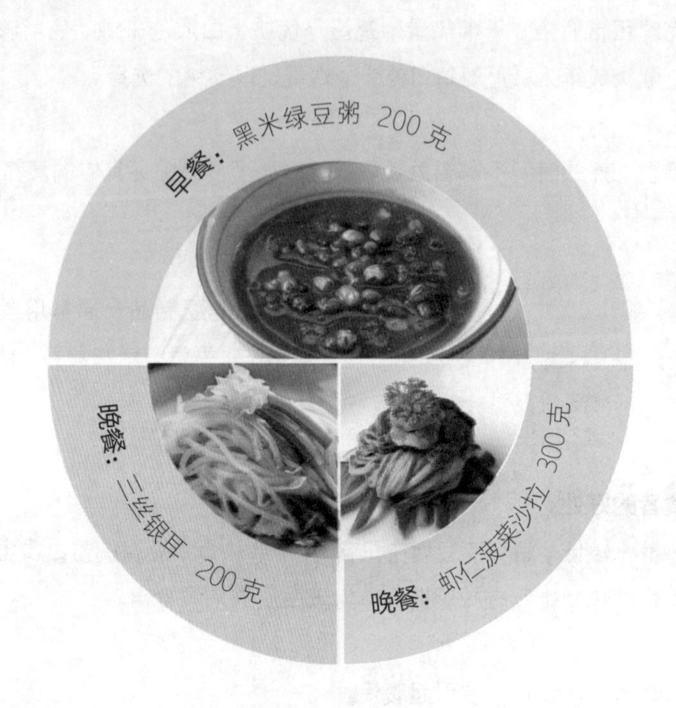

轻断食也要够营养！

黑米：富含 B 族维生素、蛋白质等，对于脱发、白发、贫血、流感、咳嗽、气管炎、肝病、肾病患者都有食疗保健作用。

银耳：具有强精、补肾、润肠、益胃、补气、和血、强心、壮身、补脑、提神、美容、嫩肤、延年益寿之功效。还能提高肝脏解毒能力，保护肝脏功能。

虾仁：虾含有丰富的镁，对心脏活动具有重要的调节作用，能很好地保护心血管系统，还可减少血液中胆固醇含量，防止动脉硬化。

黑米绿豆粥

热量：185 千卡

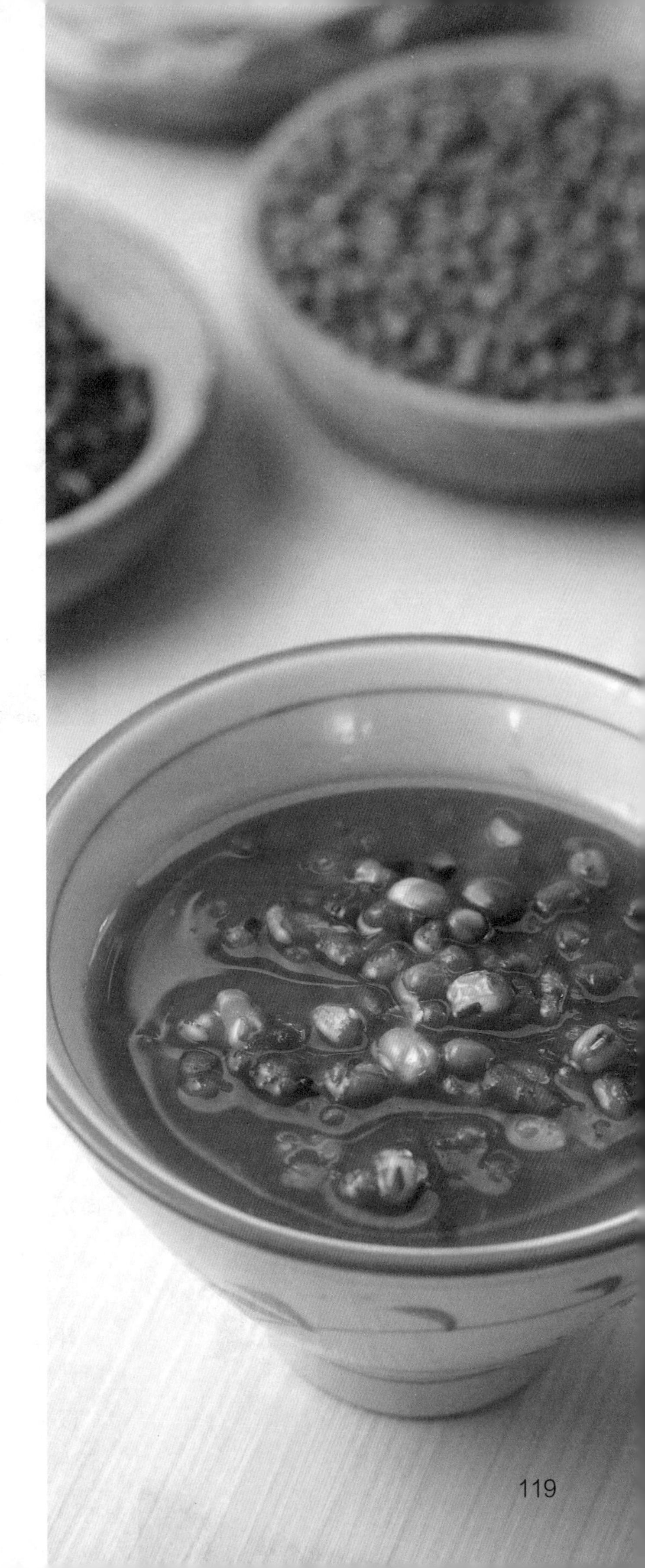

材料

薏米……10 克
紫米……15 克
红豆……20 克
绿豆……10 克

做法

1 砂锅中注入适量清水烧热，倒入薏米、紫米、红豆、绿豆，拌匀。

2 加盖，大火煮开后转小火煮 30 分钟至食材熟软。

3 揭盖，稍微搅拌片刻使其入味，关火，将煮好的粥盛出，装入碗中即可。

三丝银耳

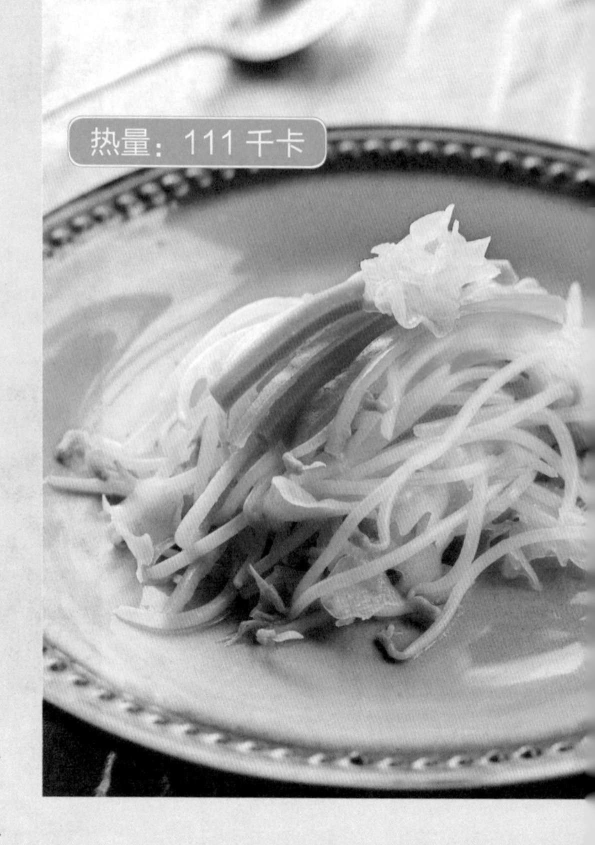

材料

绿豆芽……150 克
银耳……25 克
青椒……50 克
熟火腿……15 克
盐……少许

做法

1 绿豆芽洗净；青椒、熟火腿均切丝。
2 绿豆芽和青椒丝放入沸水锅中烫熟，捞出放凉；再将银耳放入沸水水锅内烫熟，捞出，用凉水过凉，沥干水分。
3 将银耳、绿豆芽、青椒丝放盘内，放入盐拌匀装盘，再撒上火腿丝即可。

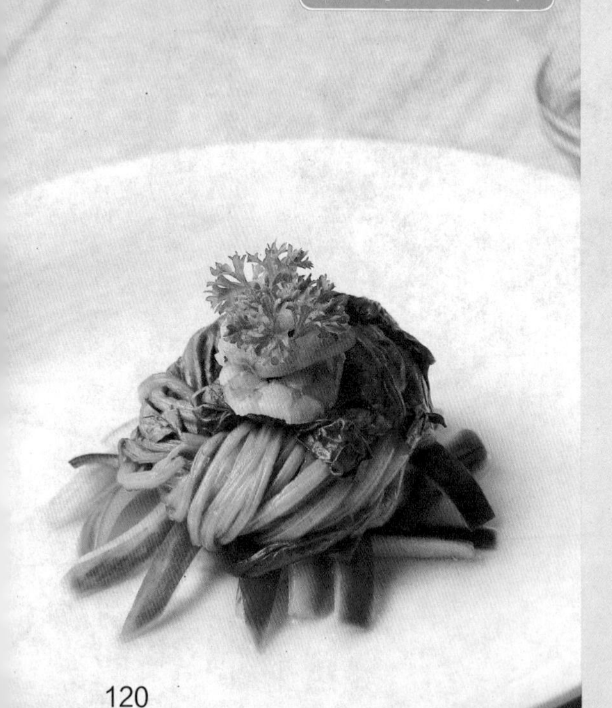

虾仁菠菜沙拉

材料

菠菜……150 克
鲜虾仁……100 克
洋葱……50 克
盐、醋、橄榄油……各适量

做法

1 菠菜去掉根部，洗净沥干；洋葱切条。
2 菠菜放入烧沸的醋水中焯 1 分钟。
3 虾仁放入烧沸的盐水中焯 1 分钟。
4 焯好的虾仁用水冲洗沥干，剖成两半。
5 菠菜、虾仁、洋葱盛入盘中，淋上橄榄油搅拌均匀即可。

第一周
第 2 天轻断食

早餐既要吃得营养丰盛，又要不长肉，那我想，来一杯绿豆浆，一定能满足你的要求。

早餐：绿豆浆 200 毫升
晚餐：粉丝拌菠菜 150 克
晚餐：肉末鸡蛋羹 200 克

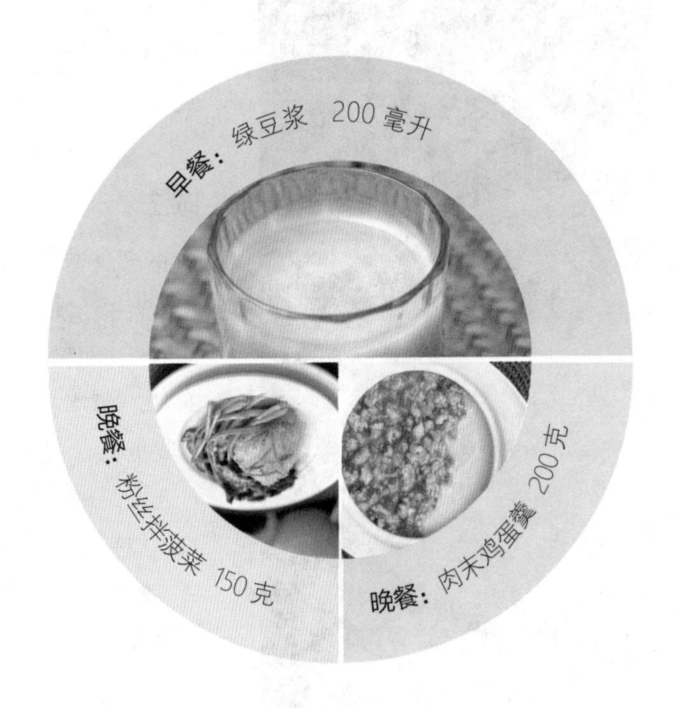

轻断食也要够营养！

✓ **绿豆**：绿豆含蛋白质、糖类、膳食纤维、钙、铁、维生素 B_1 和维生素 B_2 等，具有清热消暑、利尿消肿、润喉止咳及明目降压之功效。

✓ **菠菜**：菠菜能滋阴润燥、通利肠胃、补血止血、泄火下气，对津液不足、肠胃失调、口渴思饮、肠燥便秘、痔疮、贫血、便血、高血压等症，均有一定疗效。

✓ **鸡蛋**：鸡蛋富含 DHA 和卵磷脂、卵黄素，对神经系统和身体发育有利，能健脑益智，改善记忆力，并促进肝细胞再生。

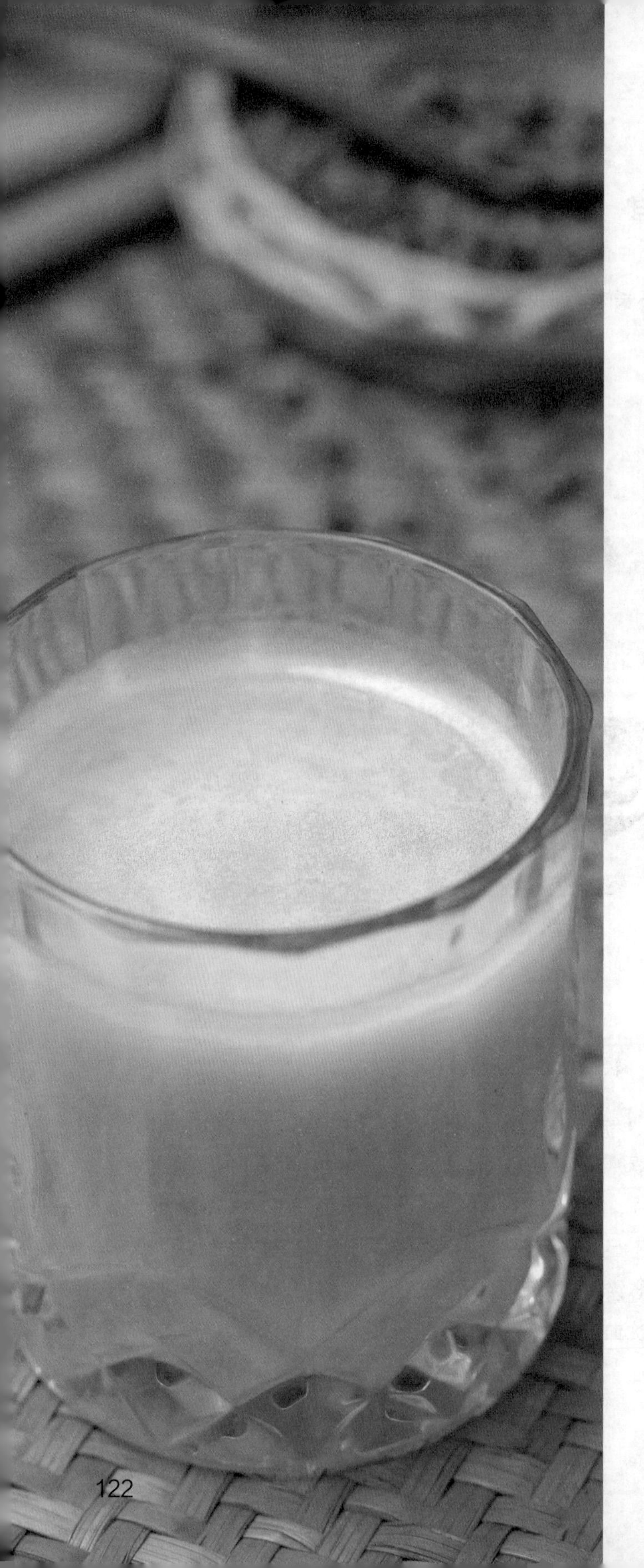

绿豆浆

热量：32 千卡

材料

水发绿豆 ...... 100 克

做法

1 将已浸泡 3 小时的绿豆倒入大碗中，加水搓洗干净，沥干水分，再倒入豆浆机中。

2 加入清水至水位线，盖上豆浆机机头，选择“五谷”程序，再选择“开始”键，启动豆浆机，待豆浆机运转约 15 分钟后，断电，滤去豆渣。

3 将豆浆倒入碗中即可饮用。

粉丝拌菠菜

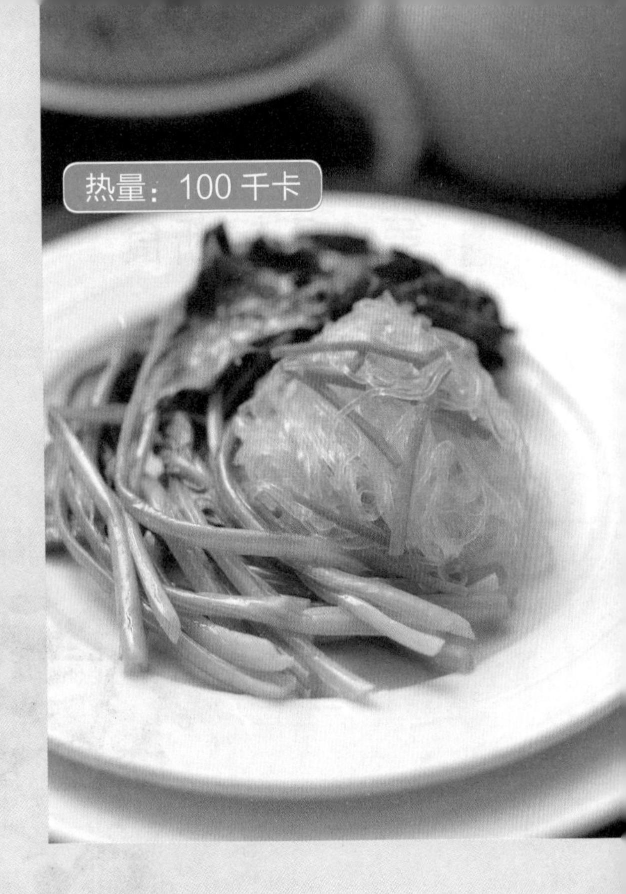

材料

菠菜……130 克

粉丝……20 克

芝麻、生抽、盐、醋、麻油各适量

做法

1 菠菜焯水后取出过凉水；粉丝煮熟，过凉水。

2 二者混合后，加入少许芝麻、1 大勺生抽、少许盐、半大勺醋、1 大勺麻油，混合拌匀，点缀上胡萝卜丝即可。

热量：342 千卡

肉末鸡蛋羹

材料

肉末……50 克

鸡蛋……2 个

姜末、葱花、盐……各少许

做法

1 肉末中放入一点姜末、葱花、盐调味。

2 将鸡蛋打散搅匀，倒入适量水至鸡蛋液不黏稠。

3 将肉末倒入搅拌好的鸡蛋液中，上蒸锅蒸 15 分钟左右即可。

第二周
第 1 天轻断食

晚餐选用沙拉和蔬果汁的搭配，用心做好一人份的健康美味晚餐，无油无糖，完全不用担心多余的热量摄入。

早餐：牛油果菠菜沙拉 250 克
晚餐：双色花菜 150 克
晚餐：黄瓜雪梨汁 200 毫升

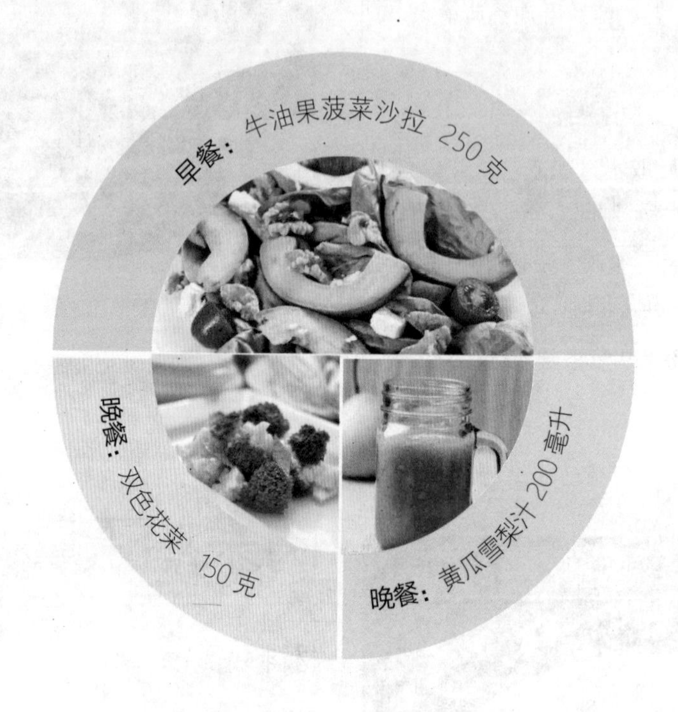

轻断食也要够营养！

花菜：花菜能很好地补充身体所需的营养成分，从而提高身体素质和免疫力，具有强身健体的功效。

牛油果：牛油果是叶酸的良好来源，这种重要的维生素能预防胎儿出现先天性神经管缺陷，减少成年人患癌症和心脏病的概率。

黄瓜：黄瓜中含有的葫芦素 C，具有提高人体免疫功能的作用，经常食用黄瓜，可达到抗肿瘤的目的。

牛油果菠菜沙拉

热量：290 千卡

材料

牛油果……100 克
菠菜叶……80 克
圣女果……40 克
核桃……15 克
酸奶……10 克

做法

1 去皮去核的牛油果切成块；洗净的圣女果，去蒂，对半切开，备用。

2 备好碗，放入牛油果、圣女果、菠菜叶、核桃，倒入酸奶，拌至均匀。

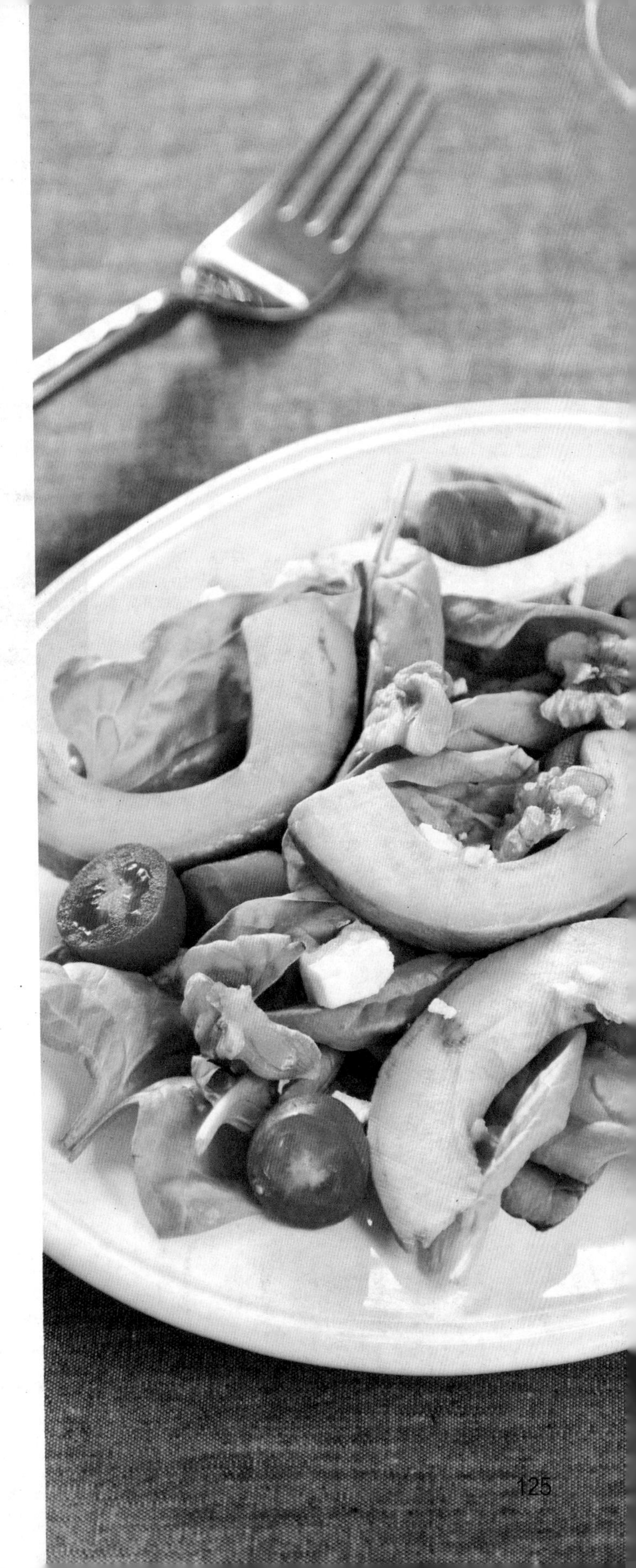

双色花菜

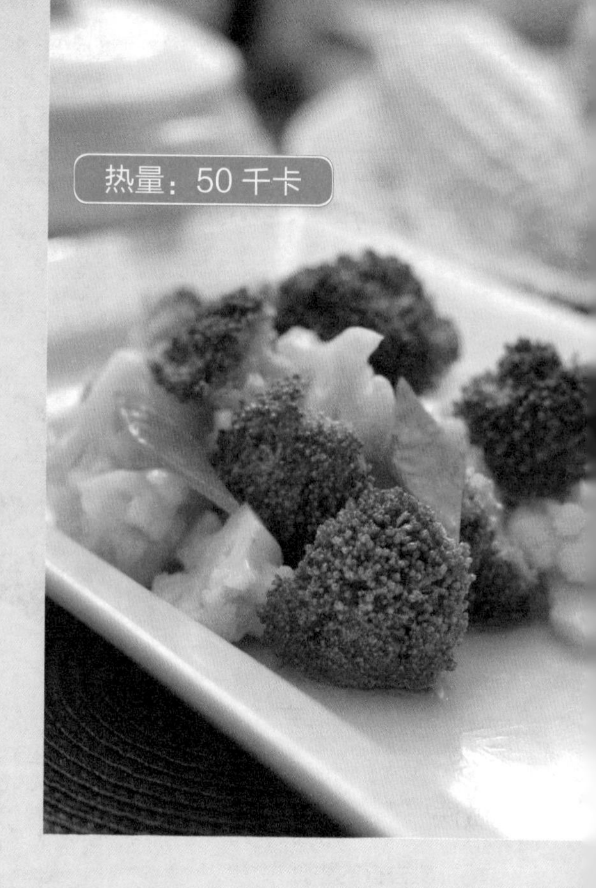

材料

花菜……………80 克
西兰花…………80 克
盐…………………少许
素香菇卤汁……少许

做法

1 在滚水中加盐混匀成盐水备用。

2 花菜、西兰花分别洗净，切小朵，放入步骤1的盐水中汆烫后捞起，放凉备用。

3 砂锅中倒入素香菇卤汁用大火煮开后，加入步骤 2 的双色花菜，转中火焖煮 8 分钟即可。

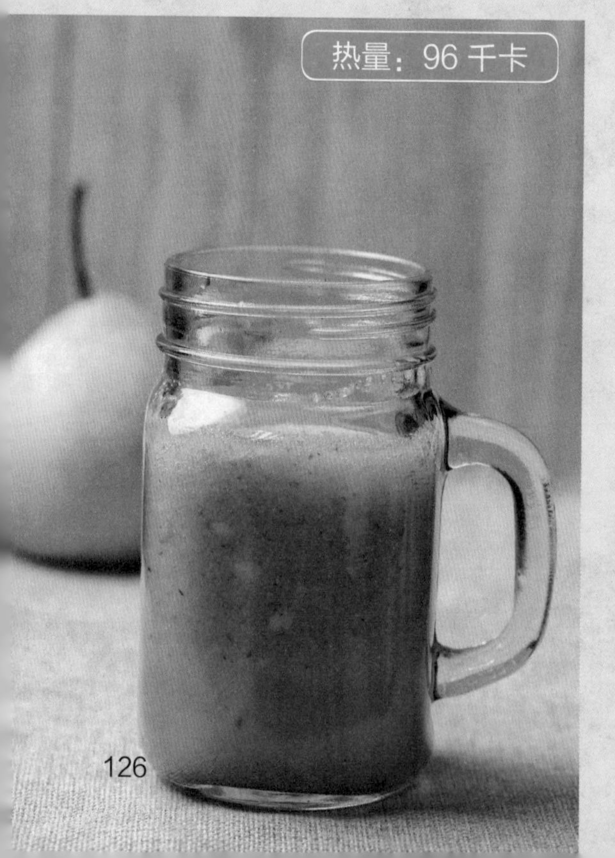

黄瓜雪梨汁

材料

黄瓜……………150 克
雪梨……………100 克
纯净水…………适量

做法

1 黄瓜洗净，取果肉，再切成均匀的小块。

2 将雪梨洗净后，保留果皮，去核，切成块状。

3 黄瓜块、雪梨块放入榨汁机，加入纯净水，盖好盖子，启动榨汁机，开始榨汁。

4 将榨出来的蔬果汁倒入杯中即可饮用。

第二周
第 2 天轻断食

想要吃得营养又不长脂肪，这么吃就对了！简单又美味的晚餐佳肴，让我们尽情享受味蕾的美妙吧！做法超简单哦！

早餐：白菜金针菇沙拉　300 克
晚餐：醋拌莴笋萝卜丝　200 克
晚餐：酿黄瓜　200 克

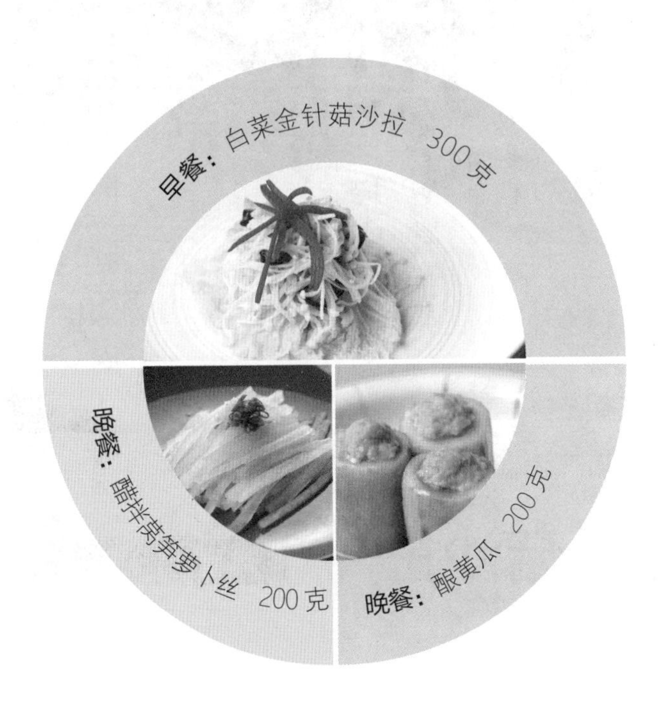

轻断食也要够营养！

√ **猪肉：**猪肉含有血红素（有机铁）和促进铁吸收的半胱氨酸，能改善缺铁性贫血。

√ **莴笋：**莴笋中含有一定量的微量元素锌、铁，特别是铁元素，很容易被人体吸收，经常食用新鲜莴笋，可以防治缺铁性贫血。

√ **金针菇：**金针菇为高钾低钠的食物，可防治高血压，降低胆固醇，金针菇所含的人体必需氨基酸成分较全，能提高免疫力。

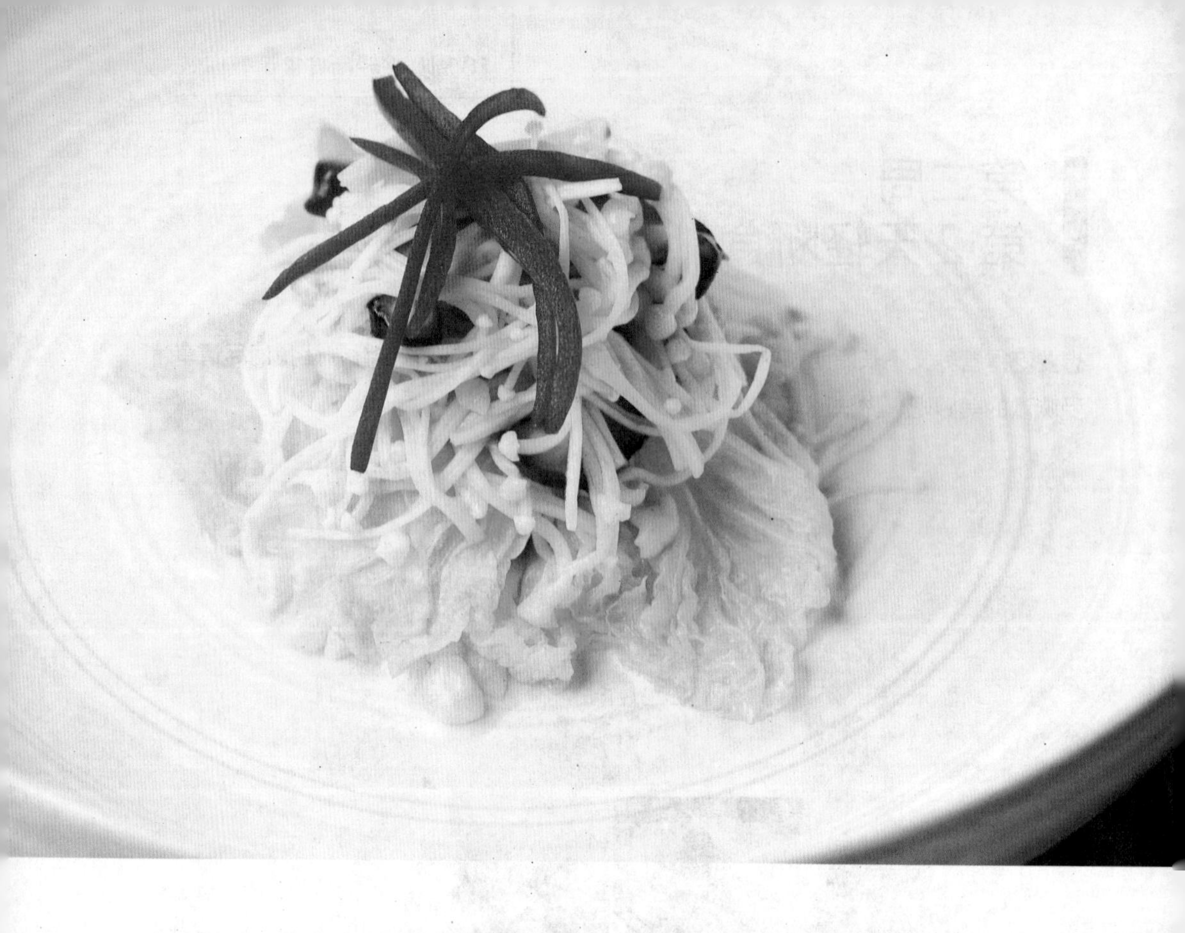

白菜金针菇沙拉

热量：73 千卡

材料

白菜…………200 克
金针菇…………80 克
水发香菇……20 克
彩椒……………10 克
盐、醋、橄榄油各适量

做法

1 白菜洗净，撕大片，焯水后捞出；香菇洗净切块，焯水；金针菇去尾，洗净后焯水；彩椒洗净，切丝。

2 将盐、醋、橄榄油混合成调料汁。

3 将白菜、香菇、金针菇与调料汁一起拌匀，装盘，撒上彩椒丝即可。

醋拌莴笋萝卜丝

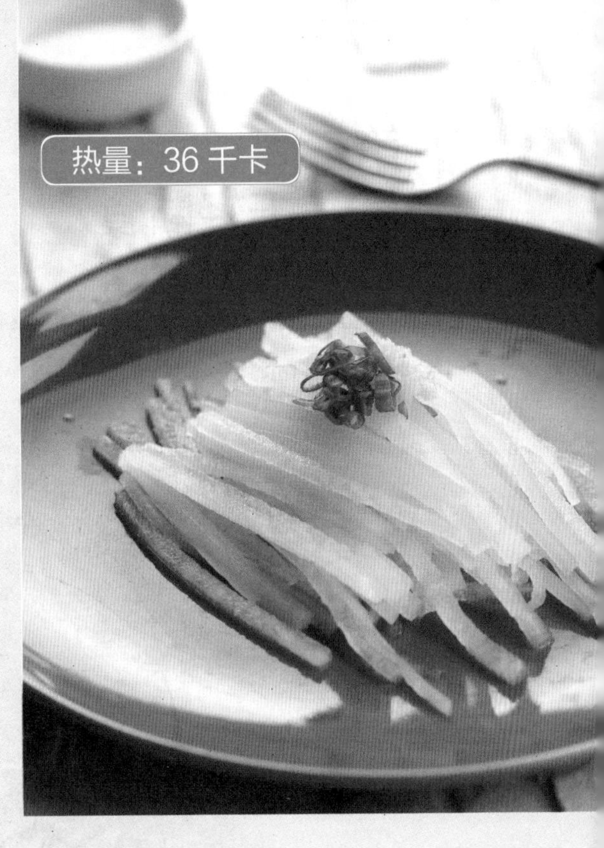

材料

莴笋……80 克

白萝卜……120 克

蒜末、葱花、盐、食用油各少许

做法

1 洗净去皮的白萝卜和莴笋切片，再切成细丝。锅中注水烧开，放入盐、食用油，倒入白萝卜丝、莴笋丝，焯煮至食材熟软后捞出，沥干待用。

2 将焯煮好的食材放入盘中，撒上蒜末、葱花即可。

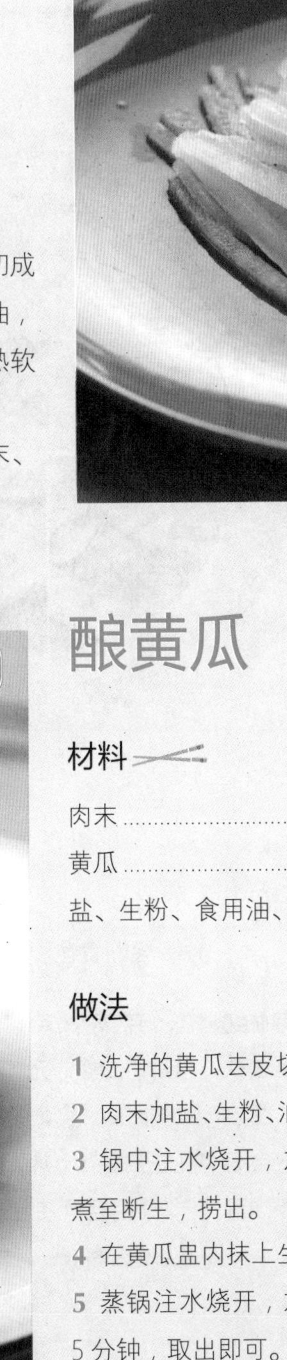

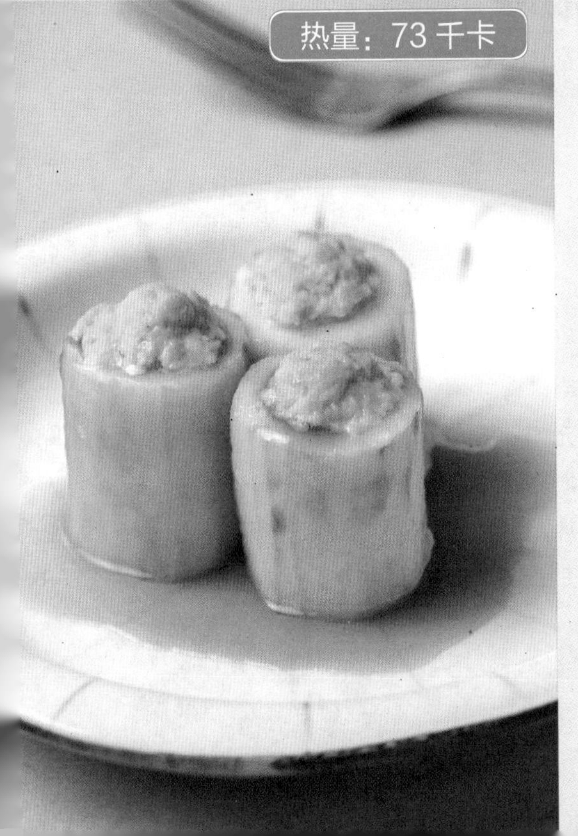

酿黄瓜

材料

肉末……90 克

黄瓜……120 克

盐、生粉、食用油、胡椒粉各少许

做法

1 洗净的黄瓜去皮切段，做成黄瓜盅。

2 肉末加盐、生粉、油、胡椒粉拌匀，腌渍。

3 锅中注水烧开，加入食用油、黄瓜段煮至断生，捞出。

4 在黄瓜盅内抹上生粉后，放入肉末。

5 蒸锅注水烧开，放入备好的食材，蒸5分钟，取出即可。

第三周
第 1 天轻断食

轻断食料理已经风行多年，在盛夏的季节里，让我们的身材更完美，体质更健康，一起来轻断食一下吧！

早餐：奶油蘑菇汤 200 克
晚餐：醋拌芹菜 150 克
晚餐：紫菜蛋卷 100 克

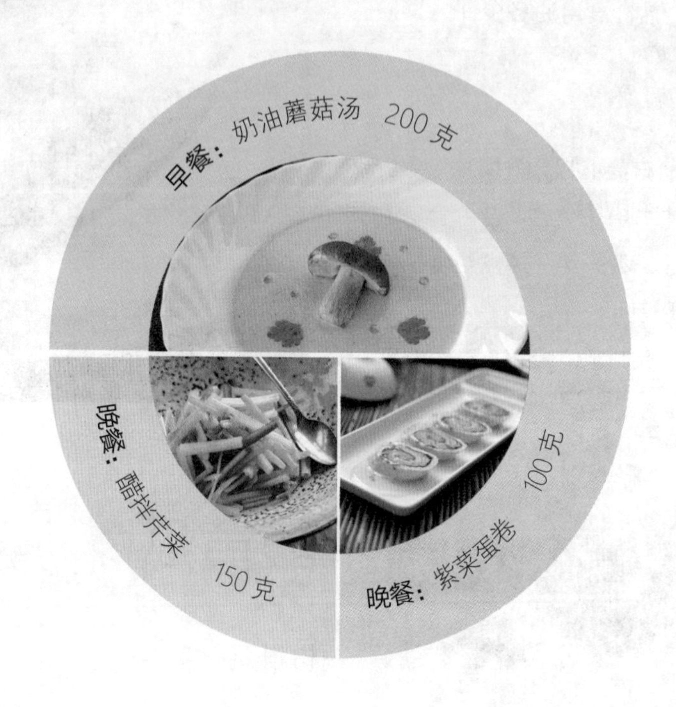

轻断食也要够营养！

猪肉：猪肉含有血红素（有机铁）和促进铁吸收的半胱氨酸，能改善缺铁性贫血；还含有丰富的 B 族维生素，可以增强体力。

芹菜：芹菜含铁量较高，能补充妇女经血的损失，食之能避免皮肤苍白、干燥、面色无华，而且可使目光有神、头发黑亮。

蘑菇：蘑菇中富含的硒元素能促进皮肤新陈代谢和延缓衰老，并且容易被人体吸收，在预防皱纹方面效果显著。

奶油蘑菇汤

热量：182 千卡

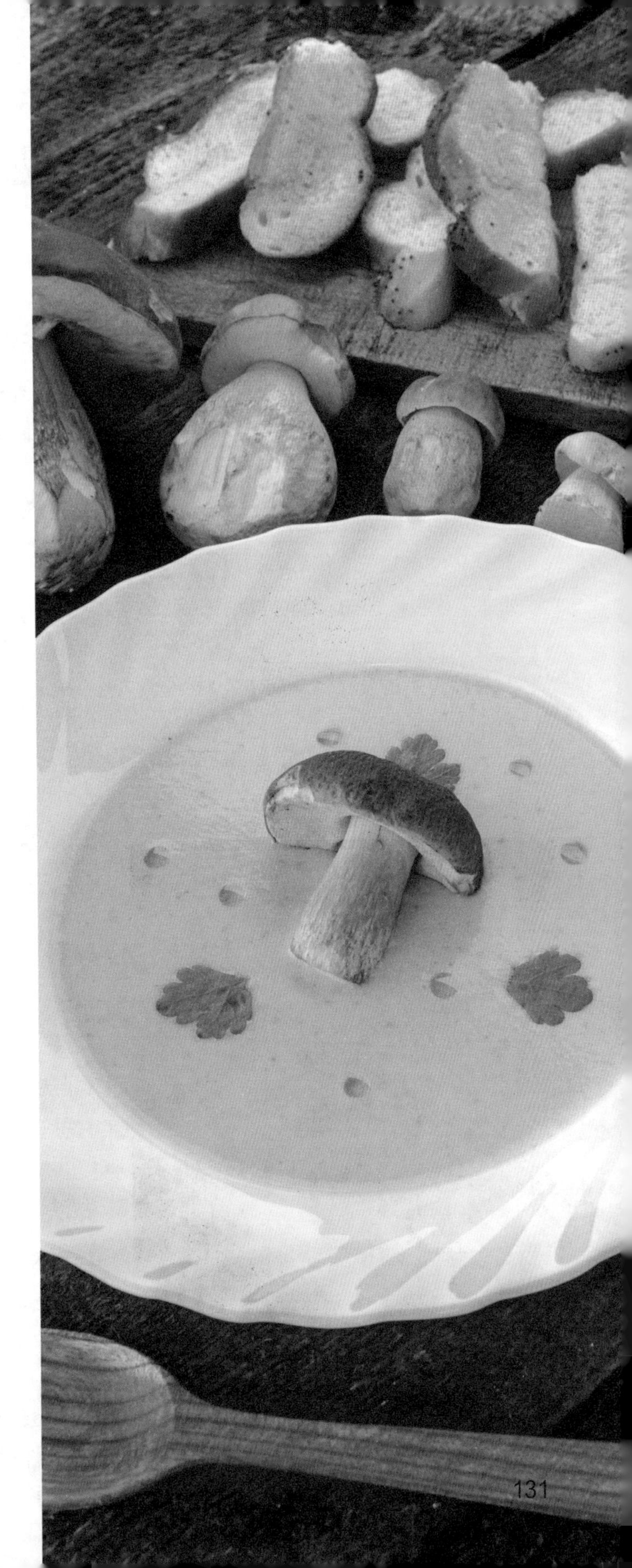

材料

蘑菇……120 克
香菜……10 克
淡奶油……10 克
牛奶……20 毫升
面粉……15 克
盐、白胡椒粉、黄油、
橄榄油……各适量

做法

1 洗净的蘑菇切成片。

2 平底锅烧热，放入黄油、蘑菇片，炒至变软，加入牛奶、水，煮开，关火。

3 待蘑菇汤冷却，放入料理机，将食材充分打碎，成为细腻的汤汁。

4 锅洗净重新烧热，加入黄油烧热熔化后，加入面粉，翻炒均匀，加入打好的汤汁，再加入淡奶油，将汤汁重新煮开，放入盐、白胡椒粉，装碗，淋上橄榄油，点缀上香菜、蘑菇即可。

醋拌芹菜

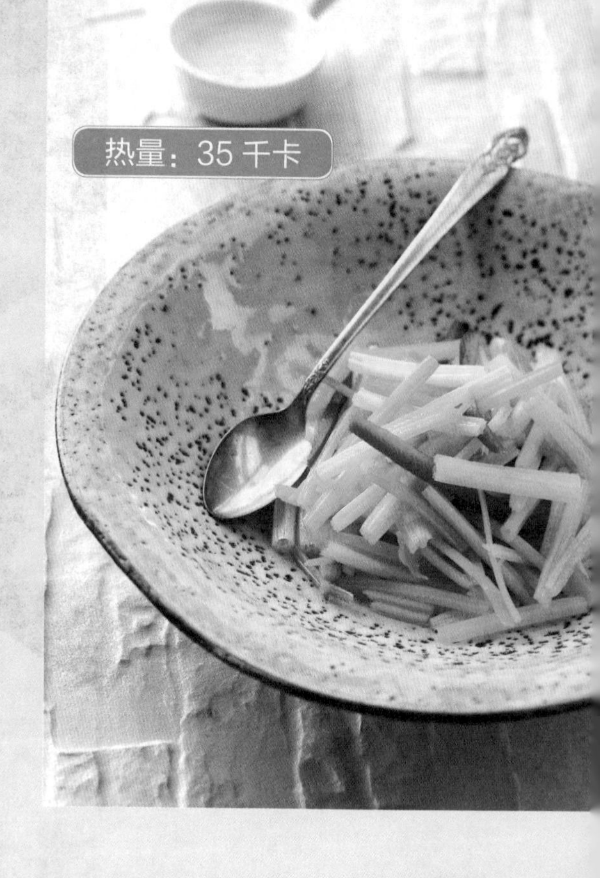

材料

芹菜梗 .... 150 克
彩椒 .... 10 克
盐 .... 少许

做法

1 洗净的彩椒切成丝，芹菜梗切成段。

2 锅中注水烧开，倒入芹菜梗，拌匀，略煮，放入彩椒，煮至食材断生，捞出，沥干水待用。

3 将焯过水的食材倒入碗中，加入盐，搅拌均匀至食材入味。

4 取盘子，盛入拌好的菜肴，摆好盘即可。

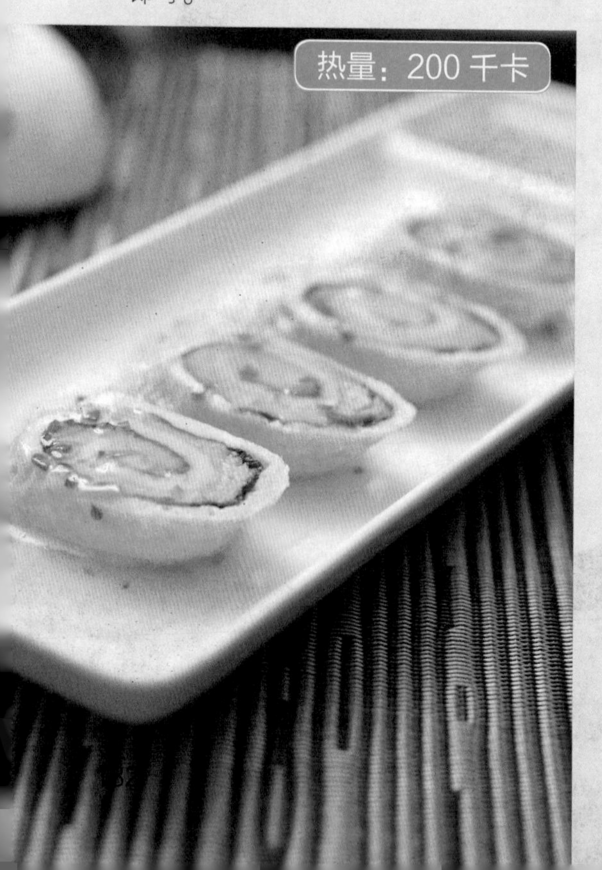

紫菜蛋卷

材料

鸡蛋 .... 2 个
紫菜 .... 25 克
葱、盐 .... 各适量
食用油 .... 适量

做法

1 紫菜洗净，葱切末，鸡蛋打入碗中，加葱花、盐搅匀。

2 开小火，平底锅中倒入适量油，将蛋液均匀倒入锅中并摊平，形成一个圆形。

3 待鸡蛋煎至两面金黄，盛出放在盘中，铺上一层紫菜，将鸡蛋饼卷起，斜切成小段即可。

第三周
第 2 天轻断食

清晨，吃上水果燕麦片，轻松甩掉胖胖的肉体，有趣的灵魂和轻盈的身体更搭，能减少多余钠盐的摄取，减轻心血管和肾脏负担，并避免多余水分滞留体内。

早餐：水果燕麦片 100 克
晚餐：芝麻洋葱拌菠菜 260 克
晚餐：白萝卜豆浆 200 毫升

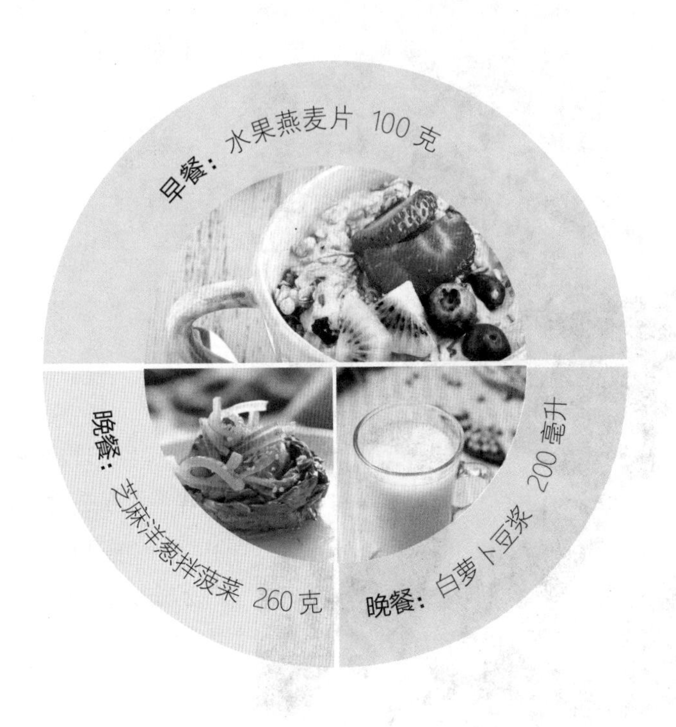

轻断食也要够营养！

燕麦：燕麦中含有极其丰富的亚油酸，对脂肪肝、浮肿、便秘等有辅助疗效，对老年人增强体力、延年益寿也是大有裨益的。

洋葱：洋葱含有一种叫硒的抗氧化剂，使人体产生大量的谷胱甘肽，能让癌症发生率大大下降，而洋葱中所含的半胱氨酸，能推迟细胞的衰老，使人延年益寿。

黄豆：黄豆所含丰富的铁，易吸收，可防止缺铁性贫血，对婴幼儿及孕妇尤为重要；所含锌具有促进生长发育，防止不育症的作用。

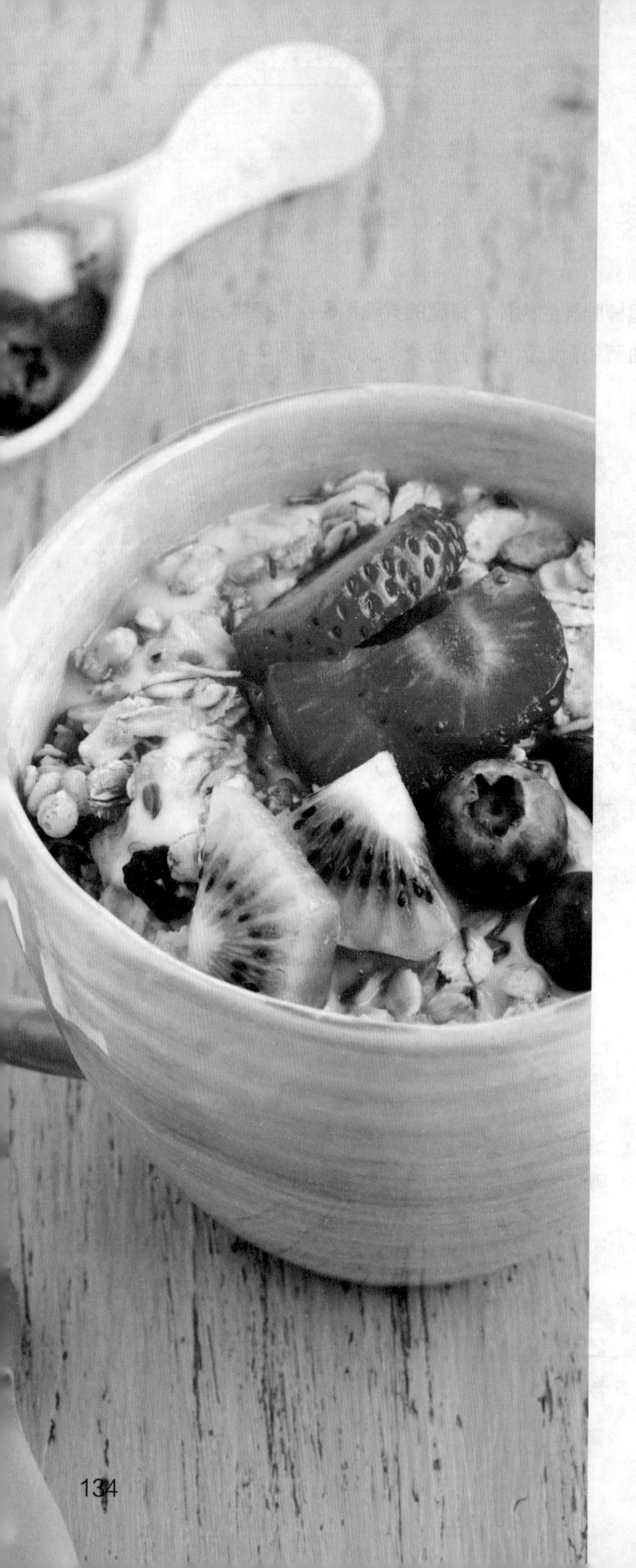

水果燕麦片

热量：220 千卡

材料

燕麦片............50 克
猕猴桃............10 克
蓝莓................15 克
草莓................20 克
牛奶...........40 毫升

做法

1 去皮的猕猴桃切成片；洗净的草莓去蒂，切成块；蓝莓洗净，备用。

2 备好杯子，放入燕麦片，加入牛奶，摆上猕猴桃、草莓、蓝莓即可。

芝麻洋葱拌菠菜

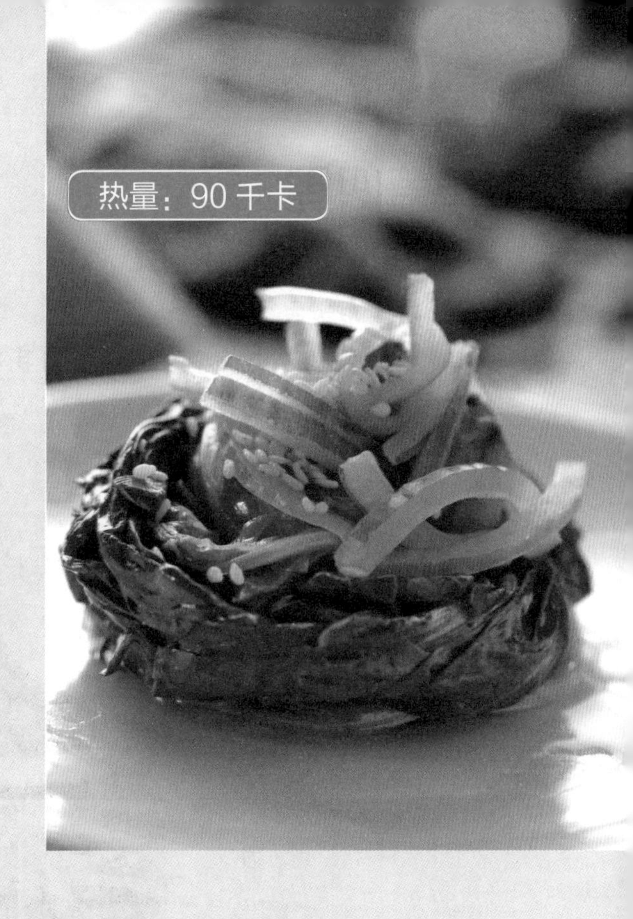

热量：90 千卡

材料

菠菜……200 克
洋葱……60 克
芝麻、盐、食用油……各少许

做法

1 去皮洗净的洋葱切成丝，择洗干净的菠菜切去根部。锅中注入适量清水，淋入食用油，放入菠菜，拌匀，焯煮半分钟。
2 倒入洋葱丝，拌匀，再煮半分钟，捞出焯煮好的食材，沥干水分。
3 将煮好的菠菜、洋葱装入碗中，加入盐，拌匀，撒上少许芝麻，装盘即可。

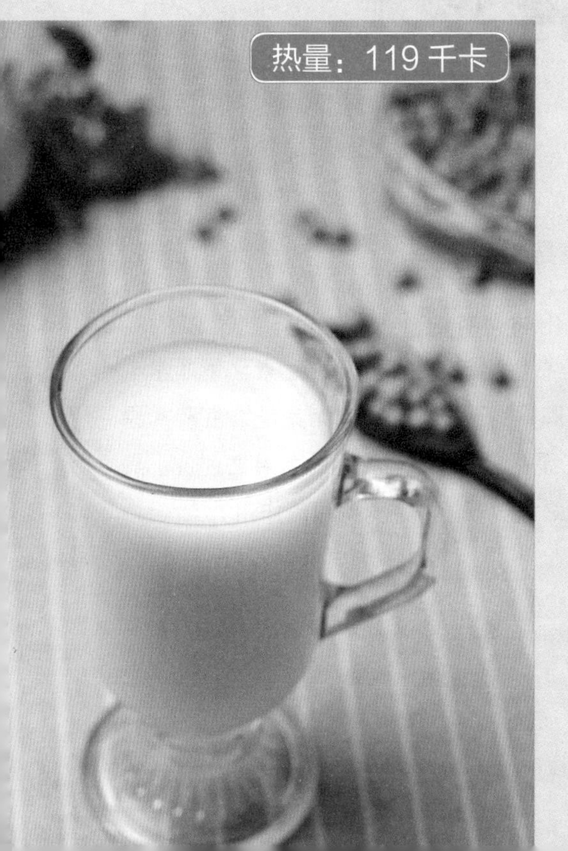

热量：119 千卡

白萝卜豆浆

材料

水发黄豆……60 克
白萝卜……50 克

做法

1 将洗净去皮的白萝卜切条，再切成小块。
2 将已浸泡 8 小时的黄豆倒入碗中，加水搓洗干净，沥干水分。
3 将黄豆、白萝卜倒入豆浆机中，注水，待豆浆机运转约 15 分钟（“嘀嘀”声响起）后，即成豆浆。
4 把豆浆滤渣后倒入碗中即可。

第四周
第 1 天轻断食

简单、营养、美味，这三个关键词足以让我喜爱晚餐这款沙拉，每一份食材都透露出新鲜的味道，轻断食便意味着低脂、原味以及对胃无负担，是想减肥的亲们的福音。

早餐：罗勒酱猪肉 150 克
晚餐：山药芹菜沙拉 270 克
晚餐：圣女果芒果汁 200 毫升

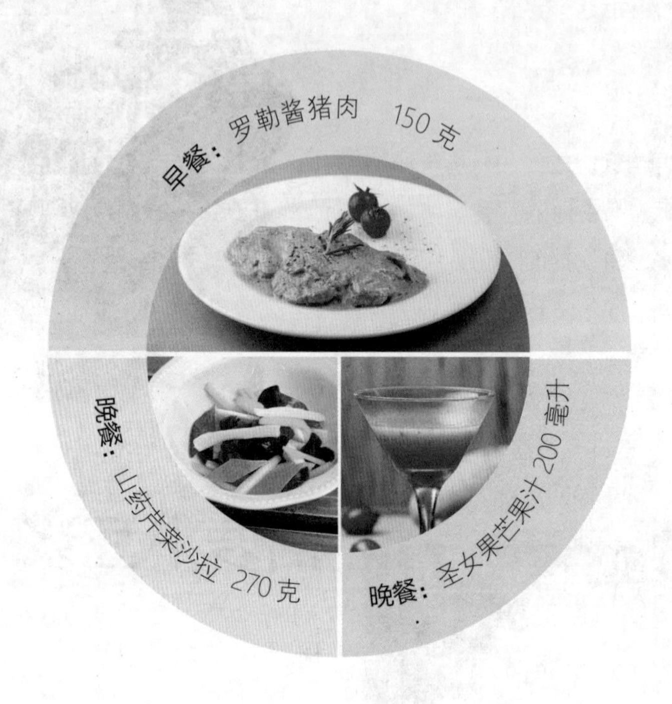

轻断食也要够营养！

✓ **圣女果**：圣女果含维生素 A、维生素 C，可预防白内障，对夜盲症也有一定防治效果；所含的番茄红素具有抑制脂质过氧化的作用，能抑制视网膜黄斑变性，维护视力。

✓ **山药**：山药含有淀粉酶、多酚氧化酶等物质，有利于脾胃的消化、吸收功能，是平补脾胃的药食两用之品。

✓ **芒果**：芒果中的糖类及维生素含量非常丰富，尤其是维生素 A 原含量占水果之首位，具有明目的作用。

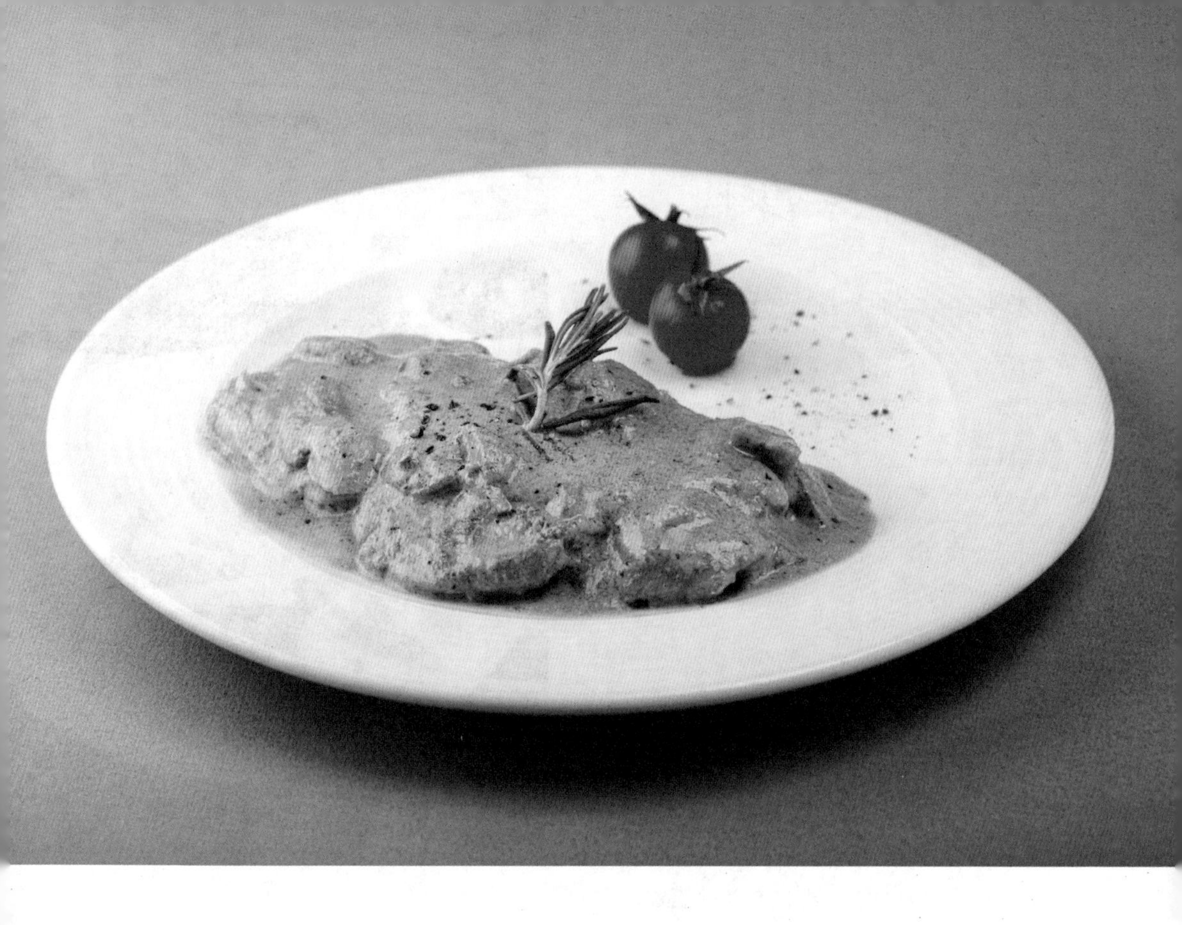

罗勒酱猪肉

热量：300 千卡

材料

猪肉……150 克	迷迭香……5 克	胡椒碎……2 克
罗勒酱……10 克	圣女果……10 克	橄榄油……2 毫升

做法

1 洗净的猪肉切成块。

2 锅中注入油烧热，倒入猪肉，炒至香酥。

3 装炒好的猪肉盛出，装碗，淋上罗勒酱，撒上胡椒碎，摆上圣女果，点缀上迷迭香即可。

山药芹菜沙拉

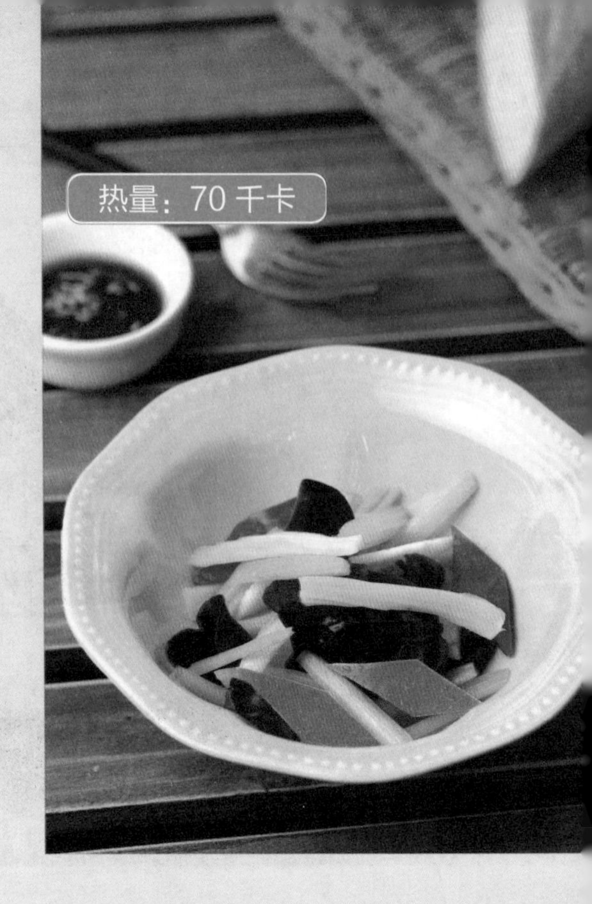

材料

山药……50 克
芹菜……100 克
黑木耳……100 克
彩椒……20 克
白醋、橄榄油、盐……各少许

做法

1 山药洗净，削皮，切菱形片，焯水断生。
2 黑木耳洗净，焯水至熟；彩椒洗净切成菱形片。
3 芹菜洗净切段，焯熟备用。
4 将上述食材均装盘，放入橄榄油、白醋和盐，拌匀即可。

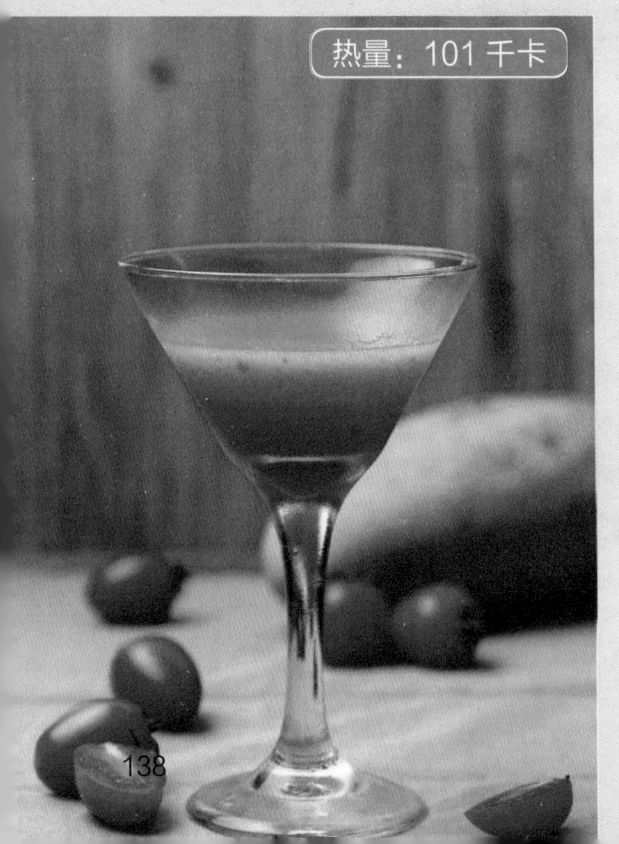

圣女果芒果汁

材料

芒果……135 克
圣女果……90 克

做法

1 将圣女果洗干净后，对半切开。
2 洗好的芒果去皮取果肉，切成小块。
3 在榨汁机中倒入切好的圣女果和芒果肉，注入适量纯净水后盖上盖子，启动榨汁机，搅打均匀成汁。
4 倒出果汁，装入杯中，即可享用新鲜美味的果汁。

第四周
第 2 天轻断食

口感清脆的绿色蔬菜，加上蛋白质丰富的鸡胸肉，把它当作早餐或者运动后的加餐都很合适。

早餐：砂姜彩椒炒鸡胸肉 280 克
晚餐：炝拌包菜 200 克
晚餐：红豆马蹄汤 300 克

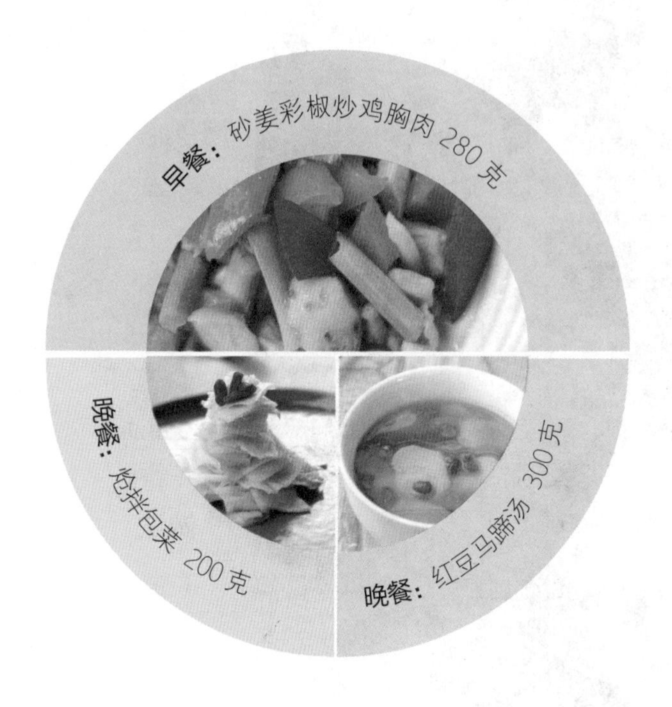

轻断食也要够营养！

鸡肉：鸡肉中氨基酸的组成与人体需要的十分接近，同时它所含有的脂肪酸多为不饱和脂肪酸，极易被人体吸收。

包菜：包菜含有丰富的萝卜硫素，能形成一层对抗外来致癌物侵蚀的保护膜，能够很好地防癌抗癌。

马蹄：马蹄中的磷含量是所有茎类蔬菜中含量最高的，磷元素可促进人体发育；有清热泻火的良好功效，既可清热生津，又可补充营养。

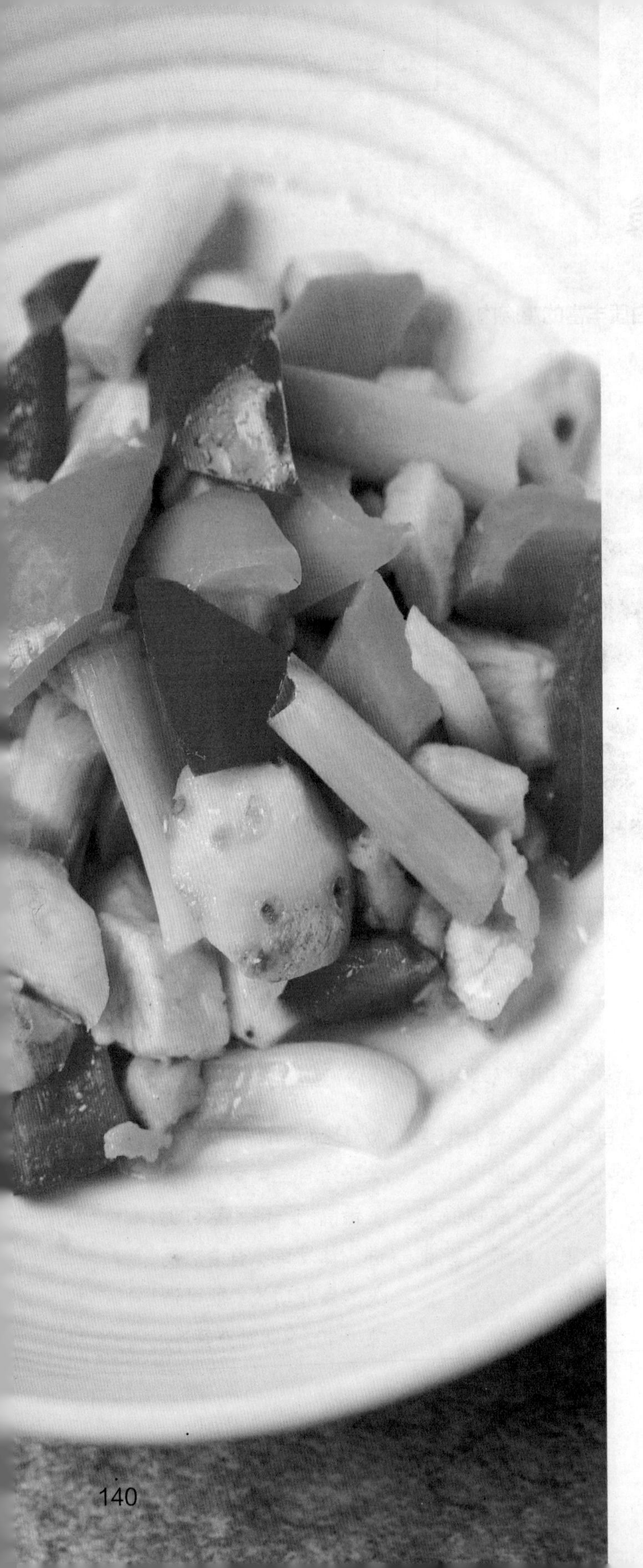

砂姜彩椒炒鸡胸肉

热量：250 千卡

材料

鸡胸肉 .... 120 克
彩椒 .... 70 克
砂姜 .... 90 克
盐 .... 适量
生粉 .... 适量
胡椒粉 .... 适量
葱段 .... 适量
食用油 .... 少许

做法

1 洗净的鸡胸肉切丁，加入胡椒粉、生粉、盐拌匀，腌渍10分钟。
2 彩椒切片，装入碗中备用；砂姜去皮切片。
3 锅中注水烧开，放入砂姜、彩椒煮半分钟，捞出。
4 用油起锅，倒入鸡胸肉炒散，放入葱段炒香，倒入砂姜、彩椒炒匀，盛出即可。

炝拌包菜

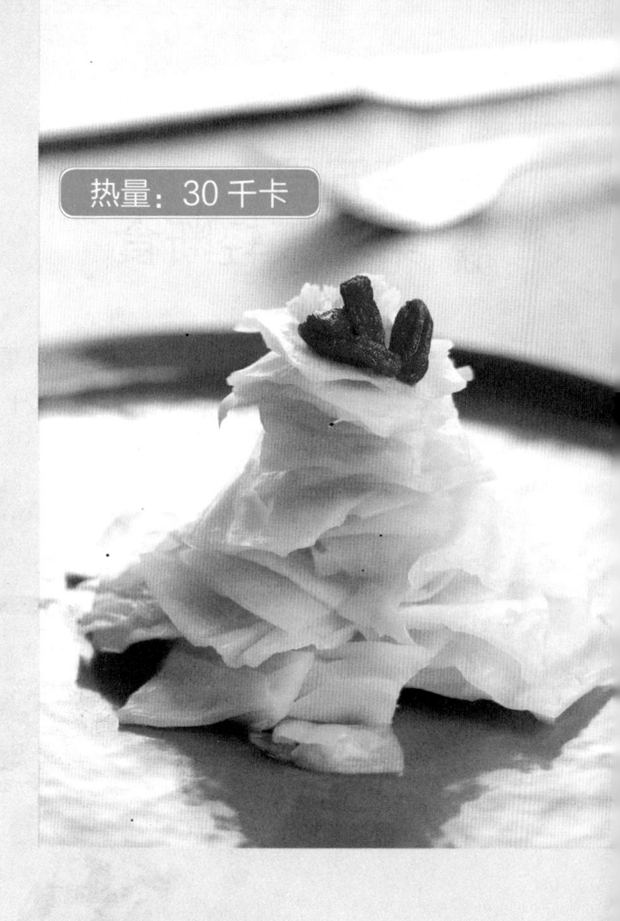

材料

包菜……200 克

蒜末、枸杞、盐、食用油各适量

做法

1 洗净的包菜切去根部，再切成小块，撕成片，备用。

2 锅中注入适量清水，用大火烧开，加少许油，倒入备好的包菜、枸杞，拌匀。

3 关火后捞出焯煮好的食材，沥干水分。

4 取一个大碗，放入焯好的食材，放入蒜末，加入适量盐，拌至食材入味，装入盘中即可。

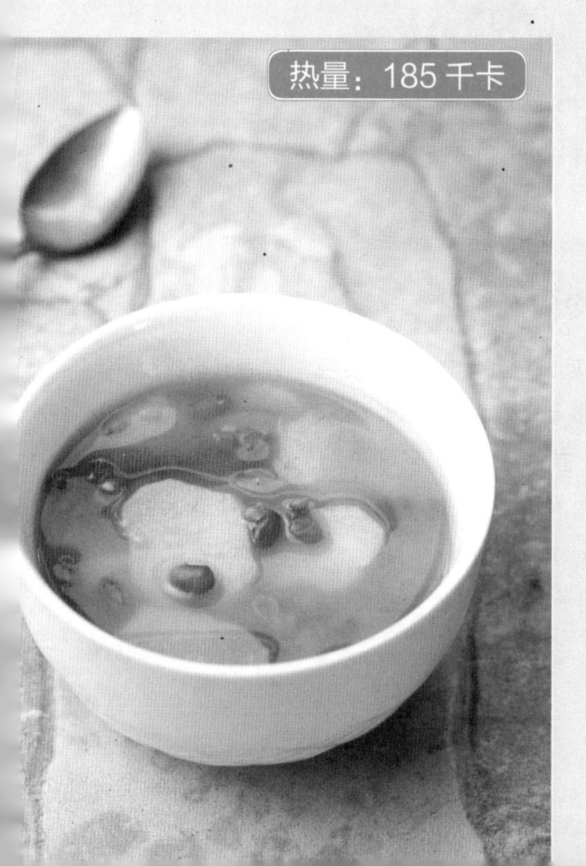

红豆马蹄汤

材料

马蹄……150 克

水发红豆……150 克

姜片、盐……各少许

做法

1 砂锅置火上，注入适量清水，用大火烧开，倒入洗好泡发的红豆。

2 盖上盖，大火煮开后转小火煮 30 分钟。揭盖，放入备好的姜片、马蹄肉，拌匀。再盖上盖，续煮 30 分钟至食材熟透。

3 揭盖，加入盐，拌匀，盛出煮好的汤料，装入碗中即可。

第五周
第 1 天轻断食

沙拉还是汤品呢？合二为一，省时省力，重要的是，好吃呀！ 15 分钟，So easy！轻轻松松，在家里给自己一份轻断食主义！

早餐：炸奶条 150 克
晚餐：田园沙拉 360 克
晚餐：黄豆香菜汤 250 克

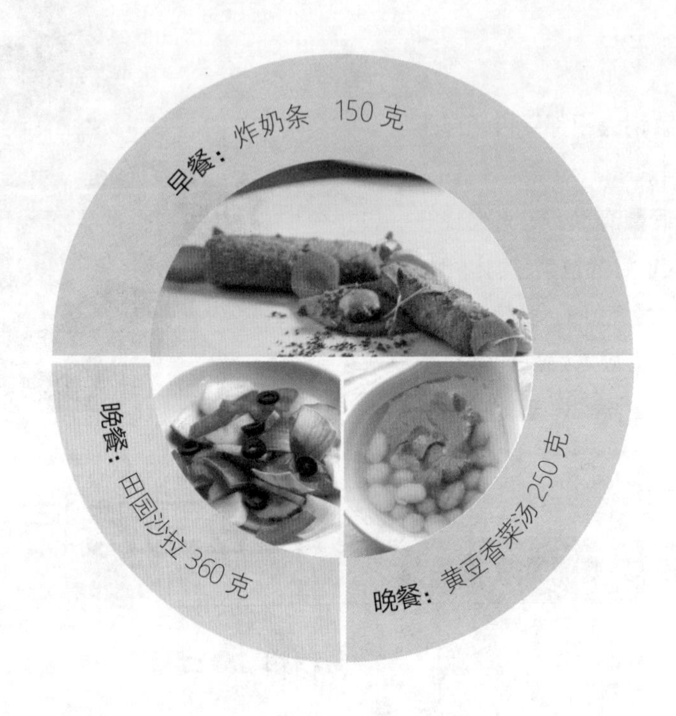

轻断食也要够营养！

牛奶：牛奶中含有一种 CLA 的物质，能有效破坏人体内有致癌危险的自由基，并能迅速和细胞膜结合，使细胞处于防御致癌物质侵入的状态，起到防癌作用。

黄瓜：黄瓜中含有丰富的维生素 E，可起到延年益寿、抗衰老的作用；所含的丙醇二酸，可抑制糖类物质转变为脂肪，有利于减肥强体。

黄豆：黄豆富含维生素 E、胡萝卜素、磷脂，可防止老年斑、老年夜盲症生成，增强老人记忆力，是延年益寿的最佳食品。

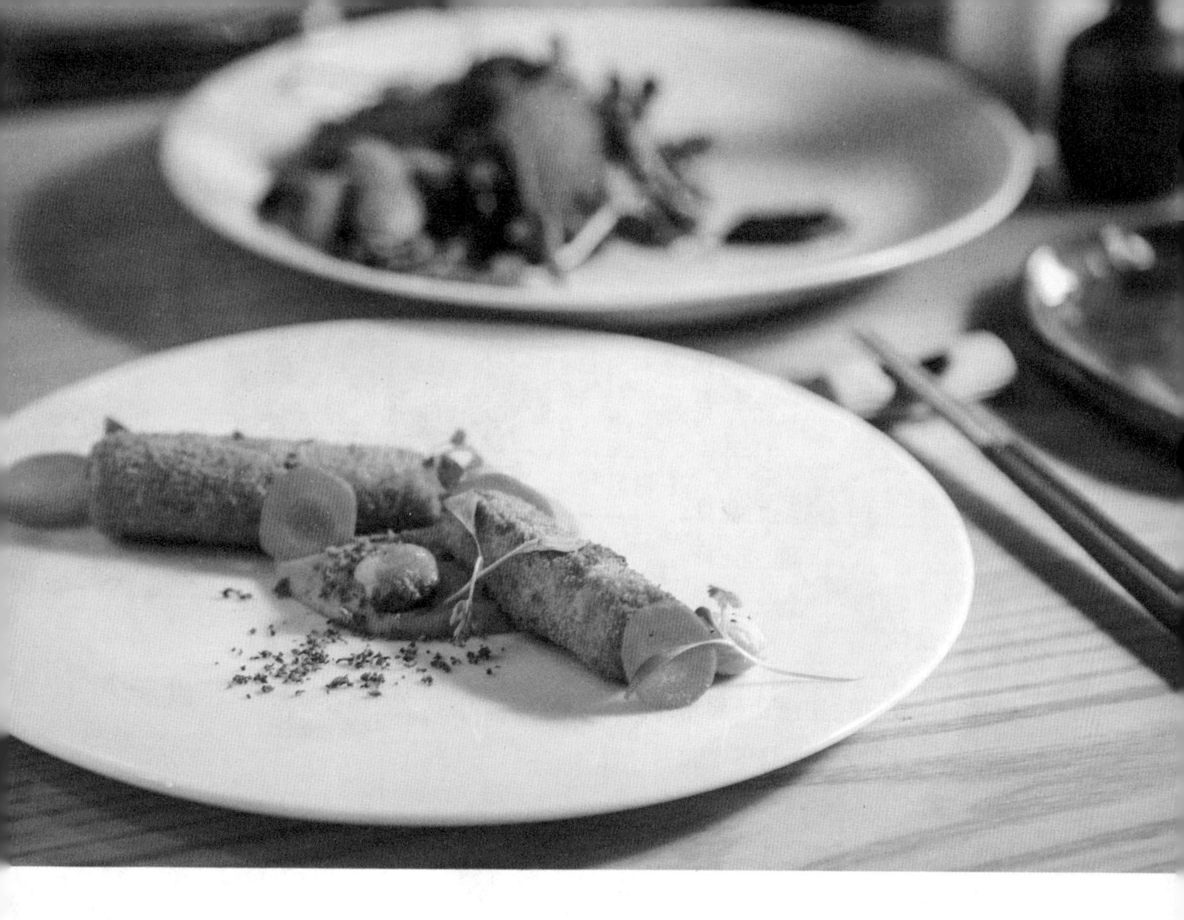

炸奶条

热量：208 千卡

材料

牛奶 .... 100 毫升
玉米淀粉 .... 25 克
胡萝卜片 .... 少许
鸡毛菜 .... 5 克
奶酪 .... 7 克
桂花蜜 .... 4 克
橄榄油 .... 5 毫升

做法

1 把牛奶、玉米淀粉拌匀后放入锅中，小火加热，不停搅拌至粘稠。找一个矩形容器，涂一层油，倒入奶糊，晾凉后入冰箱冷藏 1 小时凝固成奶糕，切条，待用。

2 油锅烧至六成热后转小火，放入奶糕条，炸至金黄。

3 装碗，摆上胡萝卜片、奶酪、鸡毛菜，淋上桂花蜜即可。

田园沙拉

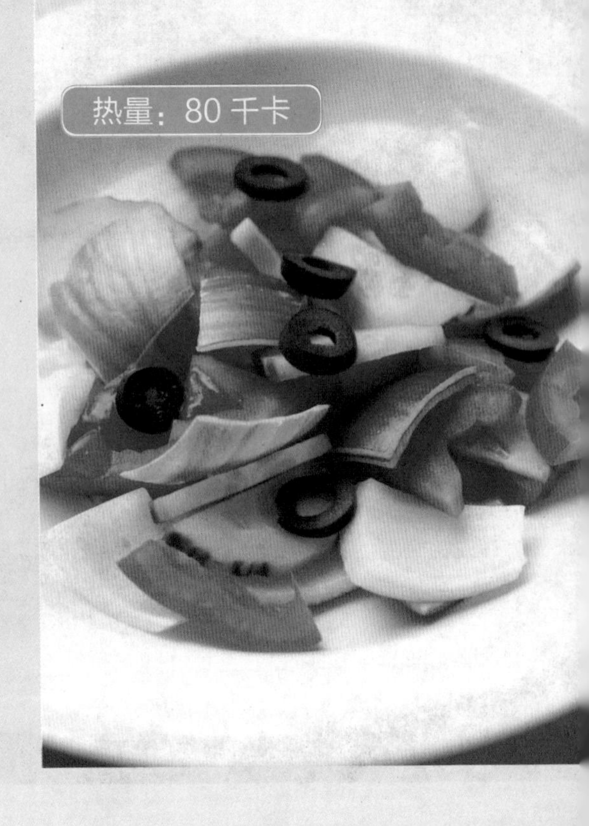

材料

黄瓜……200 克
番茄……100 克
洋葱……60 克
盐、橄榄油、白醋……各少许
黑橄榄……少许

做法

1 黄瓜对半切开后切成 0.7 厘米厚的片状，番茄切成 6~8 块，洋葱切成片，黑橄榄切成圈。

2 将黄瓜、番茄、洋葱、黑橄榄放入碗中，淋上橄榄油和白醋，加盐拌匀，盛入盘中。

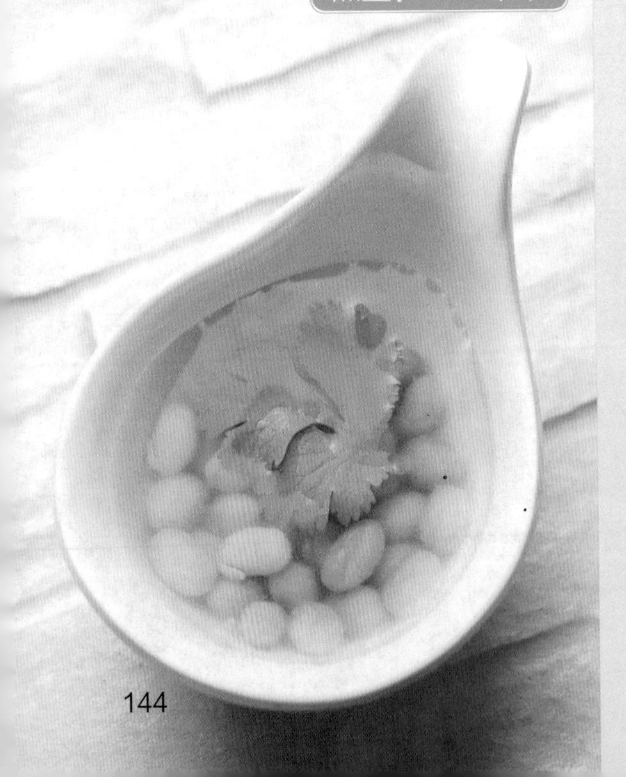

黄豆香菜汤

材料

水发黄豆……220 克
香菜……30 克
盐……少许

做法

1 洗净的香菜切段；砂锅中注水烧热，放洗净的黄豆，煮至熟软，撒香菜，搅散。

2 盖上盖，续煮约 10 分钟，至食材熟透，揭盖，搅拌，盛出煮好的黄豆香菜汤。

3 将汤汁滤在碗中，饮用时加入少许盐，拌匀即可。

第五周
第 2 天轻断食

时下白领们流行吃“轻食”、“简餐”，领略“轻断食主义”新概念的演变，不但能享受美味，更能实现瘦身的梦想，拥有健康而曼妙的身体。

早餐：番茄菠菜 400 克
晚餐：玉米笋豌豆沙拉 150 克
晚餐：白灼鲜虾 150 克

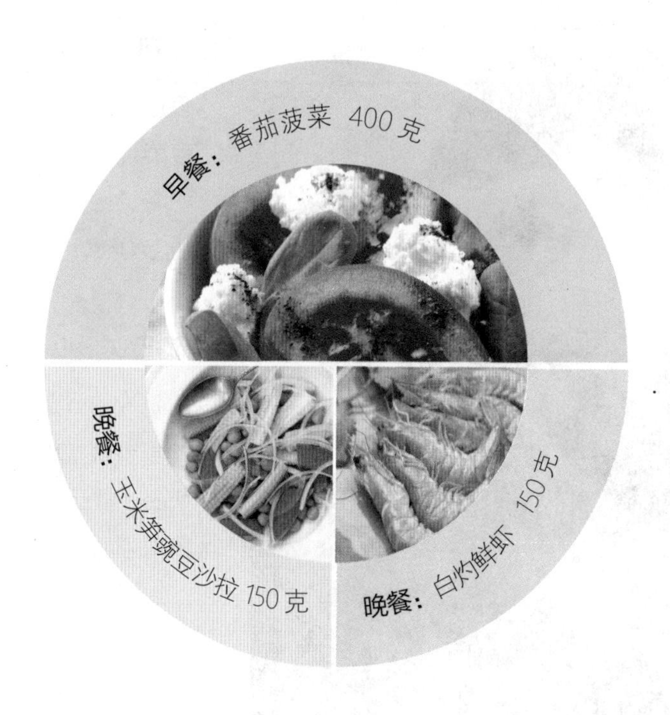

轻断食也要够营养！

✓ **虾：**虾肉含有一种特别的物质——虾青素，有助于消除因时差反应产生的“时差症”；虾还富含钙、磷，能强健骨质，预防骨质疏松。

✓ **玉米笋：**玉米笋含有铁、磷以及锌等多种矿物质，食用玉米笋以后能促进身体正常代谢，提高身体机能，经常食用对提高人类健康水平有很大的好处。

✓ **菠菜：**菠菜中所含的胡萝卜素，在人体内会转变成维生素 A，能维护视力正常和上皮细胞的健康，提高机体预防传染病的能力，还能促进儿童的生长发育。

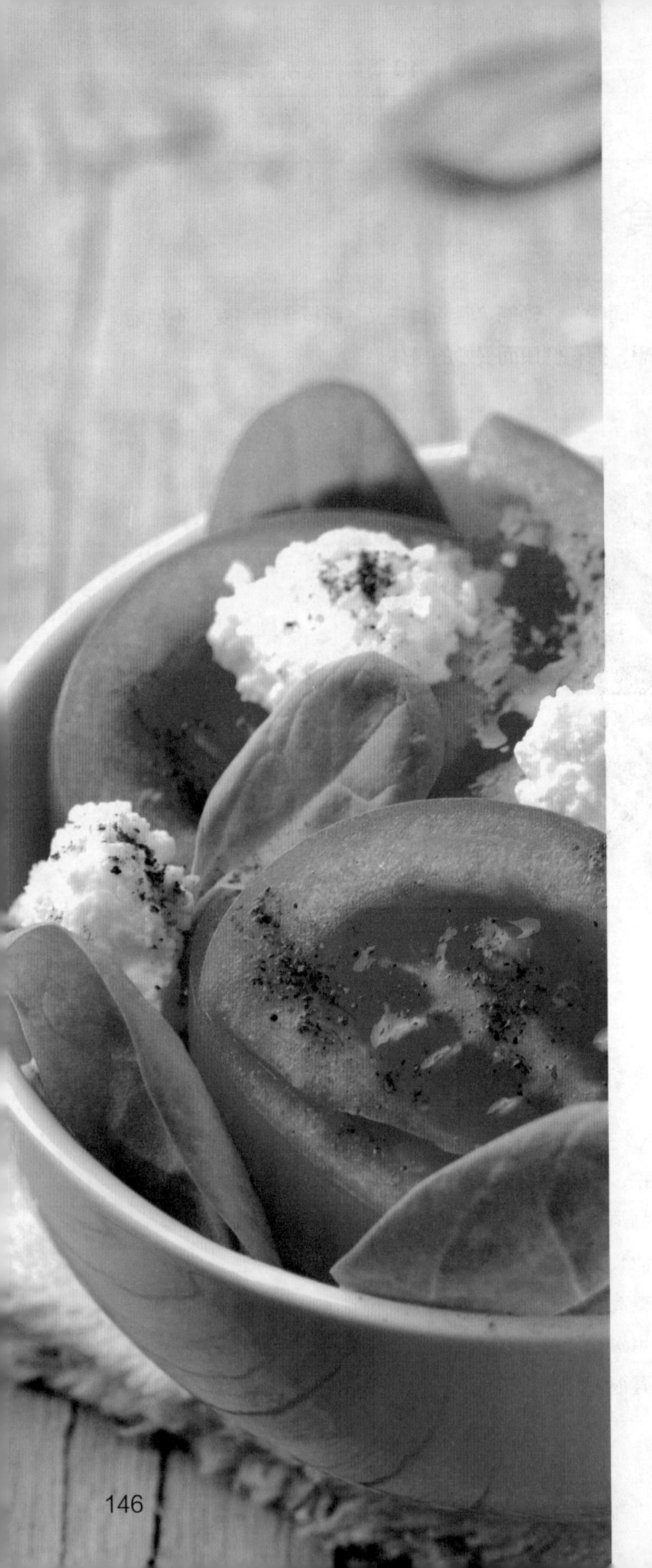

番茄菠菜

热量：203 千卡

材料

番茄 .... 250 克

菠菜 .... 100 克

奶酪 .... 40 克

巧克力粉 .... 3 克

做法

1 洗净的番茄去蒂，切成块。

2 取一碗，放入番茄、菠菜、奶酪，拌至均匀，撒上巧克力粉即可。

玉米笋豌豆沙拉

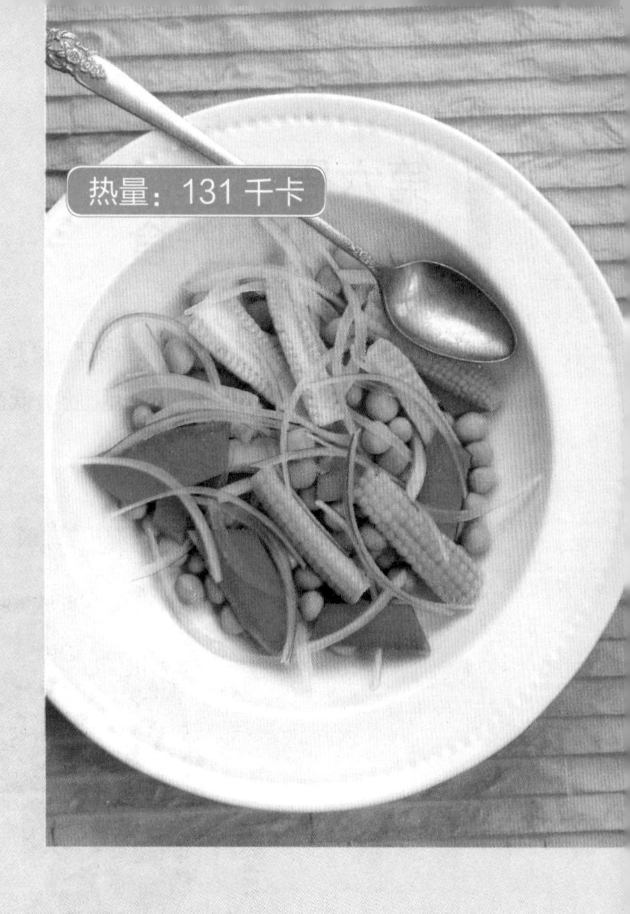

材料

玉米笋……50 克

豌豆……30 克

洋葱……20 克

南瓜……20 克

橄榄油、白醋、盐……各少许

做法

1 玉米笋、豌豆洗净，焯熟；洋葱洗净，切丝；南瓜洗净，切片，焯熟。

2 取一碗，装入以上所有食材，加入橄榄油、白醋、盐拌匀即可。

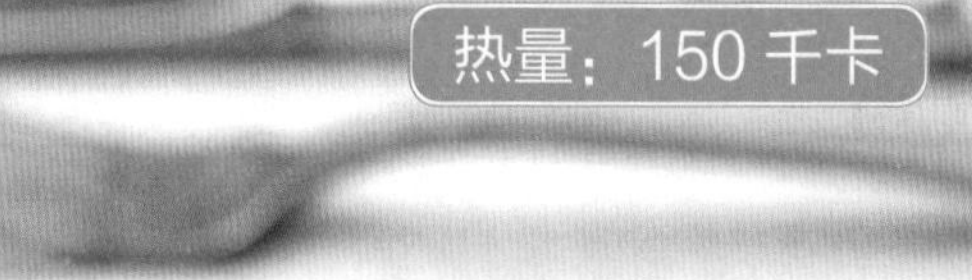

白灼鲜虾

材料

鲜虾……150 克

姜……少许

蒜……少许

香醋……少许

做法

1 大蒜切细，淋入香醋备用；姜切片。

2 锅洗净，注入少量水，加姜片。

3 水开后放入鲜虾，略翻一下，虾变红色即熟捞起，装盘，食用时蘸上醋汁。

第六周
第 1 天轻断食

从 5 月开始，夏天和我们 Say Hello 了，拜拜肉、游泳圈再也藏不住了，想要轻心轻体，对于食材的选择应遵循低糖分、低脂肪、低盐分、高纤维的标准。

早餐：鸡胸肉炒豆角 140 克
晚餐：生菜面包沙拉 200 克
晚餐：三文鱼柳小扁豆 150 克

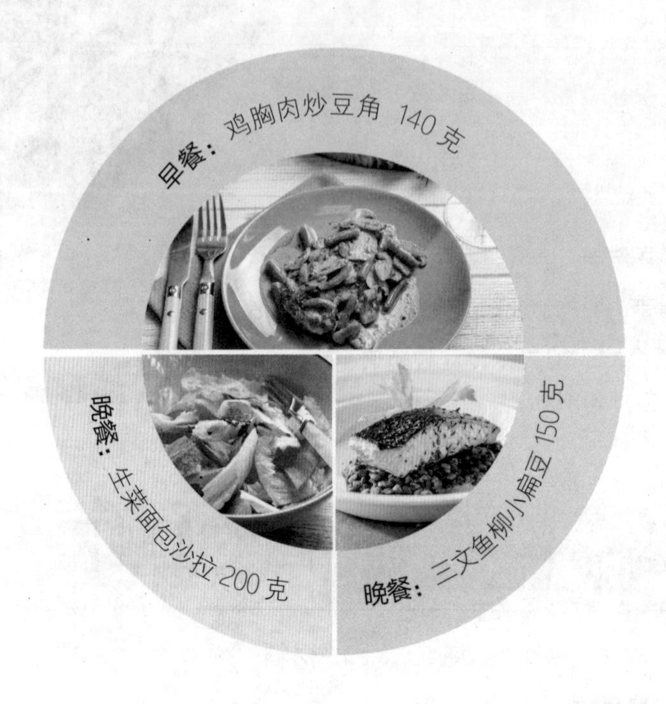

轻断食也要够营养！

三文鱼：三文鱼富含维生素 E，有助孕的效果，还可促进血液循环；还富含钙和维生素 D，能预防骨质疏松，强化骨质。

生菜：生菜中含有一种“干扰素诱生剂”，可刺激人体正常细胞产生干扰素，从而产生一种“抗病毒蛋白”可以抑制病毒。

四季豆：四季豆中的皂苷类物质能降低机体对脂肪的吸收，促进脂肪代谢，起到排毒瘦身的功效。

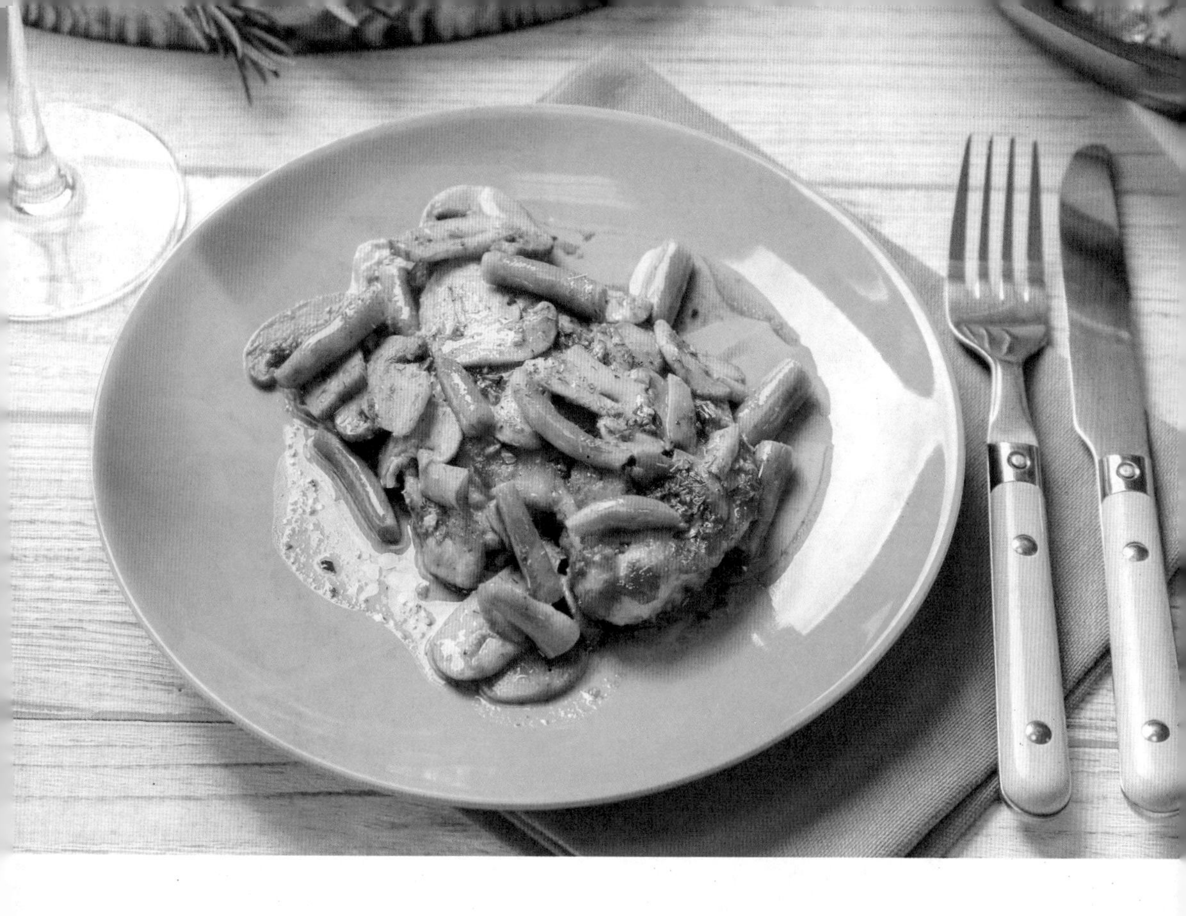

鸡胸肉炒四季豆

热量：216 千卡

材料

四季豆............30 克	鸡胸肉............80 克	橄榄油..........3 毫升
口蘑................30 克	盐........................2 克	

做法

1 洗净的四季豆切成段；口蘑洗净，切成片。

2 锅中注入适量清水烧开，放入四季豆、口蘑，焯水片刻，捞出。

3 另起锅注入油烧热，放入四季豆、口蘑，调入盐，炒至入味，盛出，装碗。

4 锅中再次注入油烧热，放入鸡肉，煎至金黄，盛出，装入盛有菜的碗中。

生菜面包沙拉

材料

生菜……80 克
胡萝卜……20 克
烤面包……适量
白醋、橄榄油、盐……各少许

做法

1 生菜洗净；胡萝卜洗净，去皮切片；烤面包切小块。

2 将上述材料放入盘中，加入少许白醋、橄榄油、盐拌匀即可。

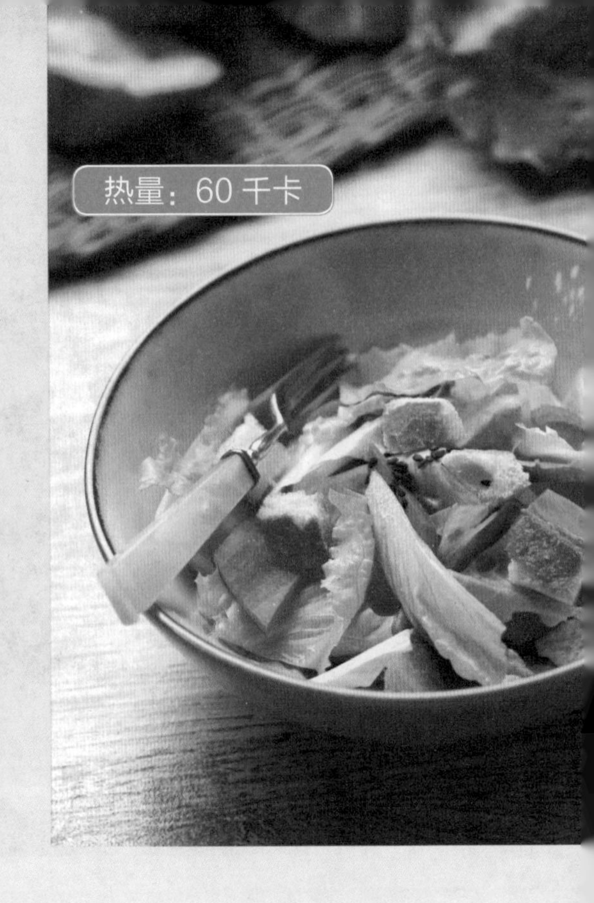

热量：200 千卡

三文鱼柳小扁豆

材料

三文鱼……100 克
小扁豆……50 克
香菜碎……5 克
生菜叶……少许
橄榄油……5 毫升

做法

1 锅中注入适量清水烧开，放入小扁豆，煮至熟软，捞出，沥干水分，装碗。

2 另起锅注入油烧热，放入三文鱼，煎至熟，盛出，放入装有小扁豆的碗中，撒上一层香菜碎，点缀上生菜叶即可。

第六周
第 2 天轻断食

晚餐来一杯芹菜苹果汁，热量大大降低，为我们带来的满足感却一点也不少，减脂不减味，喝起来零负担，让我如何不爱它。

早餐：芥末三文鱼 100 克
晚餐：番茄滑蛋 150 克
晚餐：芹菜苹果汁 300 毫升

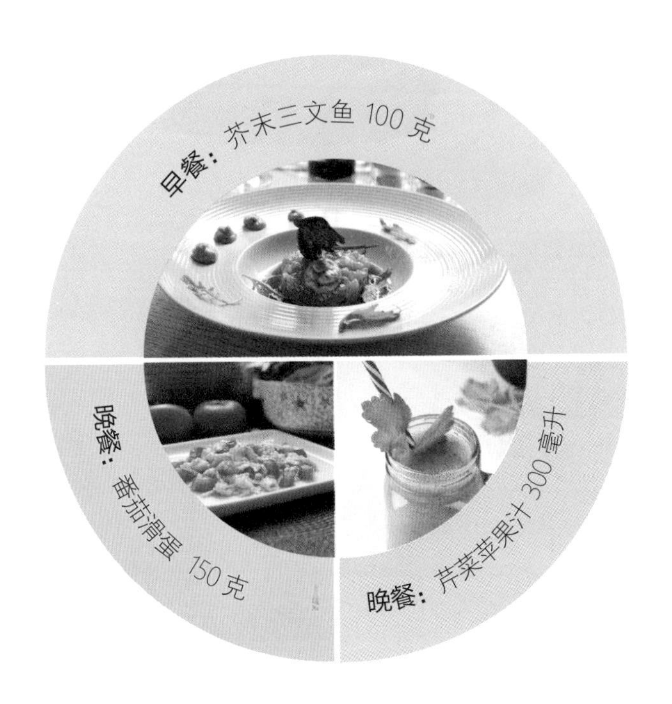

轻断食也要够营养！

鸡蛋：鸡蛋中所含的卵磷脂可促进肝细胞的再生，还可提高人体血浆蛋白量，增强机体的代谢功能和免疫功能。

芝麻菜：芝麻菜经常食用有较强的防癌症功效，可促进细胞活性，有降肺气、利肺水等功能，对久咳有特效。

苹果：苹果中所含的纤维素，能使大肠内的粪便变软，利于排便；还含有丰富的有机酸，可刺激胃肠蠕动，促使大便通畅。

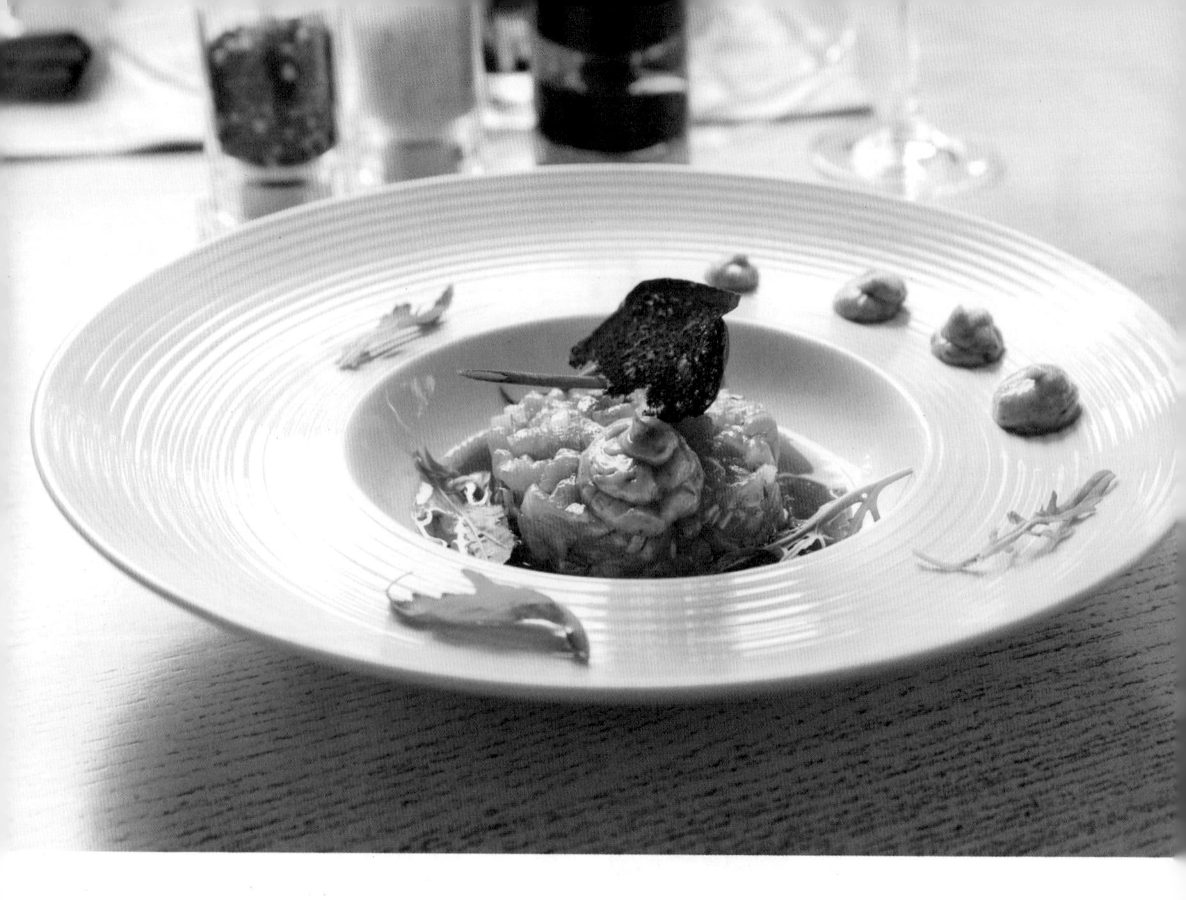

芥末三文鱼

热量：154 千卡

材料

三文鱼 .... 100 克
芥末酱料 .... 10 克
芝麻菜 .... 5 克
酱油 .... 4 毫升

做法

1 处理好的三文鱼切碎。

2 取一碗，放入三文鱼，淋上酱油，挤上芥末酱料，点缀上芝麻菜即可。

番茄滑蛋

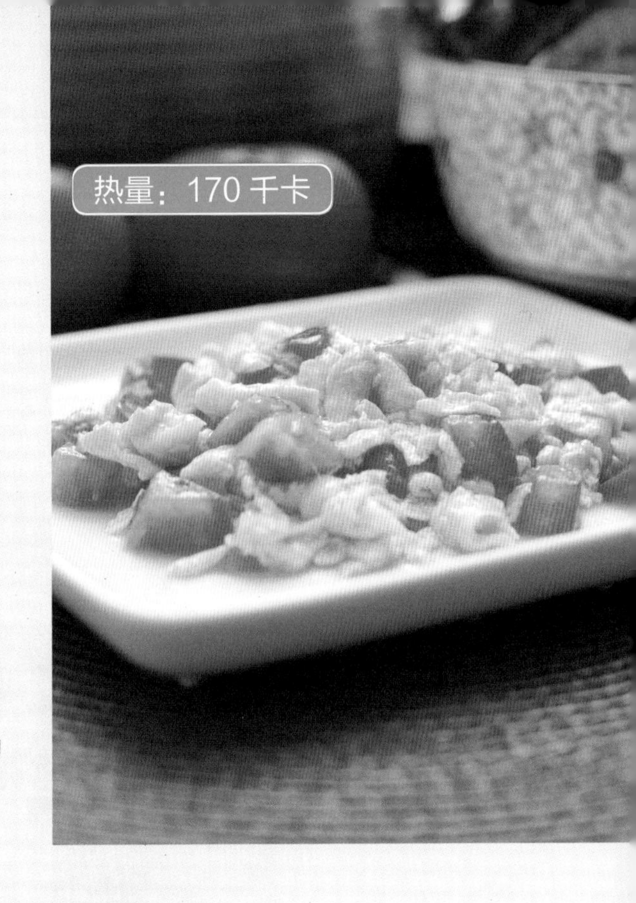

材料

番茄 .... 100 克
鸡蛋 .... 2 个
盐 .... 适量
食用油 .... 适量
淀粉 .... 适量

做法

1 番茄洗净，切丁备用。

2 鸡蛋打散与淀粉、水和盐混合搅拌均匀。锅中倒入食用油烧热，倒入鸡蛋液，用最小火慢慢将蛋煎至七成熟。

3 最后放入番茄丁翻炒至熟即可盛盘。

芹菜苹果汁

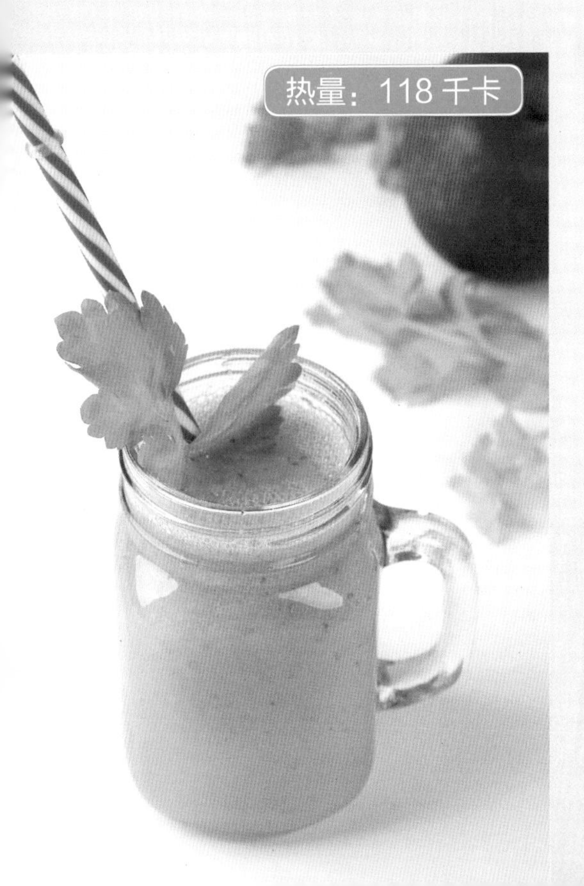

材料

苹果 ....200 克
芹菜 .... 100 克

做法

1 芹菜洗净后切小段，苹果洗净后切小块。

2 取出备好的榨汁机， 倒入切好的芹菜和苹果。

3 榨汁机中注入适量纯净水，盖好盖子，启动按钮，将蔬果搅打成汁。

4 将汁液过滤后，再倒入干净的杯子即可。

第七周
第 1 天轻断食

炎炎夏日，晚餐来这一款简易汤品能让你身心从内至外轻松地“降温”，赶紧一起来进行“轻断食计划”，做个健康美食家吧。

早餐：山药炒肚片 350 克
晚餐：椒丝炒苋菜 200 克
晚餐：白菜冬瓜汤 400 克

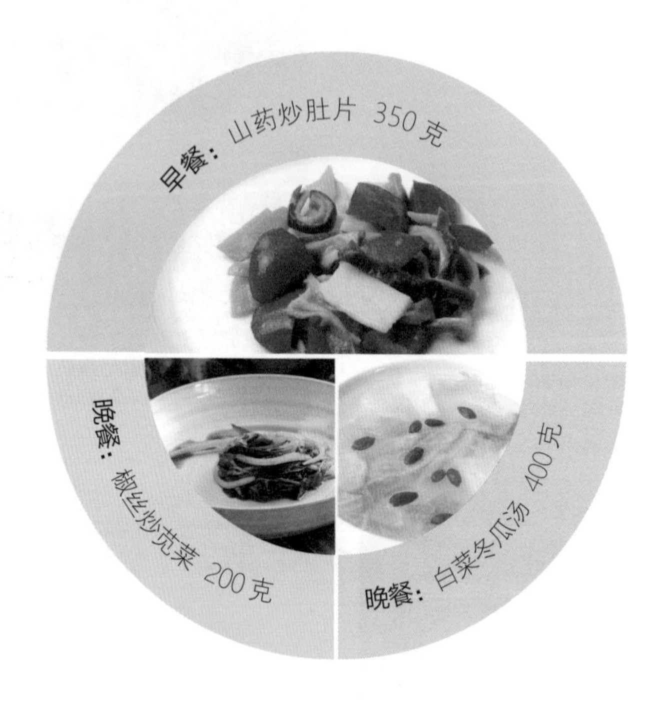

轻断食也要够营养！

青椒：青椒含有丰富的维生素，尤其是维生素 C，可使体内多余的胆固醇转变为胆汁酸，从而能够预防胆结石的发生。

苋菜：苋菜含有丰富的铁、钙和维生素 K，具有促进凝血、增加血红蛋白含量并提高携氧能力、促进造血等功能。

冬瓜：冬瓜所含的丙醇二酸，能有效地抑制糖类转化为脂肪，加之冬瓜本身不含脂肪，热量不高，对于防止人体发胖具有重要意义，可以帮助瘦身塑形。

山药炒肚片

热量：294 千卡

材料

山药 .... 100 克
熟猪肚 .... 200 克
青椒 .... 40 克
红椒 .... 40 克
姜片 .... 少许
蒜末 .... 少许
食用油 .... 适量
盐 .... 适量
葱段 .... 适量

做法

1 山药洗净，去皮切片，泡在水中；青椒、红椒去籽切块；熟猪肚切丝，装碗。

2 锅中加水烧开，倒入食用油，放入红椒、青椒、山药，煮至八成熟后捞出。

3 用油起锅，爆香姜片、蒜末、葱段，倒入所有的食材，加盐炒入味即可。

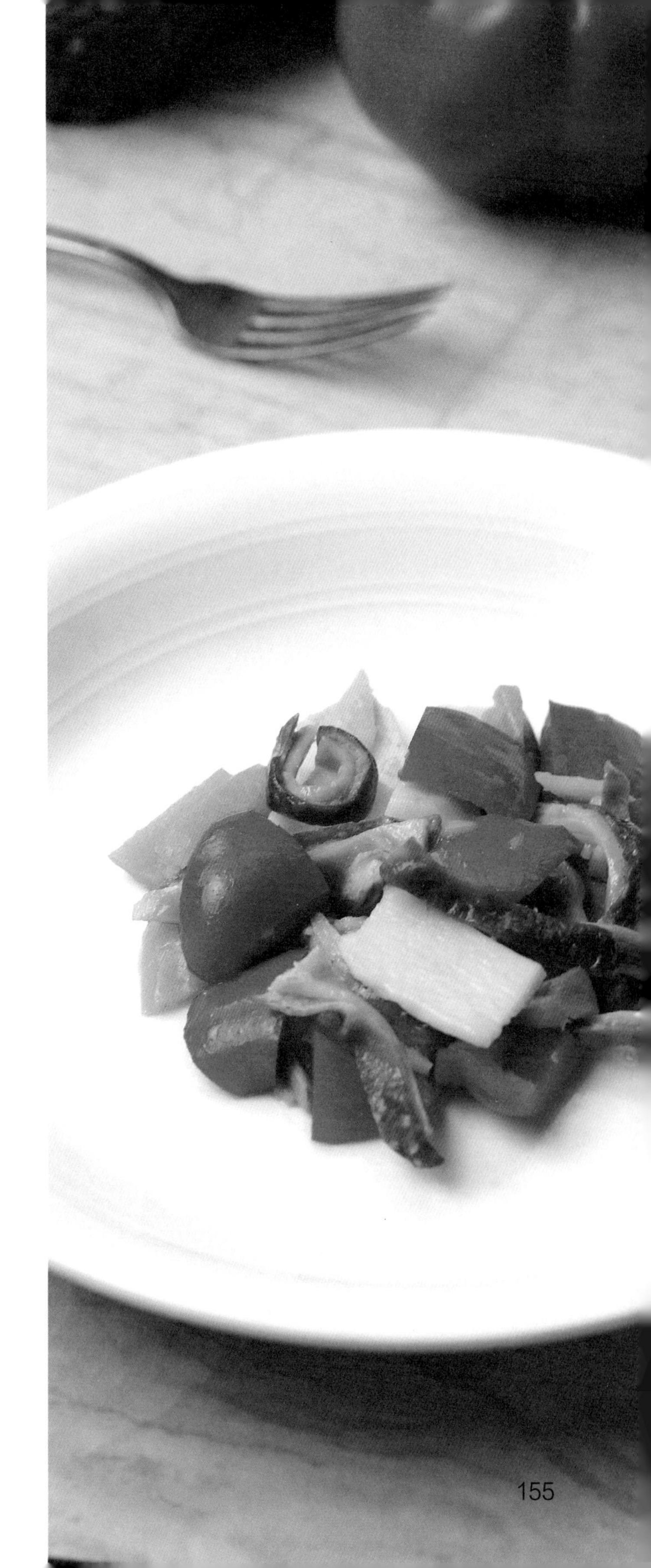

椒丝炒苋菜

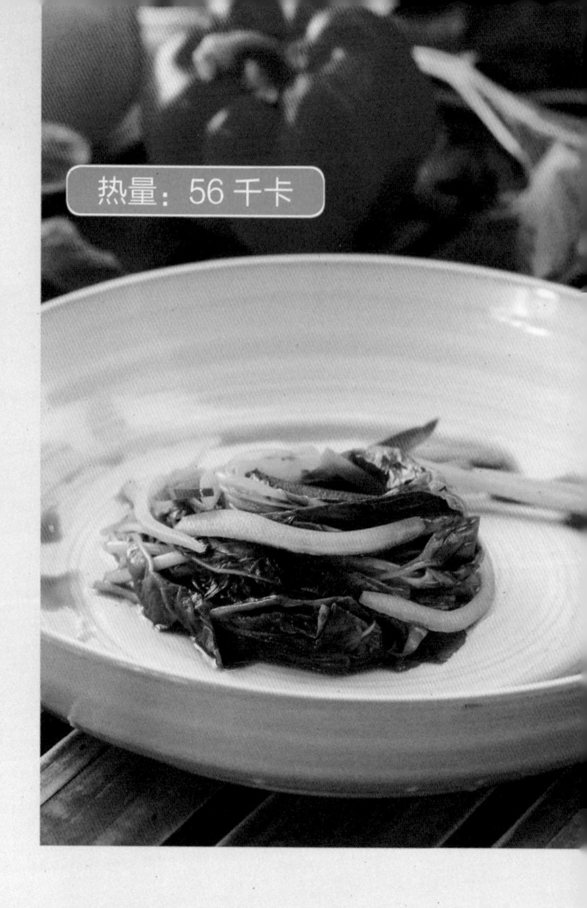

材料

苋菜……150 克
彩椒……40 克
蒜末……少许
盐、食用油……各适量

做法

1 将洗净的彩椒切成丝，装入盘中，待用。

2 用油起锅，放入蒜末，爆香；倒入洗净的苋菜，翻炒至其熟软；放入彩椒丝，翻炒均匀。

3 加入适量盐炒匀调味，关火后盛出炒好的菜肴，装入盘中即可。

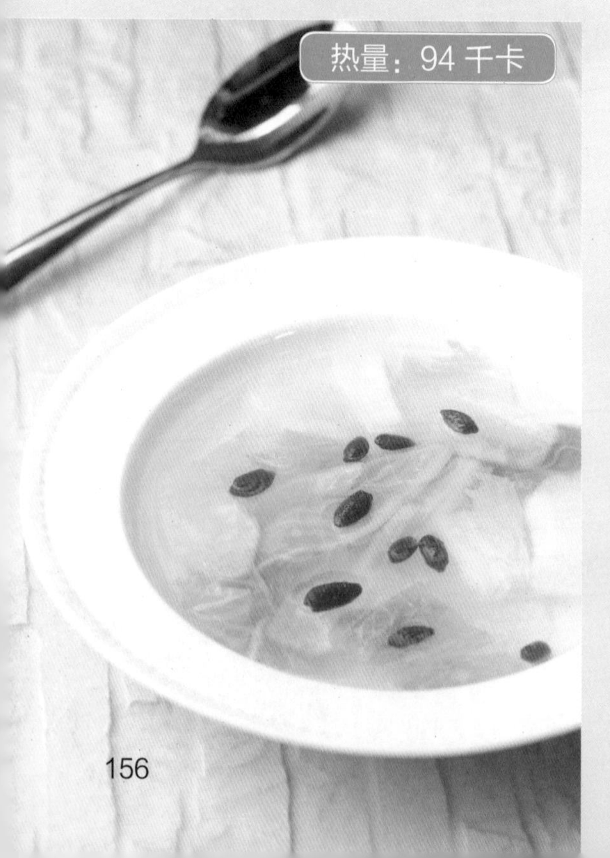

白菜冬瓜汤

材料

大白菜……180 克
冬瓜……200 克
枸杞……8 克
姜片、葱花、盐、食用油各适量

做法

1 洗净去皮的冬瓜切片，大白菜切成小块。用油起锅，放入少许姜片，爆香；倒入冬瓜片，炒匀，放入大白菜，炒匀。

2 加水，放洗净的枸杞，盖上盖，煮至熟透。

3 揭盖，加入盐，搅匀，将煮好的汤料盛出，装碗，撒葱花即可。

第七周
第 2 天轻断食

让身体远离毒素和垃圾的堆积，欲望也会减少，随之而来的是，属于你的本能意识，解脱，是获取深层幸福的钥匙，今天你轻断食了吗?

早餐：黄瓜彩椒炒鸭肉 220 克
晚餐：蒜蓉芥蓝片 350 克
晚餐：莲子银耳汤 150 克

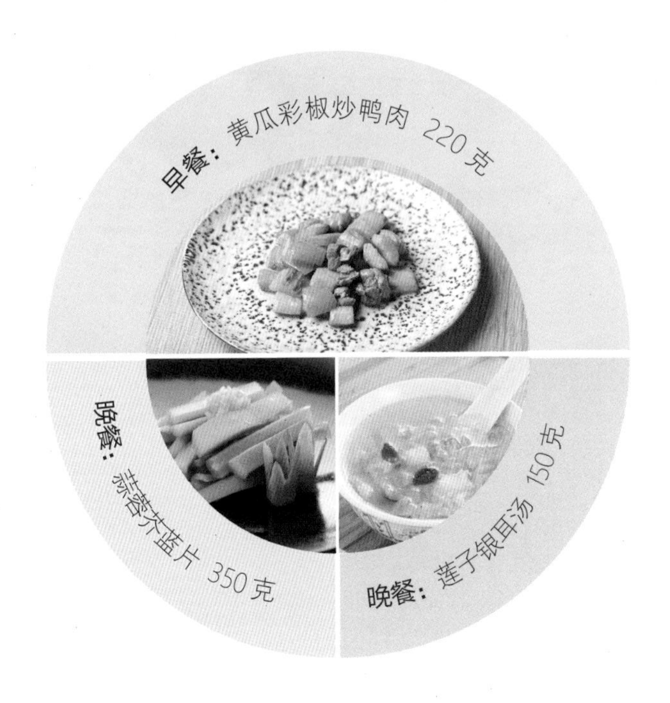

轻断食也要够营养!

√ **鸭肉：**鸭肉中的脂肪含量适中，并分布较均匀，脂肪酸主要是不饱和脂肪酸和低碳饱和脂肪酸，所以溶点低，易于消化。

√ **芥蓝：**芥蓝中含有有机碱，这使它带有一定的苦味，能刺激人的味觉神经，增加食欲，还可加快胃肠蠕动，有助消化。

√ **银耳：**银耳中含有类阿拉伯树脂胶，可润泽肌肤，对皮肤角质有良好的滋养润泽作用，从而能够起到延缓衰老的作用。

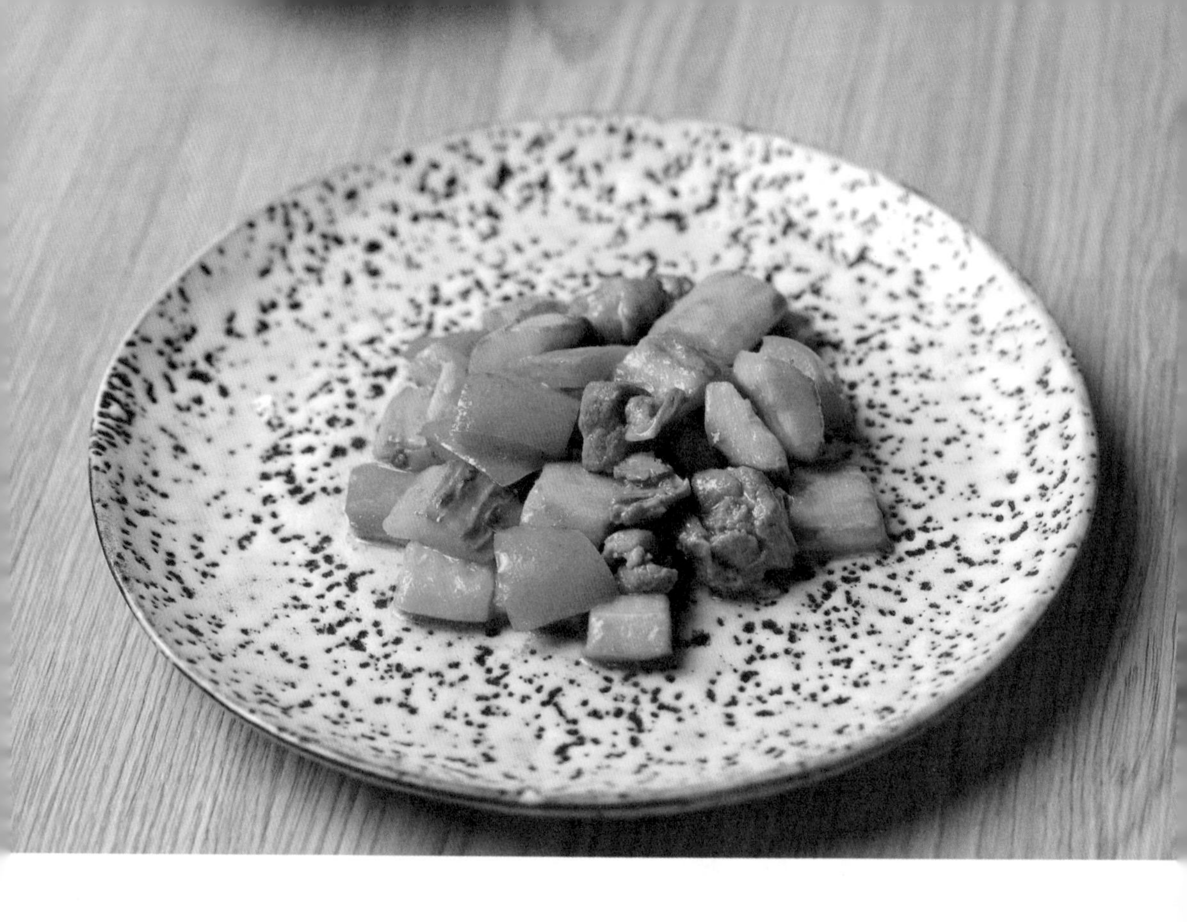

黄瓜彩椒炒鸭肉

热量：260 千卡

材料

鸭肉 .... 100 克
黄瓜 .... 90 克
彩椒 .... 30 克
盐、水淀粉、葱段... 各适量
生抽、料酒各适量
食用油、姜片各少许

做法

1 洗净的彩椒切小块，洗净的黄瓜去籽切小块。

2 将处理干净的鸭肉去皮，切丁装碗，加水淀粉、生抽、料酒腌渍约 15 分钟。

3 用食用油滑锅，放姜片、葱段爆香，倒入鸭肉，快速翻炒至变色，淋入料酒，放入彩椒、黄瓜，加盐、生抽、水淀粉，翻炒至食材入味，盛出装盘即可。

蒜蓉芥蓝片

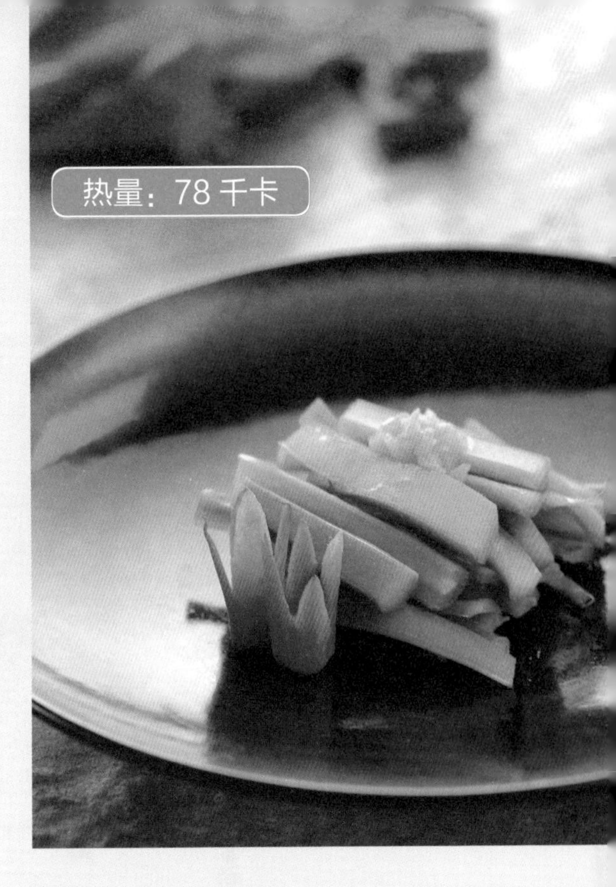

材料

芥蓝梗……350 克
蒜蓉……少许
盐、食用油……各适量

做法

1 洗净去皮的芥蓝梗切成片。

2 锅中注入适量清水烧开，加入盐、芥蓝片，注入适量食用油，拌匀，煮约半分钟，捞出焯好的芥蓝片，待用。

3 用油起锅，放入蒜蓉，爆香，倒入焯好的芥蓝片，加入盐，快速翻炒均匀，关火后盛出炒好的芥蓝片，装盘即可。

莲子银耳汤

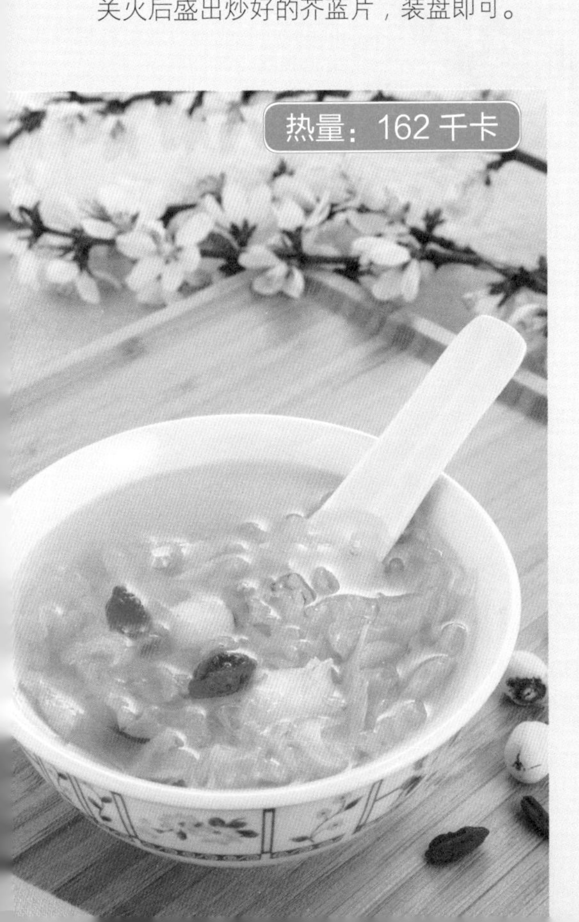

材料

莲子……15 克
银耳……30 克
枸杞、冰糖……各适量

做法

1 银耳用温水泡半个小时，水里可以放点盐，去除异味；银耳泡发后剪除紧连在一起的部分，冲洗干净；莲子、枸杞冲洗干净。

2 把银耳、莲子、枸杞放进隔水紫砂炖盅，炖 2 小时即可，食用前加冰糖调味。

第八周
第 1 天轻断食

蜜蒸白萝卜这款简单又低卡的美食，作为主食碳水化合物刚刚好，吃一份，既满足又有饱腹感。

早餐：黄色思慕雪 300 克
晚餐：蜜蒸白萝卜 350 克
晚餐：鸡胸肉西芹沙拉 200 克

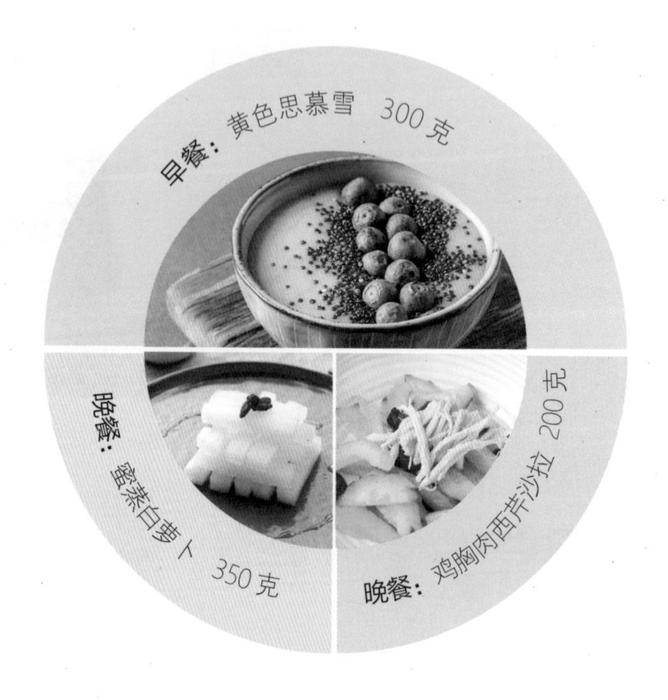

轻断食也要够营养！

√ **西芹**：西芹含铁量较高，能补充妇女经血的损失，食之能避免皮肤苍白、干燥、面色无华，而且可使目光有神，头发黑亮。

√ **白萝卜**：白萝卜能诱导人体自身产生干扰素，增加机体免疫力，并能抑制癌细胞的生长，对防癌、抗癌有重要作用。

√ **蓝莓**：蓝莓富含维生素 C，可预防坏血病、动脉硬化、冠心病；还富含花青苷色素，可改善视力，提高免疫力。

黄色思慕雪

热量：147 千卡

材料

芒果 ....250 克
蓝莓 ....50 克
干山楂碎.........15 克

做法

1 蓝莓洗净，备用；去皮的芒果，切成块。

2 将芒果放入榨汁机中，搅拌至细滑，倒入碗中。

3 撒上干山楂碎，点缀上蓝莓即可。

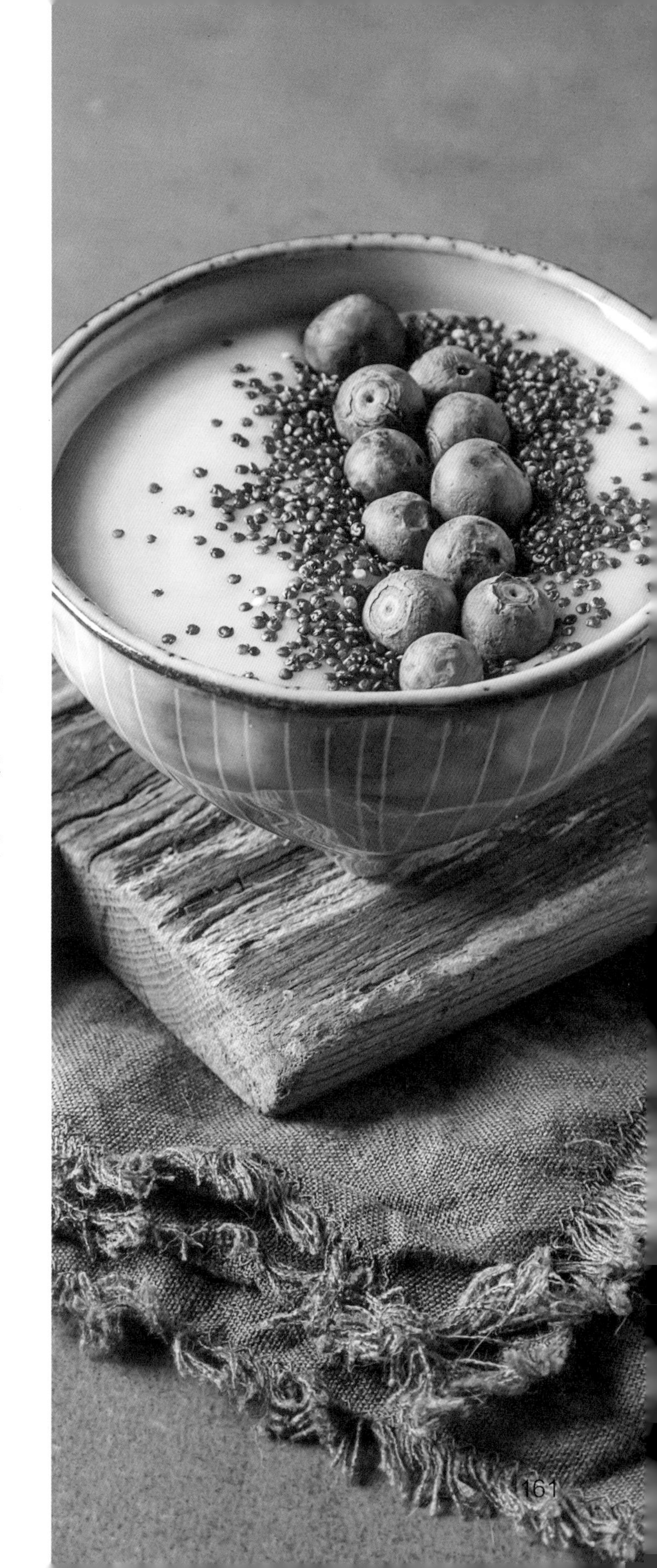

蜜蒸白萝卜

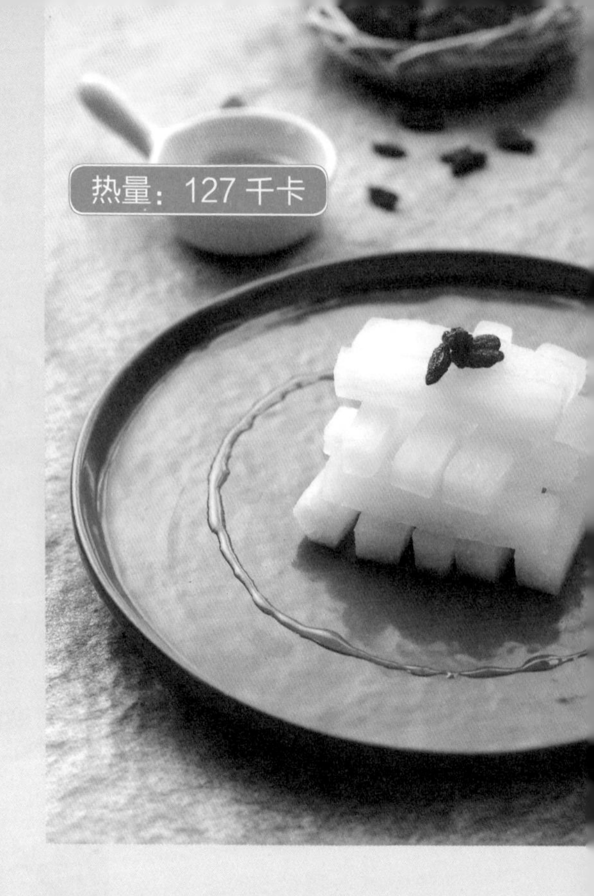

材料

白萝卜..........350 克
枸杞...................8 克
蜂蜜.............10 毫升

做法

1 将洗净去皮的白萝卜切成条，备用。
2 取一个干净的蒸盘，放上切好的白萝卜，摆好，再撒上洗净的枸杞，待用。
3 蒸锅中注入适量清水烧开，放入蒸盘。
4 盖上盖，蒸约 5 分钟，至白萝卜熟透；揭开盖，取出蒸好的白萝卜，趁热浇上蜂蜜即可。

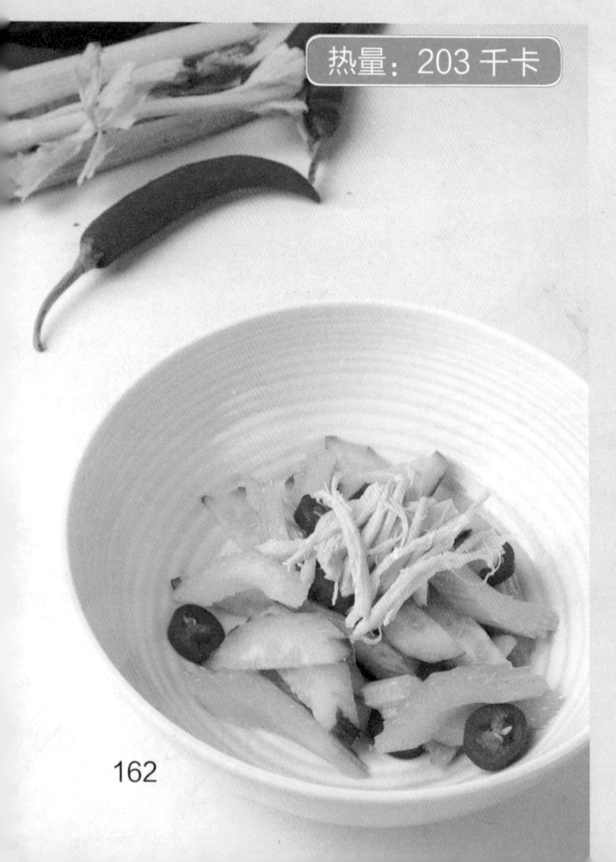

鸡胸肉西芹沙拉

材料

鸡胸肉..........100 克
黄瓜................50 克
西芹................40 克
红辣椒、白醋、盐、
橄榄油、胡椒粉各适量

做法

1 锅中注水，加入盐、胡椒粉，水沸后放鸡胸肉，煮 15 分钟，捞出，沥干，撕成条。
2 黄瓜切成斜片；西芹择去叶子，切斜片；红辣椒切成圈。
3 将所有食材盛入盘中，淋上白醋、盐、橄榄油，拌匀即可。

第八周
第 2 天轻断食

百合炒虾仁作为早餐，这种低卡、减脂又美味的做法怎么能不去尝试？做好之后，真的是虾仁的王牌吃法，在我做过的虾仁食谱中，味道排在第一位，超棒！

早餐：百合炒虾仁 150克
晚餐：金枪鱼豆角沙拉 220克
晚餐：上汤芦笋 200克

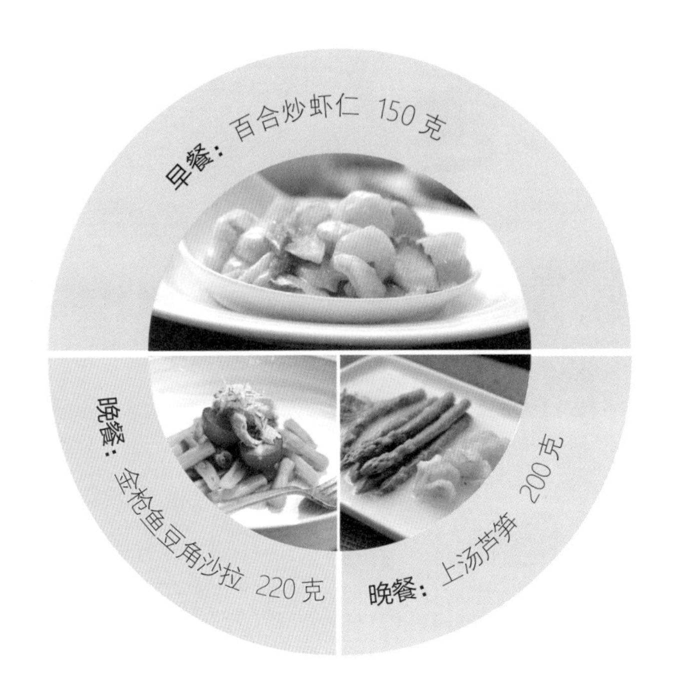

轻断食也要够营养！

√ **百合：**百合具有养阴润肺、清心安神的功效，对阴虚久咳、痰中带血、虚烦惊悸、失眠多梦、精神恍惚等症状有食疗作用。

√ **金枪鱼：**金枪鱼肉中 DHA 含量居所有鱼之首，还富含 EPA 和牛磺酸，可健脑益智，强化肝脏功能。

√ **芦笋：**芦笋中含有丰富的抗癌元素之王——硒，能阻止癌细胞分裂与生长，几乎对所有的癌症都有一定的疗效。

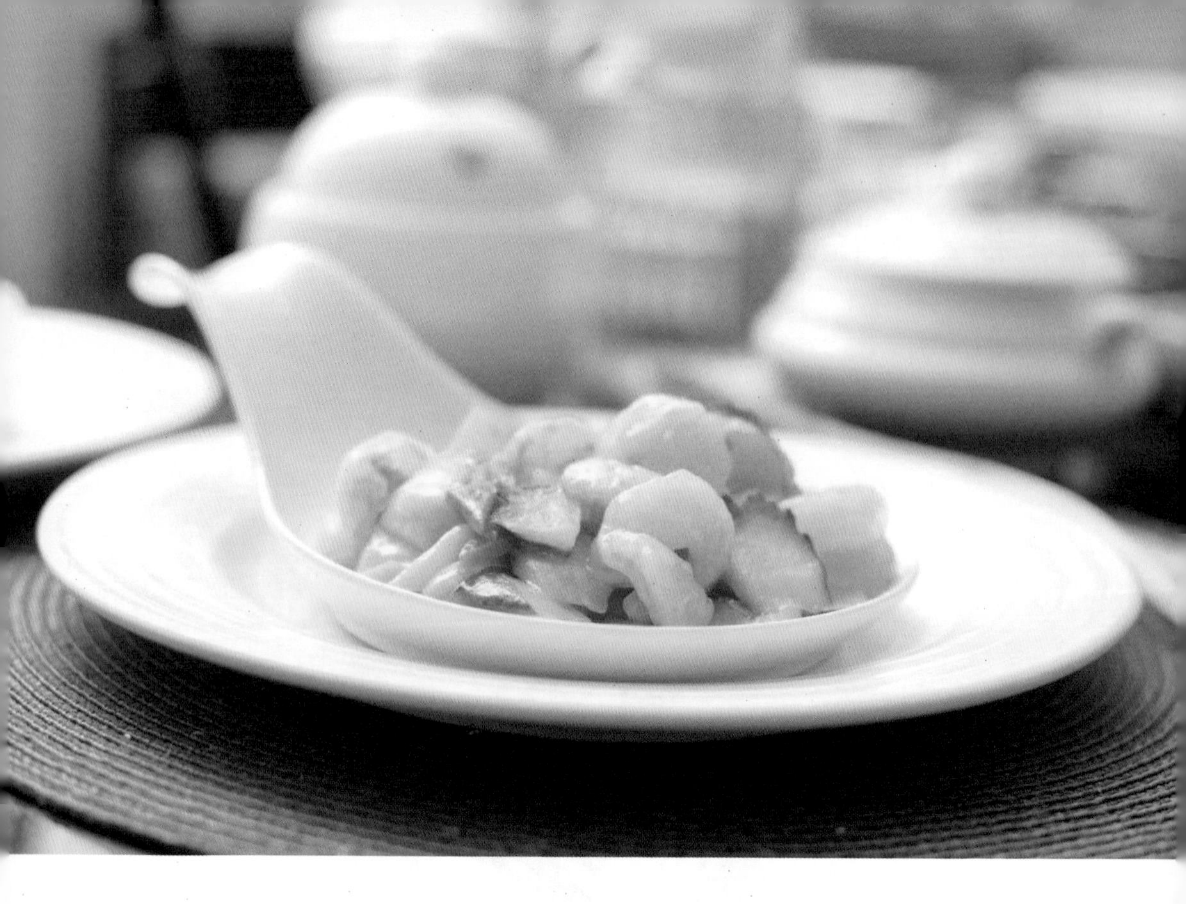

百合炒虾仁

热量：91 千卡

材料

虾仁 .... 100 克
百合 ....10 克
西芹 ....30 克
甜椒 ....30 克
鸡蛋清 ....10 克
食用油、调料适量
盐、胡椒粉、淀粉、
高汤 .... 各适量

做法

1 虾仁洗净，挑去肠，用盐、胡椒粉、鸡蛋清、淀粉拌匀，腌制 10 分钟。

2 百合、西芹与甜椒分别洗净后焯水，西芹与甜椒切成小段。

3 锅内倒食用油烧至三分热，将虾仁放入锅中滑散，盛出，待用。

4 锅内留适量油烧热，放入百合、西芹、甜椒炒匀，加虾仁翻炒，用盐、胡椒粉调味，用高汤勾薄芡即可。

金枪鱼豆角沙拉

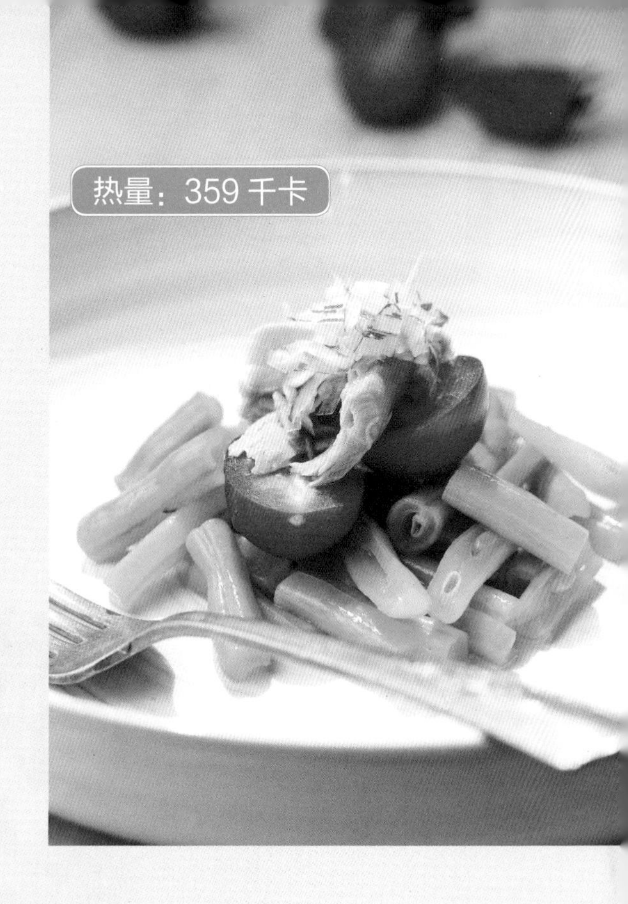

热量：359 千卡

材料

罐头金枪鱼、豆角、
圣女果……各 70 克
熟鸡蛋、腰果、菠菜叶、
橄榄油………各适量

做法

1 洗净的圣女果，去蒂，对半切开；洗净的豆角去头；熟鸡蛋切成瓣。

2 锅中注水烧开，放入豆角，焯水至熟，捞出，沥干水分。

3 备好盘，铺上菠菜叶，放入金枪鱼、圣女果、鸡蛋、腰果、绿豆，搅拌均匀，淋上橄榄油即可。

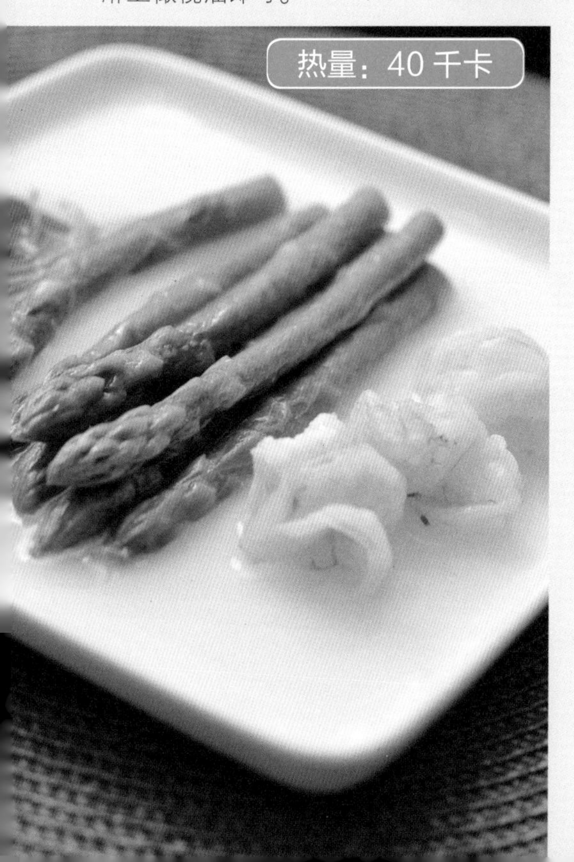

热量：40 千卡

上汤芦笋

材料

芦笋……100 克
香菇、胡萝卜……各少许
虾仁……30 克
盐、食用油……各适量

做法

1 芦笋去根洗净，香菇切丝，胡萝卜切丝，虾仁洗净。

2 锅热入油，煸炒芦笋，倒入一碗水，加盐烧开，放入香菇丝、胡萝卜丝、虾仁，加盖煮 2 分钟即可。

第九周
第 1 天轻断食

晚餐以碱性蔬菜、水果作为食材，少油少盐，保留食物天然清香，原汁原味，适合轻断食期间食用。

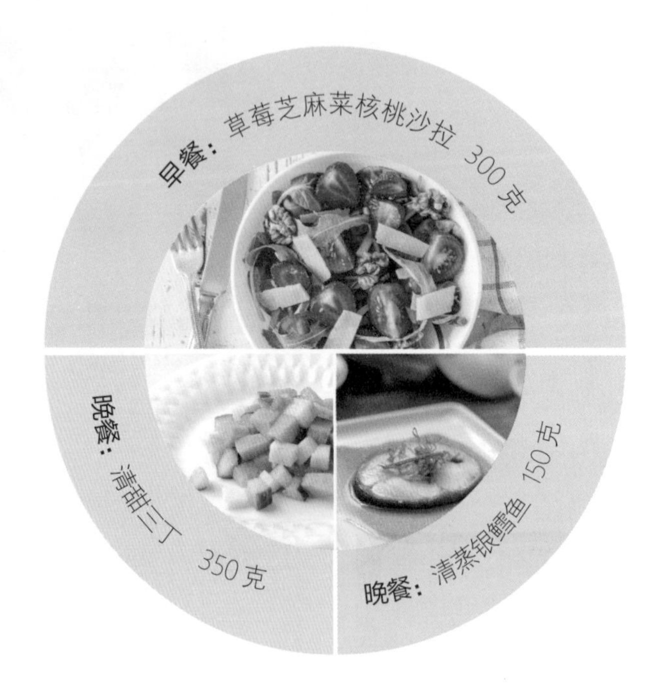

轻断食也要够营养！

鳕鱼：鳕鱼含有丰富的镁元素，对心血管系统有着很好的保护作用，有利于预防高血压等心血管疾病。

黄瓜：黄瓜中所含的丙醇二酸，可抑制糖类物质转变为脂肪，有利于减肥强体；黄瓜还含有维生素 B_1，对改善大脑和神经系统功能有利，能安神定志。

草莓：草莓富含鞣酸，在人体内可阻碍消化道对致癌化学物质的吸收，具有防癌作用；还富含维生素 C，可预防坏血病、动脉硬化、冠心病等。

草莓芝麻菜核桃沙拉

热量：194 千卡

材料

芝麻菜..........150 克
草莓................70 克
圣女果............40 克
核桃.................15 克
芝士片.............10 克

做法

1 芝麻菜洗净，沥干水分；洗净的草莓去蒂，切成块；洗净的圣女果切块；芝士片切成小块。

2 备好盘，放入芝麻菜、草莓、核桃、圣女果、芝士块即可。

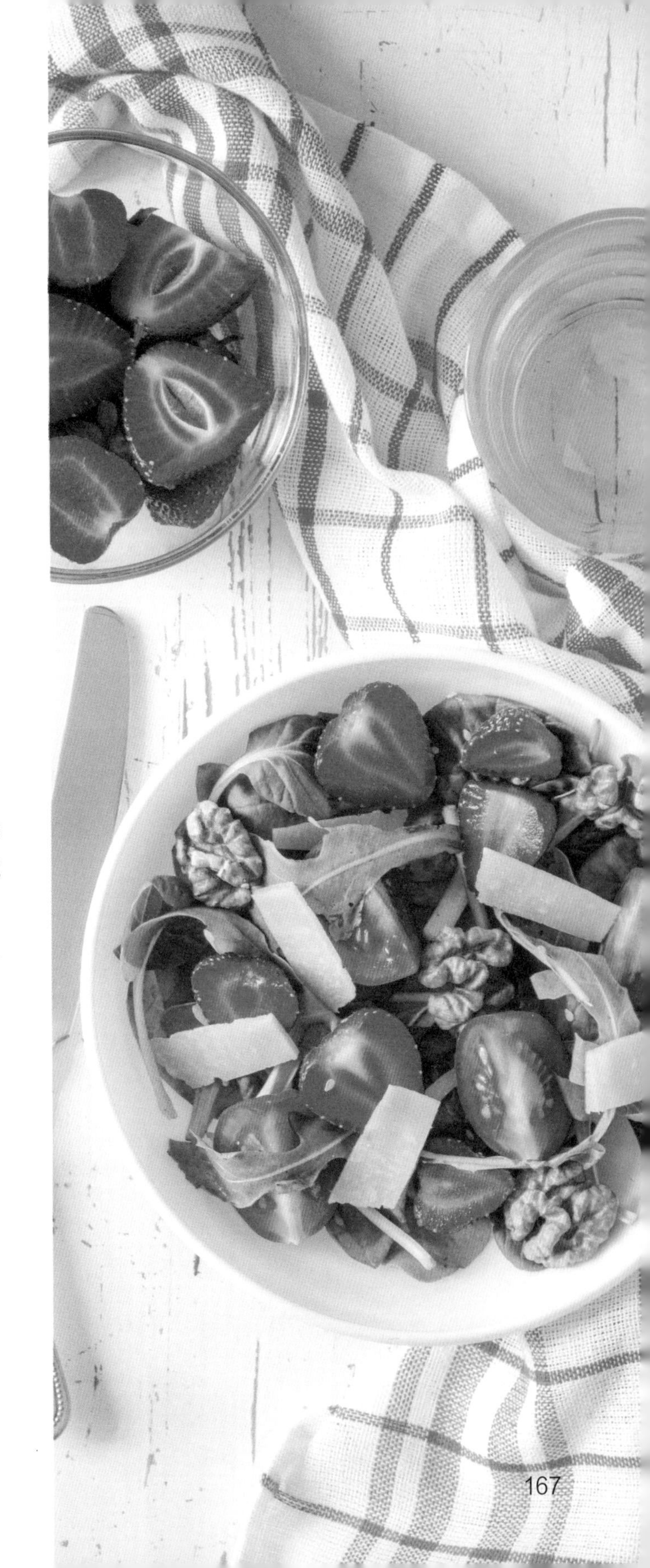

清甜三丁

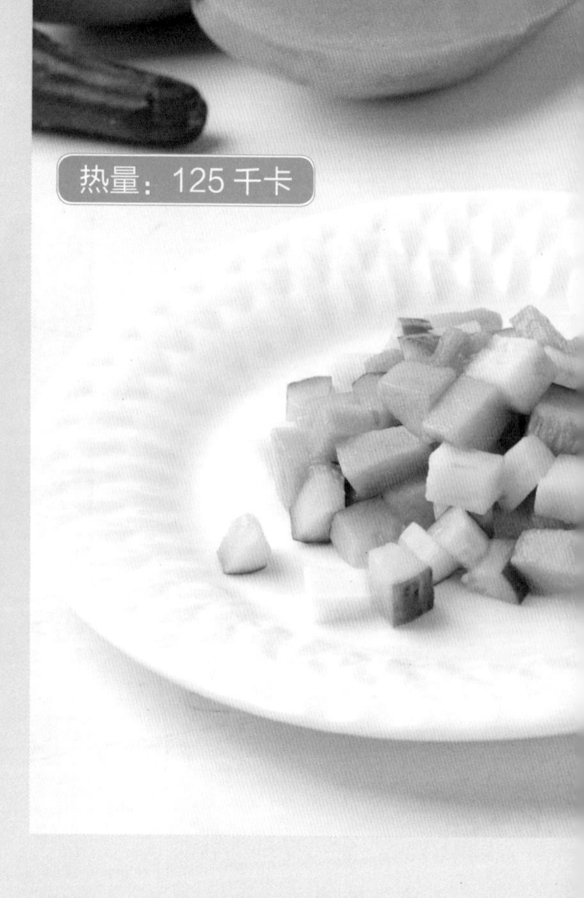

材料

山药……120 克
黄瓜……100 克
芒果……135 克
盐、食用油……各适量

做法

1 山药去皮切丁，黄瓜切成丁，去皮洗净的芒果切成丁。
2 锅中注水烧开，倒入山药丁，煮约半分钟，放入黄瓜，续煮片刻，倒入芒果丁，略煮一会儿，捞出煮好的食材，装盘。
3 用油起锅，倒入焯煮好的食材，加入盐炒匀调味，关火后盛出即可。

清蒸银鳕鱼

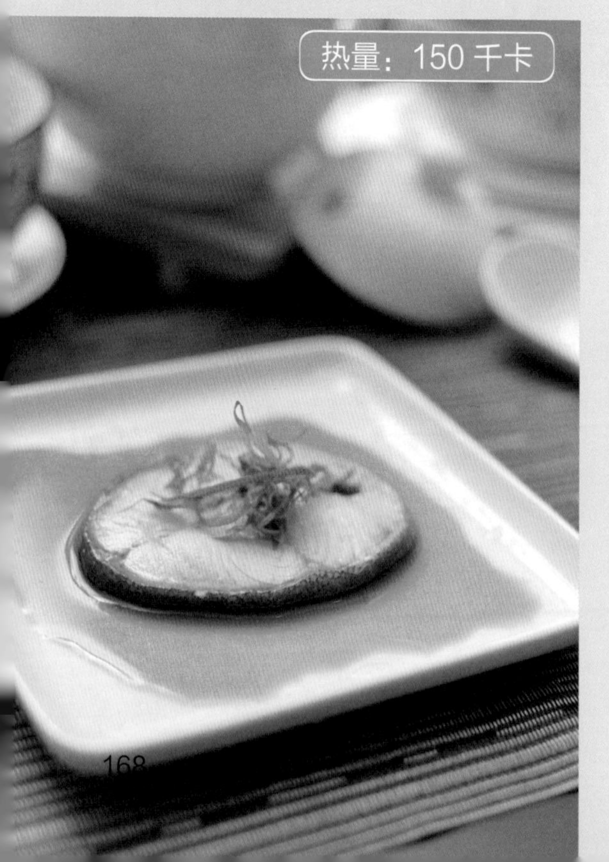

材料

银鳕鱼……150 克
姜丝、葱丝、盐、料酒、红椒丝、蒸鱼豉油、食用油……各适量

做法

1 银鳕鱼洗净后用葱、姜、盐、料酒腌渍。
2 腌制好的银鳕鱼放入蒸锅中蒸熟，放上葱丝和红椒丝，沿盘边倒入蒸鱼豉油。
3 将少许烧热的食用油浇在葱丝上即可食用。

第九周
第 2 天轻断食

为了让身材更完美、体质更健康，轻断食主义正带动流行，各式健康美味新鲜轻断食，让现代人在速食中也能营养均衡，轻松用餐。

早餐：芝麻菜圣女果奶酪沙拉 350 克
晚餐：香菇扒生菜 400 克
晚餐：番茄鸡肉丁 350 克

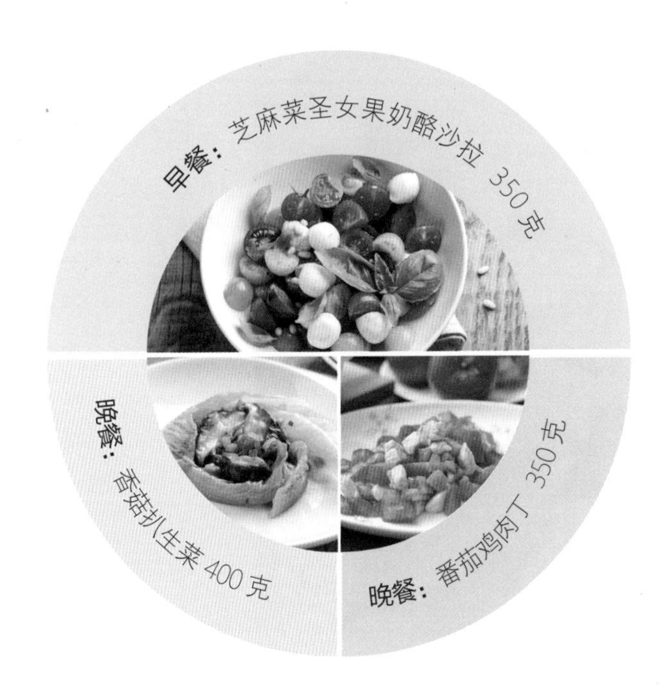

轻断食也要够营养！

√ **番茄：**番茄富含维生素 A、维生素 C，可预防白内障，对夜盲症也有一定防治效果；所含的番茄红素具有抑制脂质过氧化的作用，能抑制视网膜黄斑变性，维护视力。

√ **香菇：**香菇中的氨基酸含量丰富，能提高机体免疫功能，香菇菌盖部分含有双链结构的核糖核酸，进入人体后会产生具有抗癌作用的干扰素。

√ **松子：**松子的脂肪成分是油酸、亚油酸等不饱和脂肪酸，有着很好的软化血管的作用，它是中老年人不错的保健食物。

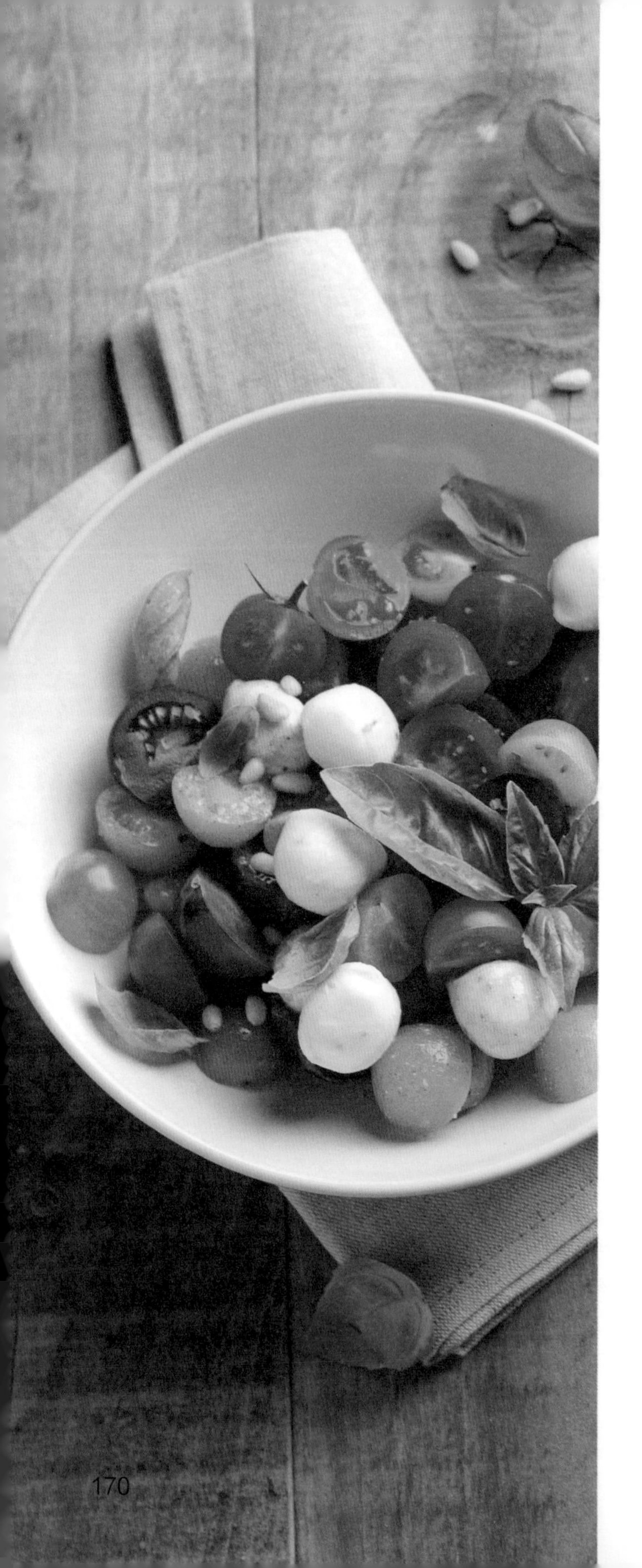

芝麻菜圣女果奶酪沙拉

热量：139 千卡

材料

芝麻菜..........120 克

黄圣女果......100 克

红圣女果......100 克

松子仁..............5 克

奶酪................20 克

胡椒粉..............3 克

橄榄油..........2 毫升

做法

1 洗净的红、黄圣女果分别去蒂，对半切开；芝麻菜洗净，待用。

2 备好碗，放入红、黄圣女果、芝麻菜、奶酪、胡椒粉、橄榄油，搅拌均匀，撒上松子仁即可。

香菇扒生菜

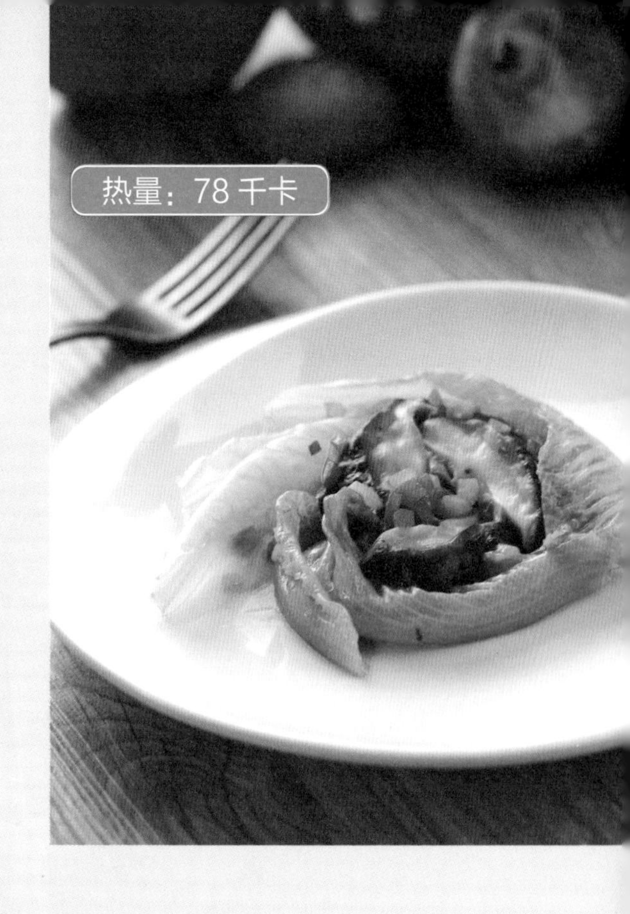

材料

生菜……300 克
香菇……70 克
彩椒……50 克
盐、食用油……各适量

做法

1 洗净的生菜切开，香菇切块，彩椒切粒。

2 开水锅中注入油，放入生菜，煮至熟软，捞出；再倒入香菇，煮约半分钟，捞出。

3 用油起锅，放入清水、香菇、盐拌匀，炒至汤汁收浓，关火待用；取盘，摆上生菜，盛入炒好的食材，撒上彩椒粒即可。

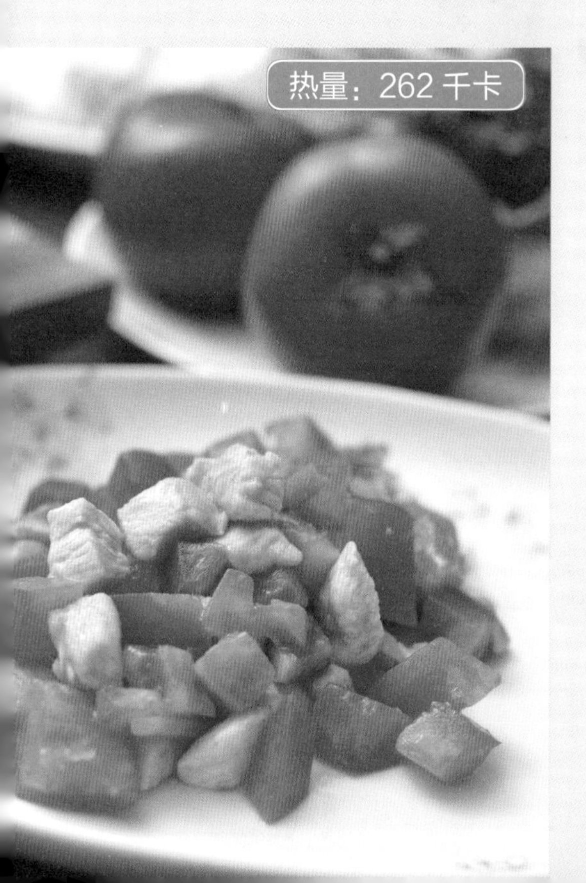

番茄鸡肉丁

材料

鸡胸肉……120 克
番茄……150 克
青椒……100 克
盐、酱油、料酒、淀粉、姜、葱、
食用油……各适量

做法

1 鸡胸肉切丁，加盐、酱油、料酒、淀粉腌制；番茄洗净，切丁；青椒洗净切块。

2 锅内注油烧热，加鸡胸肉丁滑熟，盛出。

3 注入食用油，放葱、姜爆香，加番茄丁、青椒块翻炒，加盐、鸡胸肉丁炒匀即可。

第十周
第 1 天轻断食

晚餐选用生菜和豆腐的巧妙结合，坚持清淡、低热量、不加重身体负担的食材，都属于轻断食主义，不需仅局限于单一食材。

早餐：杏仁牛奶 150 毫升
晚餐：白灼生菜 150克
晚餐：肉末炖豆腐 200克

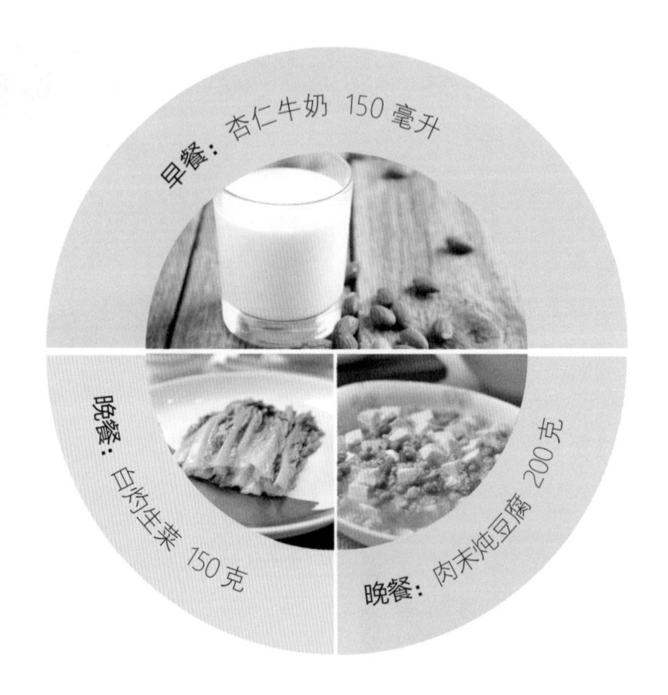

轻断食也要够营养！

豆腐：豆腐中富含大豆卵磷脂以及丰富的优质蛋白，有益于神经、血管以及大脑的生长发育，可以增强免疫力，强身健体。

生菜：生菜中含有莴苣素，具有镇痛催眠、降低胆固醇、辅助治疗神经衰弱等功效；还含有甘露醇等有效成分，有利尿和促进血液循环的作用。

杏仁：杏仁的镁、钙含量丰富，对骨骼生长极为有利。所富含的脂肪油与挥发油，可滋润肌肤，改善皮肤血液状态，使肌肤光滑细致、柔嫩有弹性。

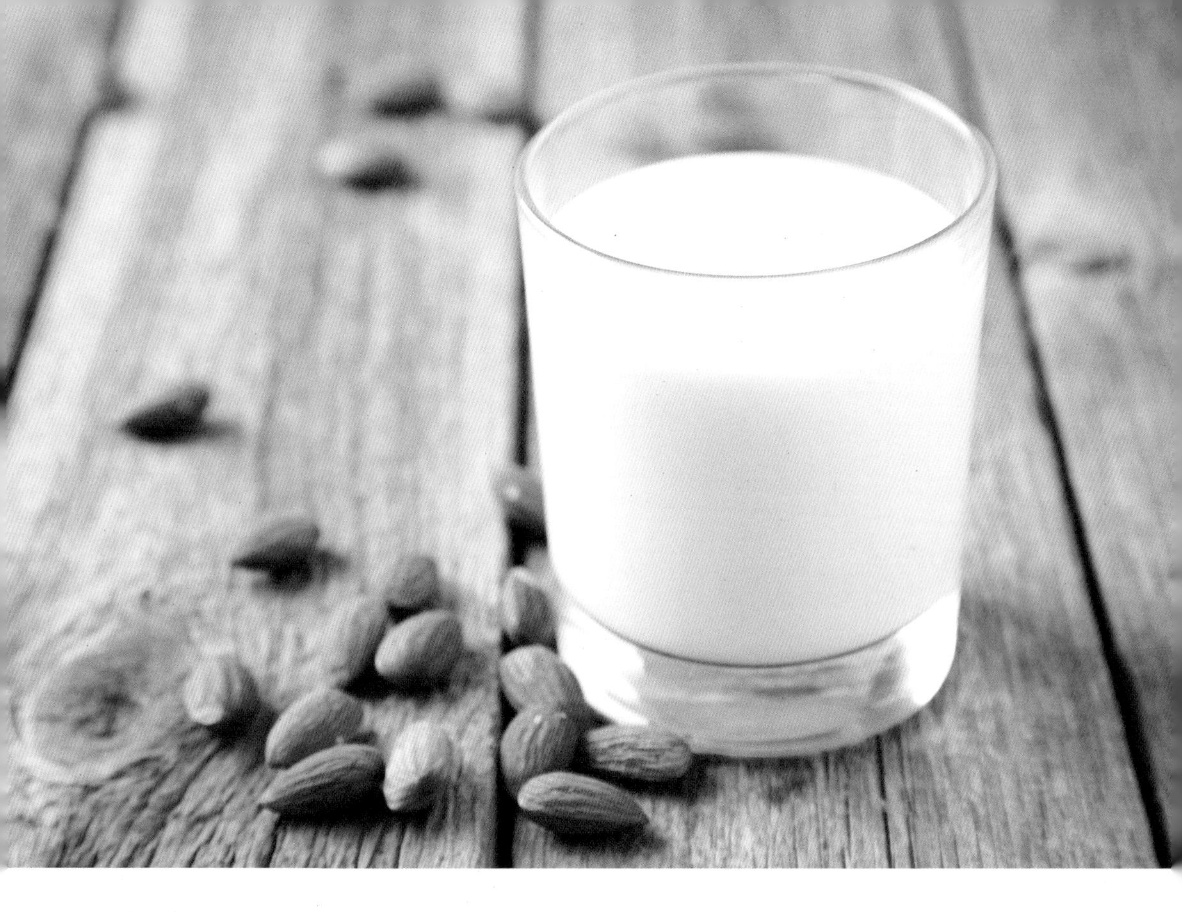

杏仁牛奶

热量：250 千卡

材料

杏仁 .... 30 克
牛奶 .... 150 毫升

做法

1 去壳的杏仁，用水煮沸后再小火煮熟，冷却后去皮。
2 用食物料理机打碎成细小的颗粒。
3 将杏仁碎颗粒加牛奶入锅中煮沸，倒入杯中即可。

白灼生菜

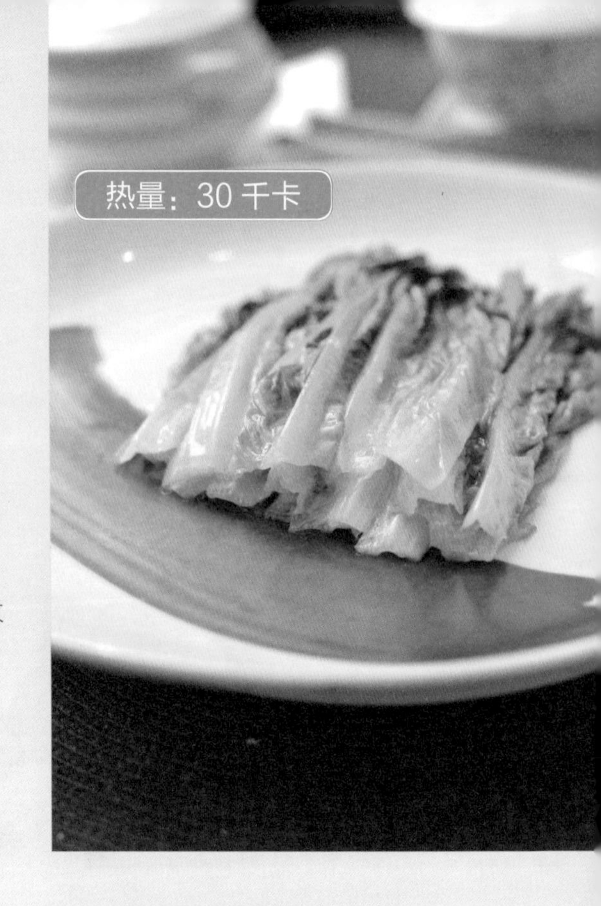
热量：30 千卡

材料

生菜……150 克
盐、食用油……各适量

做法

1 生菜拨开洗净，备用。
2 锅内注水烧开，加入少许食用油，放入生菜焯水。将生菜捞出，沥干水分，整齐摆放在盘子里即可。

肉末炖豆腐

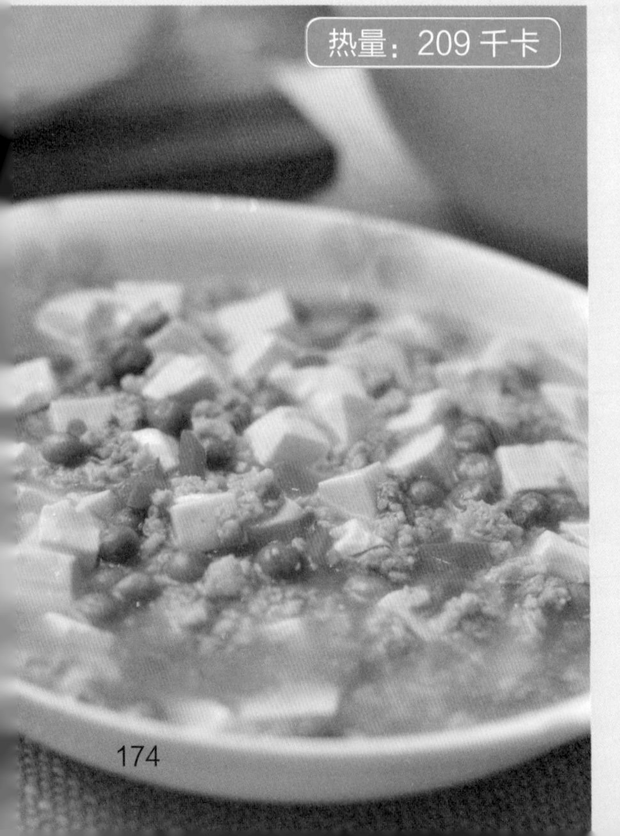
热量：209 千卡

材料

猪肉末……50 克
豆腐……120 克
胡萝卜丁……10 克
青豆……10 克
盐、酱油、生粉、姜丝、高汤、食用油……各适量

做法

1 坐锅点火，倒入食用油，烧热后放入姜丝、猪肉末，然后倒入酱油、高汤。
2 把豆腐切成块放入锅中，5 分钟后放入胡萝卜丁和青豆，煮 5 分钟后再放入盐和生粉勾芡，起锅即可。

第十周
第 2 天轻断食

晚餐食用富含膳食纤维的蔬菜沙拉，不仅有助于胃肠道蠕动，有利于毒素排出，还能减慢糖的吸收，有利于减肥瘦身。

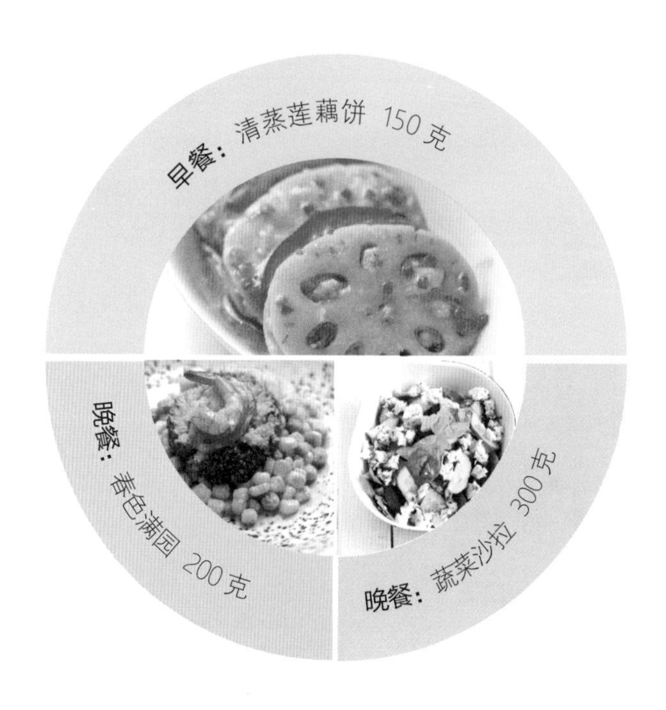

轻断食也要够营养！

莲藕：莲藕的营养价值很高，富含铁、钙等微量元素，植物蛋白质、维生素以及淀粉含量也很丰富，有明显的补益气血、增强人体免疫力的功效。

西兰花：西兰花含有的大量抗氧化剂，如维生素 A、维生素 E 等，能有效吞噬导致衰老的自由基，能够有效促进人体生长发育，增强记忆力。

奶酪：奶酪能增进人体抵抗疾病的能力，促进新陈代谢，增强活力，保护眼睛健康并保持肌肤白皙、滋润。

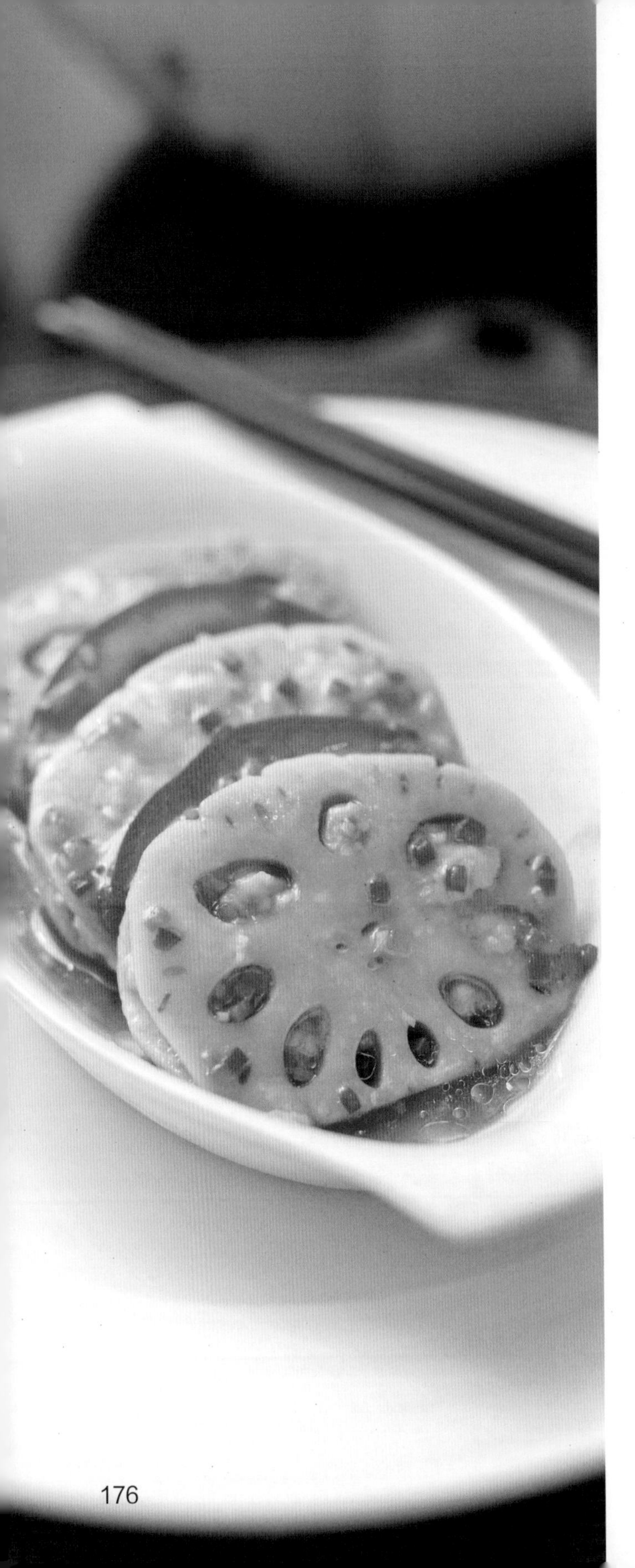

清蒸莲藕饼

热量：187 千卡

材料

猪肉末 .... 100 克
莲藕 .... 60 克
盐 .... 适量
食用油 .... 适量
糖 .... 适量
淀粉 .... 适量

做法

1 莲藕去皮，切成藕盒，即第一刀不要切断，第二刀切断。切完后用清水洗净，放盐、糖，腌渍至其变软。

2 猪肉末中放淀粉、油搅拌，做成馅料。

3 把腌渍好的藕盒用清水清洗，以免太咸。

4 把馅料小心地酿进藕盒里，摆好盘，放到锅中蒸熟即可。

春色满园

热量：85 千卡

材料

鲜虾……50 克
玉米粒……20 克
西兰花……50 克
豌豆粒……少许
盐……适量
水淀粉……适量
胡椒粉……适量
料酒……适量
食用油……少许

做法

1 鲜虾去头去壳，留尾，挑去虾线，洗净后沥干，加料酒、胡椒粉和盐腌渍 10 分钟。

2 西兰花切小朵，放入加有少许食用油、盐的沸水中快速焯烫后捞出；豌豆粒、玉米粒焯熟；锅内加水烧热，放入虾焯熟。

3 将所有材料放入锅中翻炒，倒入水淀粉快速搅匀后关火，再调入适量盐搅匀即可。

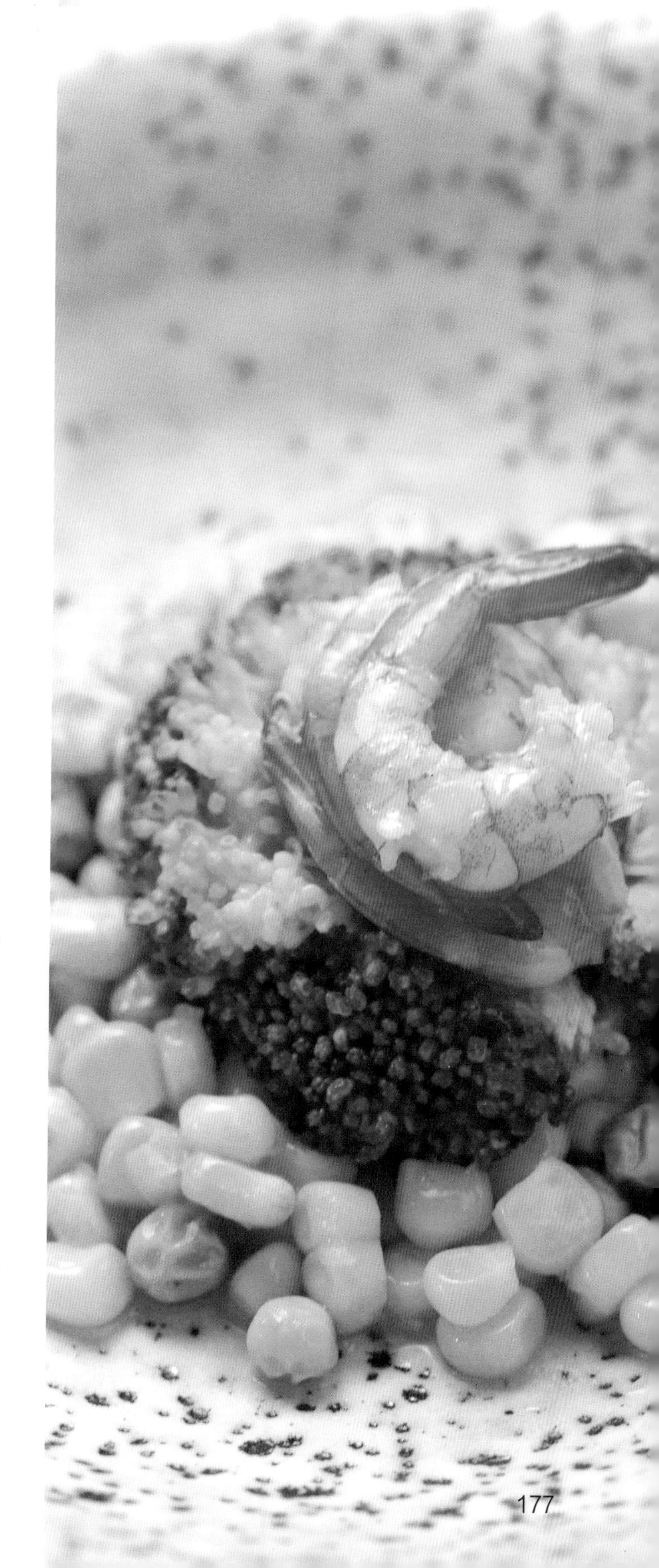

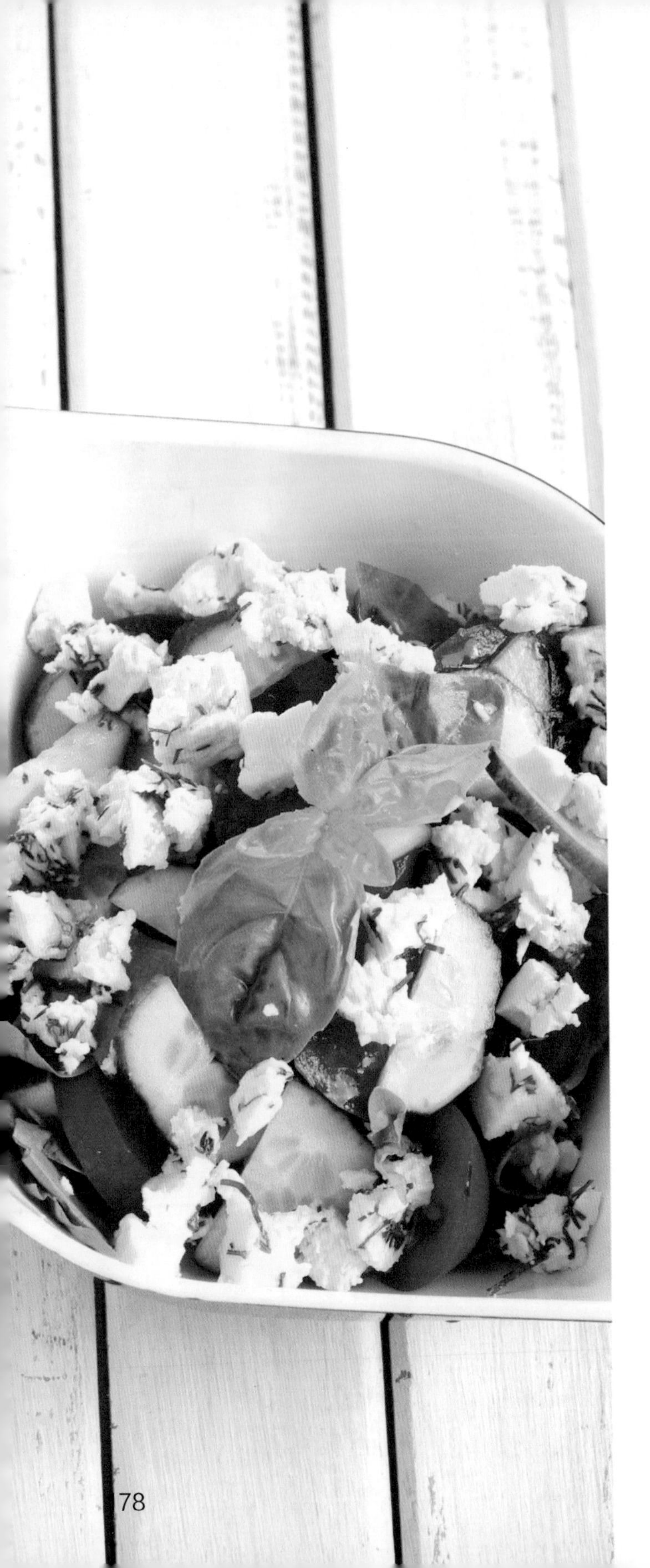

蔬菜沙拉

热量：207 千卡

材料

黄瓜……120 克
番茄……100 克
奶酪……50 克
生菜叶……40 克
香菜碎……5 克
罗勒……3 克

做法

1 洗净的黄瓜去蒂，切成片；洗净的番茄去蒂，切成片。
2 备好碗，铺上一层生菜叶，放入黄瓜、番茄、奶酪、香菜碎，拌至均匀，点缀上罗勒叶即可。

附录
常见食物热量表

五谷类

食品名称	单位	热量	食品名称	单位	热量	食品名称	单位	热量
大麦	100克	354千卡	花卷	100克	217千卡	家乐氏杂锦果麦	100克	383千卡
小米	100克	358千卡	即食脆香米	100克	396千卡	提子包	100克	274千卡
小麦	100克	352千卡	鸡蛋面包	100克	287千卡	甜面包	1个(60克)	210千卡
小麦餐包	100克	273千卡	金黄粟米	100克	365千卡	椰丝面包圈	100克	320千卡
牛奶麦片	100克	67千卡	法式面包	100克	277千卡	黑麦	100克	335千卡
牛油面包	100克	329千卡	油条	100克	386千卡	黑麦面包	100克	259千卡
玉米罐头	100克	60千卡	荞麦	100克	343千卡	裸麦粗面包	100克	250千卡
白方包	100克	290千卡	桂格燕麦方脆	100克	386千卡	鲜玉米	100克	106千卡
米饭	100克	130千卡	高粱	100克	339千卡	馒头	100克	231千卡
白面包	100克	267千卡	高粱米	100克	351千卡	燕麦	100克	389千卡
白糯米饭	100克	97千卡	家乐氏卜卜米	100克	377千卡	燕麦片	100克	367千卡
西米	100克	358千卡	家乐氏玉米片	100克	365千卡	薏米	100克	357千卡
全麦面包	100克	305千卡	家乐氏可可片	100克	388千卡	糙米饭	100克	111千卡
多种谷物面包	100克	250千卡	家乐氏全麦维	100克	264千卡			
麦方包	100克	270千卡	家乐氏香甜玉米片	100克	383千卡			

蔬菜类

食品名称	单位	热量	食品名称	单位	热量	食品名称	单位	热量
大芥菜	100克	47千卡	芋头	100克	94千卡	荷兰豆	100克	32千卡
大蒜	100克	40千卡	番茄	100克	14千卡	海带	100克	36千卡
马蹄	100克	68千卡	西芹	100克	5千卡	空心菜	100克	20千卡
水煮甘荀	1条(72克)	31千卡	胡萝卜	100克	60千卡	菜心	100克	20千卡
水煮白菜	1碗(170克)	20千卡	芽菜	100克	20千卡	菠菜	100克	19千卡
水煮西兰花	1碗(156克)	44千卡	苋菜	100克	40千卡	葱	100克	47千卡
水煮青豆	1碗(196克)	231千卡	豆苗	100克	40千卡	熟红豆	1碗(256克)	208千卡
水煮椰菜	1碗(150克)	32千卡	黄瓜	100克	12千卡	熟豆腐	1块(112克)	85千卡
水煮红薯	1个(151克)	160千卡	青萝卜(熟)	100克	23千卡	熟豆腐泡	6个(100克)	316千卡
生菜	1碗(56克)	10千卡	青椒	100克	14千卡	熟眉豆	1碗(171克)	198千卡
白萝卜(熟)	100克	20千卡	苦瓜	100克	12千卡	熟黄豆	1碗(172克)	298千卡
白菜	100克	17千卡	茄子	100克	26千卡	芦笋	100克	15千卡
冬瓜	100克	40千卡	洋葱	100克	35千卡			
丝瓜	100克	17千卡	莲藕	100克	52千卡			

水果类

食品名称	单位	热量	食品名称	单位	热量	食品名称	单位	热量
干枣	100克	287千卡	牛油果	100克	161千卡	樱桃	100克	46千卡
大树菠萝	100克	94千卡	石榴	100克	63千卡	杏	100克	48千卡
山楂	100克	95千卡	桂圆干	100克	286千卡	杏脯干	100克	238千卡
无花果	100克	74千卡	芒果	100克	65千卡	李子	100克	55千卡
无花果干	100克	255千卡	西瓜	100克	25千卡	杨桃	100克	29千卡
无核葡萄干	100克	300千卡	西梅干	100克	239千卡	杨梅	100克	28千卡
木瓜	100克	39千卡	橙子	100克	47千卡	青柠	100克	30千卡

水果类

食品名称	单位	热量	食品名称	单位	热量	食品名称	单位	热量
苹果	100克	52千卡	香蕉	100克	92千卡	蓝莓	100克	56千卡
枇杷	100克	39千卡	桃	100克	43千卡	榴莲	100克	147千卡
猕猴桃	100克	61千卡	糖水桃罐头	100克	58千卡	龙眼	100克	70千卡
金橘	100克	63千卡	海棠果	100克	73千卡	鲜枣	100克	122千卡
油柑子	100克	38千卡	接骨木果	100克	73千卡	鲜荔枝	100克	70千卡
草莓	100克	30千卡	黄皮	100克	31千卡	蜜枣	100克	321千卡
荔枝	100克	66千卡	菠萝	100克	41千卡	蜜饯杏脯	100克	329千卡
柑	100克	51千卡	雪梨	100克	73千卡	蜜柑	100克	44千卡
柚子	100克	41千卡	梨	100克	32千卡	橄榄	100克	49千卡
柿子	100克	71千卡	葡萄	100克	43千卡	醋栗	100克	44千卡
柿饼	100克	250千卡	葡萄干	100克	341千卡	覆盆子	100克	49千卡
柠檬（连皮）	100克	20千卡	黑莓	100克	52千卡			
哈密瓜	100克	34千卡	番石榴	100克	41千卡			

调料类

食品名称	单位	热量	食品名称	单位	热量	食品名称	单位	热量
人造牛油	1汤匙(14克)	100千卡	豆瓣酱	100克	178千卡	海鲜酱	100克	220千卡
五香豆豉	100克	244千卡	沙拉酱	1汤匙(15克)	60千卡	梅子酱	100克	184千卡
牛油	15克	100千卡	果酱	2平茶匙(15克)	39千卡	麻油	100克	898千卡
方糖	2粒	27千卡	咖喱粉	15克	5千卡	黑椒粉	15克	5千卡
生抽	15毫升	10千卡	鱼肝油	15毫升	126千卡	番茄酱	100克	104千卡
芝麻酱	100克	618千卡	鱼露	100克	35千卡	辣椒油	100克	900千卡
红辣椒粉	15克	10千卡	砂糖	1平茶匙(5克)	20千卡	番石榴酱	100克	36千卡
花生油	1汤匙(14克)	125千卡	盐	100克	0千卡	蜜糖	2平茶匙(15克)	43千卡
花生酱	2平茶匙(15克)	93千卡	粟米油	1汤匙(14克)	125千卡	橄榄油	15毫升	120千卡
芥花籽油	1汤匙(14克)	125千卡	蚝油	100毫升	51千卡			

奶类

食品名称	单位	热量	食品名称	单位	热量	食品名称	单位	热量
香草奶昔	1杯(283毫升)	314千卡	全脂朱古力奶	240毫升	205千卡	炼奶	6茶匙(38克)	123千卡
朱古力奶昔	1杯(283毫升)	360千卡	全脂淡奶	6茶匙(32克)	42千卡	脱脂牛奶	240毫升	91千卡
全脂牛奶	240毫升	150千卡	低脂牛奶	240毫升	121千卡			

饮料类

食品名称	单位	热量	食品名称	单位	热量	食品名称	单位	热量
无糖乌龙茶	250毫升	0千卡	泡沫绿茶	300毫升	110千卡	葡萄适	1小樽(275毫升)	198千卡
无糖麦茶	250毫升	0千卡	健怡可乐	350毫升	3.5千卡	黑咖啡	240毫升	2千卡
可口可乐	355毫升	150千卡	益力多	1瓶(100毫升)	70千卡	鲜榨苹果汁	250毫升	142千卡
百事可乐	350毫升	161千卡	菊花茶	250毫升	90千卡	鲜榨提子汁	250毫升	141千卡
冰红茶	300毫升	120千卡	雪碧	350毫升	147千卡	鲜榨橙汁	460毫升	212千卡
好立克	2满茶匙(15毫升)	59千卡	甜豆浆	250毫升	120千卡	番茄汁	190毫升	35千卡
阿华田	2满茶匙(7毫升)	26千卡	清茶	240毫升	2千卡	蔬菜汁	190毫升	35千卡
纯橙汁	1杯(240毫升)	114千卡	维他奶	1盒(250毫升)	120千卡			

坚果类

食品名称	单位	热量	食品名称	单位	热量	食品名称	单位	热量
开心果	50克	653千卡	松子仁	100克	686千卡	腰果	15粒(30克)	160千卡
瓜子	100克	564千卡	炸蚕豆	100克	420千卡	蜜糖腰果	100克	680千卡
花生	40粒(30克)	170千卡	核桃	7粒(30克)	160千卡			
杏仁	30粒(30克)	170千卡	焗栗子	3粒(28克)	98千卡			

糖果类

食品名称	单位	热量	食品名称	单位	热量	食品名称	单位	热量
牛油糖	5颗	105千卡	特选牛乳糖	1颗	19千卡	瑞士糖	1颗	22千卡
果汁糖	5颗(28克)	265千卡	棉花糖	5颗	80千卡			

巧克力类

食品名称	单位	热量	食品名称	单位	热量	食品名称	单位	热量
Kinder出奇蛋	1只	110千卡	三角朱古力	50克	250千卡	明治杏仁夹心朱古力	1包	462千卡
M&M花生朱古力	1包	815千卡	巧克力	50克	225千卡	明治黑朱古力	1粒	260千卡
Pocky巧克力棒	1根	557千卡	吉百利旋转丝滑牛奶巧克力	180克	230千卡	金莎	60克	80千卡
Twix巧克力	1包	287千卡	吉百利双层巴士牛奶巧克力棒	180克	230千卡	夏威夷果仁朱古力		347千卡

饼干类

食品名称	单位	热量	食品名称	单位	热量	食品名称	单位	热量
Collon朱古力忌廉卷	1盒	516千卡	百力滋	1包(25克)	190千卡	黑芝麻大豆纤维曲奇	8块(100克)	527千卡
EDO天然营养麦饼	14块(100克)	508千卡	百荣胚芽高纤饼	15块(100克)	491千卡	愉快动物饼(紫菜味)	30克	155千卡
Fancl House减肥饼	16块(100克)	510千卡	全麦营养饼	12块(100克)	537千卡	蓝罐曲奇	13块(100克)	525千卡
大可香脆酥	12块(100克)	496千卡	士力架	5块	160千卡	嘉顿麦胚梳打饼	14块(100克)	477千卡
四洲高纤全麦饼	16块(100克)	409千卡	时兴隆高纤全麦饼	13块(100克)	493千卡	熊仔饼	1盒	334千卡

雪糕类

食品名称	单位	热量	食品名称	单位	热量	食品名称	单位	热量
巧克力雪糕	100克	216千卡	牛奶雪糕	100克	126千卡	甜筒	1个	231千卡
炭烧咖啡雪条	1条	147千卡	雪糕杯	1杯	163千卡	鲜果或果汁雪条	100克	86千卡
香草雪糕	1杯(133克)	269千卡	雪糕砖	100克	153千卡			
菠萝椰子冰	100克	113千卡	雪糕糯米糍	1粒	70千卡			

零食类

食品名称	单位	热量	食品名称	单位	热量	食品名称	单位	热量
日式豆沙馅糯米	1个	142千卡	豆干块	60克	150千卡	猪肉干	1块	95千卡
牛丸	1串	80千卡	低脂乳酪	1杯	80千卡	蛋糕片	60克	230千卡
仙贝	1小包	35千卡	鸡蛋仔	250克	300千卡	葡挞	1个	320千卡
芋头片	95克	504千卡	纯味乳酪	1杯	160千卡	椰丝	半杯(25克)	150千卡
芝士圈	1小包(25克)	170千卡	咖喱牛肉干	1块	162千卡	粟米片	100克	377千卡
芝士蛋糕	1件	300千卡	鱼蛋	1串	100千卡	粟米粒	1杯	120千卡
华夫芝士	1块	63千卡	油角	1个	130千卡	紫菜	100克	335千卡
红豆大福	1个	113千卡	草饼	1个	110千卡	鱿鱼片	80克	259千卡
红豆沙	1碗	180千卡	栗茸饼	1个	155千卡	鱿鱼丝	80克	230千卡
花生米	100克	560千卡	臭豆腐	1块	370千卡	碗仔翅	1碗	240千卡

零食类

食品名称	单位	热量	食品名称	单位	热量	食品名称	单位	热量
辣味紫菜	1包（7克）	25千卡	鳕鱼丝	50克	250千卡	沙琪玛	100克	506千卡
薯片	1包(25克)	130千卡	爆谷	1包(114克)	390千卡			

酒类

食品名称	单位	热量	食品名称	单位	热量	食品名称	单位	热量
中国白酒（38°）	100毫升	222千卡	血腥玛莉	1份	123千卡	啤酒	1罐	106千卡
中国白酒（52°）	100毫升	311千卡	江米酒	100毫升	91千卡	朝日生酒	350毫升	144千卡
长岛冰茶	1份	275千卡	红葡萄酒	100毫升	72千卡	麒麟啤酒	350毫升	151千卡
白葡萄酒	100毫升	68千卡	青岛啤酒（4.3%）	100毫升	38千卡	罐装柠檬威士忌鸡尾酒	100毫升	119千卡
百威啤酒	335毫升	142千卡	威士忌	1份	70千卡	罐装夏威夷风情鸡尾酒	100毫升	237千卡
伏特加	1份	100千卡	梅酒(连梅)	1份	71千卡			

常见早餐

食品名称	单位	热量	食品名称	单位	热量	食品名称	单位	热量
小笼包（小）	5个	200千卡	豆沙包	1个	215千卡	蛋饼	1份	255千卡
叉烧包	1个	160千卡	菜包	1个	200千卡	煎蛋	1个	105千卡
猪肉水饺	10个	420千卡	脱脂奶	250毫升	88千卡	鲜奶	250毫升	163千卡
玉米	1根	107千卡	三鲜水饺	1个	40千卡			
肉包	1个	250千卡	鸡蛋	1个	75千卡			

常见午餐

食品名称	单位	热量	食品名称	单位	热量	食品名称	单位	热量
上海客饭	1客	500千卡	炒花枝	1盘	155千卡	清蒸鳕鱼	1盘	360千卡
中式汤面	1碗	450千卡	虾仁炒饭	1份	550千卡	蛋花汤	1碗	70千卡
中式炒粉面	1碟	1500千卡	炸鸡腿	1只	310千卡	葱爆猪肉	1盘	536千卡
中式粥	1碗	300千卡	炸春卷	1个	300千卡	酥皮香鸡块	1块	560千卡
中式碟头饭	1碟	950千卡	炸银丝圈	1条	485千卡	紫菜汤	1碗	10千卡
牛肉馅饼	1个	200千卡	炸猪排	1块	280千卡	锅贴	3个	170千卡
牛腩饭	1份	575千卡	宫保鸡丁饭	1份	509千卡	筒仔米糕	1份	330千卡
冬瓜汤	1碗	20千卡	烧卖	2个	55千卡	蒸蛋	1份	75千卡
肉粽	1个	350千卡	烧鸭	100克	300千卡	酸辣汤	1碗	155千卡
红烧狮子头	1个	360千卡	萝卜糕	2块	180千卡	糖醋排骨	1盘	490千卡
卤鸡腿	1只	300千卡	菜肉水饺	1个	35千卡			
鸡肉饭	1份	330千卡	麻婆豆腐	1盘	365千卡			

西式快餐

食品名称	单位	热量	食品名称	单位	热量	食品名称	单位	热量
大薯条	1份	450千卡	肉酱意粉	1盘	599千卡	苹果派	1个	260千卡
巨无霸	1个	560千卡	朱古力奶昔	1杯(300毫升)	360千卡	凯撒沙拉	1盘	650千卡
中薯条	1份	312千卡	朱古力新地	1杯(300毫升)	340千卡	鱼柳包	1个	360千卡
香辣汉堡包	1个	260千卡	麦乐鸡	1份(6块)	290千卡	小薯条	1份	210千卡
芝士汉堡包	1个	320千卡	麦香鸡	1个	510千卡	美式热狗	1个	400千卡